高职高专护理专业工学结合规划教材
国家高职高专示范专业建设成果

急危重症护理

主　编　胡爱招　**副主编**　费素定　徐旭红
主　审　许　虹

EMERGENCY AND
INTENSIVE
NURSING

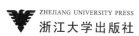

ZHEJIANG UNIVERSITY PRESS
浙江大学出版社

内容简介

　　本教程以护理人员的工作岗位(服务场所)为依据,以案例为载体,以急危重症患者的救治程序为逻辑来组织教学内容。除课程描述外,共有 3 个教学项目,11 个学习任务,分别为院前急救(心跳呼吸骤停患者的现场急救、创伤患者的现场急救、气道梗阻患者的现场急救和常见意外伤害的现场急救)、院内急诊科的救护(心跳呼吸骤停患者的急诊救护、创伤患者的急诊救护、中毒患者的急诊救护、常见危重患者的急诊救护)、ICU 患者的监护(复苏后患者的 ICU 监护、严重创伤患者的 ICU 监护、大手术后患者的 ICU 监护)。

　　心跳呼吸骤停患者和创伤患者的全程救护是本课程的重点和难点,同时也涵盖了大部分的急救技术和监护技术,在运用时可以触类旁通,灵活使用。其他学习任务可以安排学生自学,培养学生的自学能力。

前　言

随着社会的进步、生活节奏的加快,各种意外伤害、危重病发生率越来越高,人们对医护人员的急救能力、危重患者的抢救能力要求也越来越高。行业调查表明,对各种意外伤害的急救处理、对危重患者的抢救和监护能力已成为临床护理人员的核心能力。高职护理院校如何培养出能在急危重症护理岗位上得心应手的护理人员成为一个重要课题。

在"工学结合、学做一体"的高职教育新改革中,一批基于工作过程、与行业紧密结合的高职教材应运而生,提升高职护理学生的急救处理、重症监护能力同样急切呼唤这样的新型教材。而目前使用的该课程教材大多只注重理论知识的系统性和完整性,在理论知识与操作技能有机融合方面明显不足;其次,未能有效地运用任务引导、案例分析等方法,在教会学生如何将知识融会贯通方面缺乏有效载体。

本教材是金华职业技术学院在国家高职示范专业建设过程中,在广泛深入的社会调研基础上,以行业需求为导向,与宁波天一职业技术学院、衢州职业技术学院以及金华市人民医院等医疗单位合作开发的。编写人员既有高职院校的护理专任教师,也有具有丰富临床经验的一线护理骨干,整个开发过程充分体现了项目教学、任务驱动、工学结合等教学改革思想。

本教材突破原有教材的编写思路,以护理岗位、护理工作过程为依据,以真实的案例为引导,以完成任务为目标展开教学内容的编排。本课程的教学目标为:通过本课程的学习,学生能对院外的各种突发病例、意外伤害病例以及院内的急危重症患者进行正确评估,制订和实施急救及监护计划,挽救生命、减轻痛苦。基本架构为:以护理人员对急危重症患者的服务场所为依据,以案例为载体,根据危重患者典型的就诊程序序化教学内容,具体包括院前急救、院内急诊科救护和 ICU 患者的监护 3 个教学项目 11 个学习型任务。本教材既适用于高职院校护理专业的教学,也适用于急危重症护理的各种社会培训。

本教材的重点和难点主要有两个:一个是心跳呼吸骤停患者的救护,包括现场徒手心肺复苏(基础生命支持)、院内在基础生命支持基础上应用辅助设备及特殊技术的心肺复苏(进一步生命支持)、ICU 病房对复苏患者病情的监测和护理(延续生命支持);另一个是创伤患者的现场救护(五大急救技术)、院内创伤患者的抗休克处理和伤口处理、ICU 病房多脏器功能衰竭患者的病情监测和护理。

本教材十分强调护理的操作性,学生在学习过程中以掌握各项急救技术、监护技术为主,在技术操作过程中理解和运用相关的理论知识。本课程建有网站(http://jpkc1.jhc.cn/w/jzhl/),同学们可以在网站下载课件、操作录像、习题进行学习,也可以通过互动平台向老师提问,提出教学建议。

本教材在编写思路上虽有较大突破,但许多地方属于初次尝试,没有太多经验可资借鉴,加之编写者水平有限、编写时间紧张,难免有许多不足之处,希望专家不吝赐教。

胡爱招

2010 年 1 月 8 日

目　　录

项目一 认识急危重症护理

任务一 了解急危重症护理的概念和发展历史

急危重症护理是研究对急危重症患者实施急救和特别监护的一门学科。它既是护理学的重要组成部分,又是急诊医学和危重病医学的组成部分。它是一门以挽救患者生命、提高抢救成功率、促进患者康复、减少伤残率、提高生命质量为目的,以现代医学科学、护理学专业理论为基础,研究急危重症患者抢救、护理和科学管理的综合性应用学科。

急危重症护理包含院前急救、院内急诊科救护和重症监护三部分,目的是强化学生急诊、急救意识,掌握急诊知识和急救技能;培养学生在紧急情况下迅速评估、正确决策和果断实施的综合急救能力;培养学生对基础护理知识以及各专科理论知识的综合运用能力;掌握重症监护的基本理论及临床上常见危重病的监护过程,为今后从事和发展急危重症护理工作奠定基础。

急危重症护理可以说始于南丁格尔时代。1854—1856 年,英、俄、土耳其在克里米亚交战时期,英国士兵死亡率高达 42％以上,南丁格尔率领 38 名护士前往前线医院救护,使死亡率明显下降到 2％左右。这说明有效的抢救及急救护理技术,对伤病员救护成功率是非常重要的。

20 世纪 50 年代初期,北欧脊髓前角灰质炎大流行,许多患者伴有呼吸肌麻痹,不能自主呼吸,而辅以"铁肺"治疗,配合相应的特殊护理技术,效果良好。这是世界上最早用于监护呼吸衰竭患者的"监护病房"。60 年代,随着电子仪器设备的发展,急危重症护理技术进入了有抢救设备配合的新阶段,心电示波、电除颤器、人工呼吸机、血液透析机的应用,使护理学的理论与技术也得到了相应发展。到了 60 年代后期,现代监护仪器设备的集中使用,促进了 ICU 的建立。70 年代中期,在国际红十字会的参与下,在德国召开了医疗会议,提出了急救事业国际化、国际互助和标准化的方针,要求急救车装备必要的仪器,国际统一紧急呼救电话号码及交流急救经验等。

我国急危重症护理事业在早期只是将危重病患者集中在靠近护士站的病房或急救室，以便于护士密切观察与护理；将外科手术后患者先送到术后复苏室，清醒后再转入病房，之后相继成立了各专科或综合监护病房。20世纪80年代，北京、上海等地正式成立急救中心，促进了急诊医学与急危重症护理的发展。

1980年10月，卫生部在北京召开了新中国成立以来第一次十城市急救工作会议，颁发了《关于加强城市急救工作的意见》，这是新中国成立后正式颁发的第一个急救文件。

1980年，成立中国急诊医学研究会，加强了急诊医务人员的联系和学术交流。

1986年12月，中华医学会成立"中华医学会急诊医学分会"，标志着急诊医学作为一门独立学科在我国正式确立，开创了我国急诊医学事业发展的新阶段。

近年来我国急救医学发展迅速，在全国各城市普遍设立了"120"急救电话，部分地区已开始试行医疗急救电话"120"、公安报警电话"110"、火警电话"119"以及交通事故报警电话"122"等系统的联动机制，一些发达城市还积极探索海、陆、空立体救援新模式。

当前，我国各级医院已普遍设立了急诊科，坚持"以患者为中心"，开辟"绿色生命通道"，以急救中心及急救站为主体的院前急救网络也已建立，急救设备、车辆、通信设施等得到改善，从业人员技术服务水平有了较大提高，反应时间逐步缩短，提供及时、便捷的院前急救服务，有效地降低了各种急慢性疾病以及意外伤害事故的死亡率和伤残率。但由于我国地域广阔，经济发展差异大，急救医学的发展尚不平衡，部分地区急救医疗网络尚未健全。

目前，在加强学术交流、引进先进经验的同时，我国在急救医学领域同国际组织以及其他国家和地区间的交流与合作也在不断加强。

（胡爱招）

任务二　熟悉急危重症护理的范畴

急危重症护理狭义上包括院前急救护理、急诊科急救护理和危重症监护，而广义上包括以下几个方面：

一、院前急救

（一）概念

院前急救（prehospital emergency medical care）是急诊医疗服务体系的一个重要组成部分，它是指急、危、重伤病员进入医院以前的医疗救护，有广义和狭义之分。广义的院前急救是指伤病员在发病或受伤时，由医护人员或目击者对其进行必要的急救，以维持基本生命体征和减轻痛苦的医疗活动和行为的总称。它既可以是医疗单位闻讯后赶赴现场的救治活动和行为，也可以是经过心肺复苏等普及培训教育的红十字卫生员、司机、交通警察以及其他人的救治活动。狭义的院前急救则专指有通信、运输和医疗基本要素所构成的专业急救机构，在患者到达医院前实施的现场救治和途中监护的医疗活动。

院前急救主要包括四层含义：患者发病地点在医院以外，急救的时间是在进入医院以前；患者的病情紧急、严重，必须进行及时抢救；院前急救是患者进入医院以前的初期救治，而不是救治的全过程；经抢救的患者需要及时、安全地输送到医院进行延续、系统救治。

院前急救还涉及其他一些概念。急救单元是指由急救通信设备、急救运输工具、急救医疗设备、急救药品和相应的急救人员组成的，能够单独完成院前急救任务的基本单位。急救半径是指急救单元所执行院前急救服务区域的半径，它代表了院前急救服务范围的最长直线辐射距离。一般城市急救半径≤5000m(5km)，农村急救半径≤15000m(15km)。院前急救反应时间是指从医疗急救呼救开始，到急救单元抵达现场并展开抢救所需要的时间。包括通信时间、出发时间、到达现场途中时间、到达患者身边时间。目前平均急救反应时间15分钟，发达国家如美国为9分钟。院前急救反应时间是衡量急诊医疗服务体(Emergency Medical Service System，EMSS)功效的重要指标，急救半径和院前急救反应时间是反映院前急救质量最重要的指标。

(二) 目的和措施

院前急救的目的是通过迅速有效的抢救，维持伤(病)员的基本生命体征，以便把伤(病)员"活着送到医院"，为伤(病)员获得进一步救治、改善预后赢得时间。措施包括：

(1) 呼救和维持生命体征。

(2) 防止再损伤。

(3) 减轻患者痛苦。

(4) 安全转运。

(三) 院前急救的特点

1. 社会性强、随机性强。 院前急救活动涉及社会各个方面，使院前急救跨出了纯粹的医学领域，这就是其社会性强的表现。随机性强则主要表现在患者何时呼救，重大事故或灾害何时发生往往是个未知数。

2. 时间紧急、行动急。 一有"呼救"必须立即出车，一到现场必须迅速抢救。不管是危重患者还是急诊患者，几乎都是急性病或慢性病急性发作，必须充分体现"时间就是生命"，紧急处理，不容迟缓。心情急：多数患者及其亲属存在心理上的焦急和恐惧，要求迅速送往医院的心理十分迫切，即使对无生命危险的急诊患者也不例外。

3. 流动性大。 平时救护车一般在本区域活动，而急救地点可以分散在区域内每个角落。患者的流向一般也不固定，它可以是区域内每一个综合性医院(有固定接收医院的地区除外)。遇有特殊需要，如有突发灾害事故，可能会超越行政医疗区域分管范围，如可能到邻近省、市、县帮助救援，前往出事地点的往返距离常可达数百公里。

4. 急救环境条件差。 现场急救的环境大多较差，如狭窄的地方难以操作，暗淡的光线不易分辨；有时在闹市街头，围观人群拥挤、嘈杂；有时事故现场的险情尚未排除，可能造成人员再损伤；运送途中，救护车震动和马达声常使听诊难以进行，触诊和问诊也备受影响。

5. 病种复杂多样。 呼救的患者涉及各科，而且是未经筛选的急症和危重症患者。

6. 以对症治疗为主。 院前急救因无充足的时间和良好的条件作鉴别诊断，故要明确诊断对因治疗非常困难，只能以对症治疗为主。

7. 体力强度大。 随车人员到现场前要经过途中颠簸，到现场时要随身携带急救箱；若现场在高楼且无电梯时就得辛苦爬梯;若现场在救护车无法进入的小巷或农村田埂就得弃车步行;到现场后随车人员不能休息,须立即对患者进行抢救;抢救后又要边指导边搬运伤病员,运送途中还要不断观察患者的病情。上述每一环节都要消耗一定体力。

(四) 院前急救的任务

1. 平时对呼救患者的院前急救是主要和经常性的任务。 呼救患者一般分两种类型:一类为短时间内有生命危险的患者,称为危重患者或急救患者,如心肌梗死、窒息、休克等。此类患者约占呼救患者的 10%～15%,其中需要进行就地心肺复苏抢救的特别危重患者<5%。对此类患者,必须进行现场抢救,以挽救患者生命或维持其生命体征。另一类为病情紧急但短时间内尚无生命危险的患者。如骨折、急腹症、重症哮喘等患者,称为急诊患者。此类患者约占呼救患者的85%～90%,现场处理的目的是稳定病情、减轻患者在运送过程中的痛苦和避免并发症的发生。

2. 灾害或战争时对遇难者的院前急救。 若遇特大灾害或因战争有大批伤员时,应结合实际情况执行有关抢救预案。无预案时须加强现场指挥、现场伤员分类和现场救护,应区别不同情况,做到合理分流运送。

3. 特殊任务时救护值班。 指当地的大型集会、重要会议、国际比赛、外国元首来访等救护值班。执行此项任务要求加强责任心,严禁擅离职守。

4. 急救知识的普及教育。 普及公民急救知识,增强公民急救意识,增强应急能力是全社会共同的责任。急救知识普及教育可提高急救成功率。可通过广播、电视、报刊对公众普及急救知识,开展有关现场急救及心肺复苏的教育。

(五) 我国院前急救的组织形式

目前我国院前急救主要有五种模式,各有利弊。

1. "北京市急救中心"型模式。 有独立的急救中心。以具有现代化水平和专业配套设施的独立型的北京市急救中心为代表,实行院前——急诊科——ICU 急救一条龙的急诊医疗体系。北京市急救中心在新建社区和近郊区扩建、兴建急救网点,努力达到急救半径在3.5km,急救反应时间 5～10 分钟,从而接近发达国家的急救反应时间(4～7 分钟)的水平。

2. "上海医疗救护中心"型模式。 不设床位,以院前急救为主要任务。以上海市的医疗救护中心为代表。医疗救护中心在市区和郊县都设有救护分站,院前急救系统拥有救护车队,组成急救运输网,市区急救半径为 3～5km,平均反应时间为 10 分钟。

3. "重庆急救中心"型模式。 附属于一所综合性医院的院前急救,或由全市数所医院组成的急救医疗协助网。以重庆市为代表。该模式具有强大的急救中心,形成了院前急救、医疗监护运送、院内急救、ICU 等完整的急救医疗功能。其特点是院前、院内急救有机结合,有效地提高了伤病员的抢救成功率。但医院的医护人员随车出诊存在专业技术人员的浪费。

4. "广州急救指挥中心"型模式。 该模式建立全市统一的急救通讯指挥中心,负责全市急救工作的总调度,其下以若干医院的急诊科为相对独立的急救单位,按医院专科性质和区片划分,实行分片出诊。以广州市的急救通讯指挥中心为代表。

5. 小城市的"三级急救网络"型模式。 小城市的三级急救网络,Ⅰ级急救点设在乡、镇和街道卫生院,Ⅱ级急救站设在区县医院,Ⅲ级急救中心设在城市的综合性医院。

但是,我国在偏远地区、农村尚无院前急救组织。

(六)院前急救工作程序

接受呼救──→发出指令──→奔赴现场──→现场急救──→安全转运。转运过程中监护不间断,用药不间断,抢救措施不间断。

(七)院前急救的质量管理

一个有效的院前急救组织必须具备以下四个标准:① 用最短的反应时间快速到达患者身边,根据具体病情转送到合适医院;② 给患者最大可能的院前医疗救护;③ 平时能满足该地区院前急救需求,灾难事件发生时应急能力强;④ 合理配备和有效使用急救资源,获取最佳的社会、经济效益。院前急救组织质量管理内容其共性的环节包括:通信、运输、急救技术、急救器材装备、急救网络、调度管理等。通信、运输和急救技术被认为是院前急救的三大要素。

1. 通信。通信是院前急救的第一环节,管理目标是建立并健全现代化急救通信网络,确保在任何时间、任何地点急救通信畅通无阻。全国急救呼救电话为120。

拨打120电话时,切勿惊慌,保持镇静、讲话清晰、简洁易懂。呼救者必须说清患者的症状或伤情;讲清楚现场地点、等车地点,以便尽快找到患者;留下自己的姓名和电话号码以便联系;等车地点应选择在路口、公交车站、大型建筑物等有明显标志处;等救护车时不要把患者提前搀扶或抬出来,以免影响患者的救治;应尽量提前接救护车,见到救护车时主动挥手示意接应;教给孩子紧急情况下向急救中心电话求助的方法,不要随意拨打120电话以免影响他人使用等。

2. 运输。目前我国院前急救主要靠救护车运输,保证车辆的完好状态是快速急救的重要保证。救护车分普通型和危重病监护型两种。注意要专车专用、定人定车、保持车辆处于完好状态。普通型车设备简单,只有供氧装置和一只急救箱(内有血压计、注射器、静脉输液器,少量药物和外伤止血包扎等器材)。危重病监护型除了普通车设备外还有心电监护、除颤、起搏装置、气管插管、电动力吸引器等以及多种药物,有的还备有自动呼吸器、电动力胸外心脏按压机、血氧饱和度测定仪和自动血压计等。

3. 急救技术。院前急救人员应掌握的急救技术包括:左心衰的抢救;急性心肌梗死的抢救;严重心律失常的抢救:心电监护、除颤、体外无创起搏;心搏骤停的抢救;大咯血的抢救;开放性气胸的抢救;严重哮喘的抢救;呼吸衰竭的抢救;呼吸骤停的抢救:气管插管、人工呼吸机使用;消化道出血的抢救;急性脑血管病的抢救;癫痫发作的抢救;急腹症的紧急处理;软组织伤的止血、包扎;各类骨折的固定、搬运;烧伤的抢救;正常分娩接生术;小儿惊厥的抢救;各种传染病的转运;眼外伤的抢救;鼻出血的抢救;各种休克的抢救;昏迷的抢救;各种中毒的抢救;溺水、触电、中暑的抢救;精神病发作的紧急处理等。

(八)院前急救的原则

卫生部2006年2月发布《国家突发公共事件医疗卫生救援应急预案》规定:到达现场的医疗卫生救援应急队伍,要迅速将伤员转送出危险区,本着"先救命后治伤,先救重后救伤"的原则开展工作。具体包括:

1. 立即使伤(病)员脱离险区。① 先复苏后固定;② 先止血后包扎;③ 先重伤后轻伤。

2. 先救命后治病,先救治后运送。

3. 急救与呼救同时进行。

4. 争分夺秒,就地取材。

5. 保留离断肢体和器官。

6. 搬运与医护一致性。

7. 加强途中监护并做详细记录。

二、急诊科抢救

急诊科的主要工作职能是研究和处理各种急性病、慢性病急性发作和急性创伤、急性中毒、意外事故及其引发的急性器官功能衰竭的治疗和抢救等工作。具体地说,急诊科承担着急诊、急救医疗护理工作、急诊救护人员教育培训、急诊医疗护理科研工作等任务。根据医院规模及性质不同,不同医院的任务各有侧重,但其首要任务是保证及时、迅速、准确地抢救急、危重症患者。

(一) 急诊科护理工作的基本程序

包括接诊、分诊、急诊护理处理等部分,这些环节紧密衔接,可使患者尽快获得专科确定性治疗,最大限度地降低患者的伤残率、病死率和医疗纠纷。

接诊是指医护人员对到达医院急诊科的患者,以最短的时间、最熟练的医学技巧,对病情有一个较明确的判断。

分诊是指根据患者主诉及主要症状和体征,对疾病的轻、重、缓、急及所属专科进行初步诊断,安排救治程序及分配专科就诊的技术。

1. 分诊评估方法。分诊护士要对患者强调的症状和体征进行分析,但不宜作诊断。除注意患者主诉外,还要用眼、耳、鼻、手进行辅助分析判断,养成观察的习惯。

(1) 望。用眼去观察,主诉的症状表现程度如何,还有哪些症状患者未提到,观察患者的面色,有无苍白、发绀、有无颈静脉怒张等。

(2) 闻。用鼻去闻患者是否有异样的呼吸气味,如酒精味、大蒜味、烂苹果味,以及是否有化脓性伤口的气味等其他特殊气味。

(3) 听。用耳去听患者的呼吸、咳嗽,有无异常杂音或短促呼吸。

(4) 问。了解既往病史和现病史,通过询问患者、家属或其他知情人,了解发病的经过及当前的病情,这对正确的分诊及处理有很重要的作用。运用诱导问诊的技巧,短时间内(一般要求五分钟内)获得比较详细的有关病情资料。

(5) 触。用手去摸,测脉搏,了解心率、心律及周围血管充盈度,可以探知皮温、毛细血管充盈度。触疼痛部位,了解涉及范围及程度。

(6) 查。分诊护士接诊后,为了准确地分科,可运用一些简单的护理体检工具,作必要的护理体检。首先观察患者的神志、精神状态,查看各种反射存在的情况,如瞳孔变化、光反应,测量血压、脉搏、呼吸、体温等。经过必要的护理体检,初步判断患者的疾病病种,然后转到相应的科室,如果病情复杂,难以立即确定科别的,先由初诊科室或护士进行处理。

2. 分诊技巧。

(1) SOAP 公式。SOAP 是四个英文单词第一个字母的缩写。

S(subjective,主观感受):收集患者的主观感受资料,包括主诉及伴随的症状。

O(objective,客观现象):收集患者的客观资料,包括体征及异常征象。

A(assess,估计):将收集的资料进行综合分析,得出初步诊断。

P(plan,计划):根据判断结果,进行专科分诊,按轻、重、缓、急有计划地安排就诊。

(2)PQRST记忆公式。一般用于有疼痛的患者。PQRST五个字母相连,刚好是心电图的五个波形字母顺序,因而极易记忆和应用。

P(provoke,诱因):疼痛的诱因是什么,什么可以使之缓解或加重。

Q(quality,性质):疼痛是什么性质的,患者是否可以描述。

R(radiate,放射):疼痛位于什么部位,是否向其他部位放射。

S(severity,程度):疼痛的程度如何,如果把无疼痛至不能忍受的疼痛比喻为1~10的数字的话,患者的疼痛相当于哪个数字。

T(time,时间):疼痛的时间有多长,何时开始,何时终止,持续多长时间。

3. 患者就诊的先后顺序。

(1)第一类。需紧急抢救,立即处理者。如心跳呼吸停止、高血压危象、严重心律失常、呼吸道阻塞、重度烧伤、严重创伤、严重中毒、大出血、神经损伤等。该类患者生命体征极不稳定,多伴意识改变。

(2)第二类。需优先就诊者。如疑似药物过量但意识清楚者、稳定型哮喘、持续性呕吐或腹泻、撕裂伤合并有肌腱损伤者、中等程度以上的腹痛、行为异常、高血糖、动物咬伤、抽搐、眼部受伤、不明原因的胸痛(但确知非心脏引起)、开放性骨折等。

(3)第三类。此类患者病情较稳定,但仍需在3~6小时内治疗者。如轻度腹痛、轻度外伤、脓肿、阴道出血,但生命体征稳定未怀孕者、单纯性骨折且没有神经血管受损等。

(4)第四类。此类患者病情轻,无生命危险,可在门诊治疗或次日就诊者。如上呼吸道感染、咽喉痛、长期慢性疾病而病情没有急性变化者。

4. 急诊护理处理。医护人员根据分诊掌握的病情来确定进一步救护措施,急诊处理原则如下:

(1)对需抢救的危重患者开放绿色通道,并通知有关医生进行急救处理,病情稳定后再办理就诊手续。医生未到之前,护士可酌情予以急救处理,如人工呼吸、胸外心脏按压、吸氧、吸痰、止血包扎、建立静脉通路等。同时密切观察病情变化。

(2)对一般急诊,可在通知专科医生的同时办理就诊手续。对病情复杂,难以确定科别的,由护理人员安排就诊科室,按首诊负责制处理。对由院外急救初诊或"120"救护车转入医院的患者,立即通知有关医护人员接诊。遇交通事故、吸毒、自杀等涉及法律问题者,还应立即通知公安局等有关单位和部门。

(3)按病情需要送检血、尿、大便进行各种常规和生化检查。需外出特殊检查时应有专人护送,如做X线、B超、CT等检查,必要时进行床边检查。

(4)经抢救病情平稳允许移动时,要迅速转入病房。如需继续抢救或进行手术者,应及早通知病房或手术室做准备。不能搬动而急需手术者,可在急诊手术室进行,留观察室或监护室继续抢救治疗,待病情平稳后再转入病房。凡是抢救的患者,都应有详细的病历和抢救记录。转入病房时,要有专门医护人员陪送,并将患者病情及救治经过向病房医护人员进行详细交班。

（5）遇有成批伤员就诊及需要多专科合作抢救的患者,应通知医务处和护理部值班人员,协助调配医护人员参加抢救。如有疑难病例或就诊者过多,应及时请上级医生协助处理。复合伤患者涉及两个专科以上的,应由患者病情最严重的处理科室首先负责治疗,其他科室密切配合。

（6）严格执行交接班制度、查对制度、口头医嘱复述制度、伤情疫情报告制度。

（二）急诊科护理工作的特点和要求

1. 急。

2. 忙。

3. 任务繁重、责任重大。

4. 多学科性。

5. 易发生医院内交叉感染。

6. 医疗纠纷、涉法事件多。

（三）急诊科患者的护理特点

1. 急诊患者与家属的心理压力源。

（1）病情严重程度。影响患者心理的主要因素是病情严重程度。急性患者一般起病突然、病情变化快、病势凶险,大多毫无心理准备,发病后内心冲突激烈或惶恐不安等。

（2）治疗护理措施的影响。在对急、危、重症患者实施治疗的过程中,难免要运用吸氧、气管插管、人工呼吸机、持续静脉通道、强迫性治疗体位等急救措施,这些会使患者感到不适,诱发不良心理反应。

（3）医务人员的影响。在急诊实践中,医务人员的一言一行都会直接或间接地影响患者和家属的心理。医务人员良好的仪态、沟通能力、技术水平以及友善的态度能给患者带来安全感,反之易导致其强烈的不安全感。

（4）社会文化因素的影响。患者的职业、文化程度、经济条件等因素都可使个体形成不同的心理反应,经济因素在患者心理反应中尤为重要。

（5）医院环境所致的影响。急诊患者对医院环境比较陌生,而且急诊科内嘈杂、繁忙的特殊环境可能会加重患者的心理压力,如焦虑、烦躁、孤独、失眠、绝望等消极情绪反应。

2. 心理护理要点。

（1）有急有缓。根据患者病情的轻重缓急,首先处理紧急的、严重危害身心健康的心理反应。

（2）沉着冷静。在患者面前,医护人员必须沉着、稳重、严肃,抢救护理工作有条不紊,以稳定患者的情绪。医护人员娴熟的医疗操作技术和严谨的工作作风,不仅是使患者转危为安的保证,也是对患者最大的支持和鼓励。

（3）有的放矢。积极寻找导致患者不良心理反应的原因,有的放矢地进行心理护理。如对疾病错误的认识而导致的焦虑,应首先对患者进行有关医学知识的解释和教育。

（4）与抢救同步。条件允许时,心理护理可与抢救同步进行。护士可边观察,边了解患者的心理反应,或边实施操作边说明意图,以消除患者疑虑,从而更好地配合治疗护理工作。

（5）心理换位。护理人员应处处从患者角度考虑,谅解患者及家属的过激行为,更不能对患者进行训斥、嘲讽。及时医治或积极预防患者的心理创伤,想方设法使其在心理上尽快适应急诊情况。

（6）社会支持系统。急诊患者多由亲友或同事陪送。护士应以友善的言谈举止给其以适当安慰和必要的心理指导,支持和鼓励患者配合医疗护理工作。少数预后不良的危重患者,应预先告知家属,使其有充分的心理准备。对救治无效死亡的患者,应和家属一道做好善后工作。

（四）急诊科的设置

医院急诊科接治的多是突发性急、危、重症患者,一切医疗护理工作均以"急"为中心,急诊科应独立或相对独立成区,可位于医院的一侧或前部,直接面向社会,接受的是急危重患者。其设置应遵循以下原则:首先是方便患者就诊,其次要有利于预防和控制医院感染。

急诊科的标志必须醒目、突出,便于家属寻找。急诊科应有单独入口,运送患者的车辆可直接开到急诊科或抢救室门前。一般情况下,500 张床位以下的医院设急诊室,500 张床位以上的医院设急诊科。急诊科的面积应与全院总床位数及急诊就诊总人次比例适当。急诊科应设有预检分诊处、各科急诊诊断室、抢救室、治疗室、急诊输液室、急诊手术室、急诊观察室、急诊监护室（EICU）、综合检查室等。

1. 预检分诊处。预检分诊处是患者就诊的第一站,应设在急诊科入口处,要有足够的使用面积。预检分诊工作一般由经验丰富的护士担任。预检护士是急诊就诊环境与诊疗过程的主要管理者,具体负责分诊和挂号工作,做到迅速分流患者进入抢救室或专科诊室。预检分诊处应配备以下设备:

（1）各种检查用品。如血压计、听诊器、手电筒、体温表、压舌板、常规化验用品等。

（2）通讯设备。如电话、对讲机、呼叫器等,以便联系医生和护士。有条件的医院可以安装闭路电视监控装置,持续显示抢救情况及各诊室工作状态。

（3）各种记录资料。如各科诊号票、急诊登记本、常规化验单等。目前许多医院的急诊记录实行了计算机信息化管理。

（4）检查床和候诊椅。为方便预诊护士给患者做初步护理检查和明确分诊,患者可在此测试体温和等候急诊化验结果等。

2. 急诊诊断室。设立内科、外科、儿科、妇产科、眼科、口腔科、耳鼻喉科、皮肤科等急诊诊断室,并配置相应的专科医疗器械。诊断室位置最好接近分诊处,外科附近设立清创室,骨科附近设石膏间。急诊室的医生由专职医生和各科派值班医师轮流相结合。

3. 抢救室。抢救室是急诊抢救患者的场所,内部应配备抢救必需的仪器设备和药品。大型急诊科应设立各专科抢救间,如外科抢救间、洗胃抢救间、脑血管病抢救间等。由专职急救人员负责抢救工作。这种方式既便于抢救工作互不干扰,有条不紊,又可防止交叉感染。

抢救室设置基本要求如下:

（1）足够的空间、照明及各种疾病抢救程序示意图。

（2）急救设备。中心供氧和负压吸引装置、洗胃机、心电监护仪、除颤仪、呼吸机、起搏器、心电图机、输液泵、低温治疗机、急救车等。

（3）急救器材。各种导管（如三腔二囊管、气管插管、洗胃管、导尿管等）、简易呼吸器、开口器、喉镜、静脉切开包、气管切开包、开胸包、骨穿包、胸穿包、腹穿包等。

（4）急救药品。备有一定数量常用急救药品,如常用心肺复苏药、呼吸中枢兴奋药、升压药、降压药、强心药、止痛药物等。

（5）常用药液。各种浓度常用液体、脱水剂、扩容液体、碱性药液等。

4. 治疗室。位于抢救室旁边，室内有配液操作台和无菌物品柜，操作台上放置治疗盘，内有消毒溶液、棉签、无菌镊子、开瓶器等，另外可存放患者临时使用药液和治疗输液单等。无菌柜内存放注射器、针头、输液器等。治疗室内要安装紫外线灯管，每日进行空气消毒。

5. 急诊输液室。现代急诊输液室配置趋于病房化，设立正式输液床，房顶安装轨道式输液架，备有氧气和负压吸引装置及急救药物和物品。根据情况也可设立隔离室和隔离床，供传染病患者使用。急诊输液室执行常规消毒隔离制度。

6. 急诊手术室。急诊外科危重患者，经过急诊抢救和初步处理后，生命体征仍不稳定且随时可能危及生命者，须在急诊手术室进行急诊手术。急诊手术室常规设立无菌手术间和感染手术间各一间，并配备更衣室、器械准备间、洗手间等。

7. 急诊观察室。原则上观察室按医院内正规病房设置及管理，由专职医护人员负责，观察对象为暂时不能确诊、病情有潜在危险性的患者，或经处置后需待床住院进一步治疗的患者。观察时限一般为 3～5 天，之后应根据病情离院、住院或转院。一般观察床位占全院总床位的 5%。

8. 急诊监护室。急诊监护室是根据急诊科工作性质和特点而设立的，应选在急诊科较中心位置或相对独立的单元，主要收治严重创伤、随时有生命危险或病情危重、不宜搬动、需随时监护抢救的患者。急诊监护室由专职医护人员负责。床位数一般占全院总床位数的 1%～2%。急诊监护室常为圆形、长方形、U 形布局，中央监护台能观察到所有患者，各种监护抢救设施设备齐全，可实行 24 小时连续不间断监护，发现异常可及时抢救处理。

（五）急诊科护理工作的质量要求

急诊护理质量是急诊科护理管理的核心问题，良好的护理质量是取得良好医疗效果的重要保证。急诊护理工作应站在患者的立场上制定管理目标，根据目标确立急救管理规划与措施，并认真落实。

1. 管理目标。

（1）医护人员应树立全心全意为人民服务的思想，具有良好的医德和献身精神，工作热情主动，急患者之所急。

（2）时间观念强，所谓急诊的急就是指患者病情急，诊治要快，耽误不得，因此急诊工作应强调有严格的时间观念，诸如医护人员的接诊时间、值班护士通知医生时间、抢救开始时间、进行治疗处理时间、留观后确诊时间、转入院时间及患者死亡时间等等，都要求准确记录。

（3）急诊科应配备与其任务、功能、规模相适应的急诊医疗设备和药品。所有急诊抢救物品要保持性能良好、数量规格齐全、固定地点放置、专人负责管理、定期检查维修，严格执行交接班制度。

（4）各种抢救记录、表格、病历等的书写必须客观、真实、及时、完整、清楚。

2. 急诊管理措施的具体体现。

（1）建立常见急症的抢救工作程序。医护人员应有丰富的临床抢救经验，能熟练掌握各种抢救仪器的性能和操作，能排除一般故障。

（2）强调危重患者的抢救成功率,根据医院的技术水平拟定常见急诊病种的抢救成功指标。

（3）抢救工作组织要严密,真正做到人在其位、各尽其责,使抢救工作井然有序地进行。

（4）积极采取各种防范措施,杜绝医疗差错事故的发生。

（六）急诊科护理人员素质

1. 从事急诊工作的护士,必须接受过正规护理学历教育,并取得护士执业证书和急诊护士上岗证。

2. 急诊科护士应有高度的责任心,工作主动,反应敏捷,熟练掌握基本的生命急救知识和技能。

3. 急诊科护士应仪态端庄,待人礼貌,具有良好的团结协作精神和沟通协调能力。

4. 值班人员要守岗尽责,密切观察病情,遇到病情突变能及时处理。

三、危重症救护

危重症救护是指受过专门培训的医护人员在备有先进监护设备和救治设备的重症监护病房(intensive care unit,ICU),对多种严重疾病患者进行全面监护及治疗护理。重症监护室(ICU)是以救治急危重症患者为中心的医疗单位,是应用先进的技术对疾病进行集中监测和强化治疗的一种特殊组织形式。它的最大特点是三个集中:即危重患者集中,具有救治经验的医护人员集中,以及现代化的先进监护仪器和治疗仪器设备集中。通过对危重患者的监测和护理,根据病情变化作出相应的处理,从而挽救濒死患者的生命,是现代化医院不可缺少的组织部门。

（一）分类

目前 ICU 主要分为专科性 ICU 和综合性 ICU 两大类。

1. 专科性 ICU。 最先建立的 ICU 都是在专科基础上发展起来的,主要收治本专科的危重患者,如心血管内科的 CCU(cardiac care unit)、外科的 SICU(surgical ICU)、呼吸内科的 RICU(respiratory ICU)。还有一些专业性更强的 ICU,如新生儿 ICU(infant ICU)、创伤 ICU(trauma ICU)、神经外科 ICU(neurosurgical ICU)、急诊 ICU(emergency ICU)等。专科 ICU 大多设在专科病房,由本专科负责管理。

2. 综合性 ICU。 综合性 ICU 面向全院各专科,主要收治不同专科的急危重患者,其优点是既可以把有限的先进仪器发挥更大的效能,同时将受过专门训练的急危重症医学、护理人才对危重患者实施全面的加强治疗与护理,为危重患者提供生命支持和维持重要脏器系统功能,尽最大的能力挽回患者的生命和系统功能。

（二）ICU 的设置与布局

1. ICU 病房及床单位。 监护室的设置根据医院规模大小,应有利于危重患者抢救。监护室的位置应与麻醉科、手术室、血库、检验科邻近,与相关业务科室建立快速通道,以便转送。监护室分清洁区和污染区,通道分开。另设治疗室、仪器室、器材室、生化室、储藏室、医生办公室、更衣室、配餐室、终末消毒室、污物处理室、卫生间及会客室等。综合性 ICU 床位数占医院总床位数的 $1\% \sim 2\%$。监护室布局常以护士站为中心,呈环形、扇形和长方形结构布局,可设小室和大室,小室 $1 \sim 2$ 床,大室可设多个床位,每床占地面积 $15\mathrm{m}^2$ 左右,每床有输液导轨,床间设有布帘。另设隔离室,占地面积可在 $20m^2$ 左右,可设在监护室的边角。

室内设空调,室温宜 $20\sim24℃$,湿度 $55\%\sim65\%$。设空气过滤装置,有条件者设层流装置。每室有洗手池,便于洗手。室内应挂有日历、时钟,使患者有日夜、时间区分。

床单位的具体设置如下:

(1)病床。应为多功能抢救床。配有脚轮及制动装置,以便患者的转运及治疗;可调节高度和倾斜度,以适应不同患者的需要;其两侧装有可调节的栏杆,可防止患者坠床;床头及床尾可拆装,以便抢救。同时,备有气垫床以防止压疮的发生。

(2)照明装置。ICU 每张病床均有可移动的、有一定强度的照明装置。应选择光色接近于自然的光线,以便正确判断患者的皮肤、口唇、巩膜、黏膜及四肢末梢颜色。晚间可配有较暗的壁灯或光线柔和的灯。特殊检查、治疗时,可用光线较强的灯光。床位上方吊灯尽量减少,以免使患者感到眩目。

(3)设备塔。即完整的病床供应系统,具有简洁、美观、整体性好、便于管理、电路及气路故障率低等特点。设备塔上有各种气体的插口,如氧气、负压吸引、压缩空气等管道装置。各种管道的接口颜色及口径应有区别,以免误接。每张病床应有足够的电插座,并配有独立的电源保险开关。

(4)天轨。每张床的顶端应设有可自由移动的天轨,以方便治疗,充分利用病室空间。

2. ICU 的设备。除具备普通病区日常所需设备以外,ICU 的设备大致可分为监测性和治疗性两大类。

(1)监测性设备。ICU 内最主要的监测性设备是床边和中心台的心电监护仪,以监测心电图、体温、脉搏、呼吸、血压、有创动脉压、中心静脉压、肺动脉压等生理参数以及曲线。另外还应配备 12 导联心电图机、血液气体分析仪、血液生化分析仪、血及尿常规分析仪、电子计算机、脑电图机、床边 X 光机、B 超等设备。

(2)治疗性设备。能有效支持循环呼吸等重要脏器功能,主要包括人工呼吸机、主动脉内球囊反搏器(IABP)以及血液透析装置。另外还包括除颤仪、临时人工起搏器及心室辅助泵 VAD、气管插管及切开所需急救器材、输液泵、营养液配置净化台等。

(三) ICU 的基本功能

综合性 ICU 应具备以下功能:① 心肺复苏能力;② 呼吸道管理及氧疗能力;③ 持续生命体征监测和有创血流动力学监测的能力;④ 紧急心脏临时起搏能力;⑤ 对各个脏器功能较长时间的支持能力;⑥ 进行全肠道外营养支持的能力;⑦ 对各种检验结果做出快速反应的能力;⑧ 能够熟练掌握各种监测技术及操作技能;⑨ 在患者转送过程中有生命支持的能力。

(四) ICU 的收治范围

ICU 的收治对象是需要加强监护和治疗的临床各科危重患者,尤其是有器官功能衰竭的患者,如严重创伤、烧伤、心脑外科手术后,急性心、肝、肾、肺、脑功能衰竭,成人呼吸窘迫综合征、各种休克、严重心律失常、急性心肌梗死、高血压危象、严重水电解质紊乱,急性出血性胰腺炎、糖尿病昏迷、甲状腺危象、急性中毒、器官移植等患者。这些均应是具有抢救康复可能的希望,通过加强治疗从而获得治愈可能的危重患者。

由于 ICU 资源及医疗费用的限制,虽然病情危重但目前尚无救治可能的患者,如晚期肿瘤患者、脑死亡患者、老龄自然死亡濒死期的患者,不宜收入 ICU。另外,急性传染病患者、无急性恶化的慢性病患者、精神病患者也不宜收治在 ICU。

(五) ICU 的管理

健全的 ICU 制度是发挥 ICU 功能和避免医疗护理差错的重要保证。制度与管理的优劣直接影响到 ICU 的护理质量,而护理质量又直接影响危重患者的抢救成功率、死亡率和病残率。ICU 所处的特殊环境和所承担的特殊任务,对 ICU 医护人员各环节的管理提出了更高的要求。

1. ICU 管理的基本原则。ICU 质量管理的基本原则是依据管理学和护理学的双重特点确定的,主要包括以下几个方面。

(1) 以患者为中心。是 ICU 护理质量管理的第一要素,也是护理工作的首要原则。ICU 的患者除了疾病所带来的病痛外,在治疗过程中,还有着极其复杂的心理状态。因此,ICU 各项制度的建立均应以患者的利益为出发点,体现"以患者为中心"的服务宗旨。

(2) 质量第一。由于 ICU 的每一项护理工作都与患者的生命息息相关,且 ICU 的患者病情变化快,护理技术繁多。因此,必须牢固树立各项护理工作质量第一的观念。

(3) 预防为主。预防为主是保证护理工作质量的重要思想基础,是 ICU 质量管理的主要标志之一。ICU 护士运用科学的方法和手段,对每一项护理过程都应遵循一定的原则,以防止并发症和感染的发生。

(4) 以数据为依据。科学的管理要以数据为依据,而非凭空想象。因此,在 ICU 护理质量管理中,ICU 护士应为医生提供准确、可靠的监测数据。依靠能够确切反映客观实际的数据和资料,对患者的病情进行评估、分析和总结,并采取更为有效的治疗措施。

(5) 标准化管理。标准化是科学管理的重要技术方法,是一个包括制定标准、贯彻标准并在实践中不断完善和修改标准的全部过程。具备科学性、实用性和先进性的质量管理标准,是 ICU 护士共同遵守的准则和衡量 ICU 护理工作质量的尺度。

2. ICU 的人员管理。

(1) 人员配置。

1) 医生的配置:ICU 医生可来自于麻醉科、外科、内科、急诊科等临床科室,ICU 医生应具备高度的责任心和良好的医德医风,具有较强的临床技能和处理危重病的应急能力。

2) 护理人员的配置:各医院可依据患者床位数、患者所需护理工作量、疾病种类等配备。患者与护士之比以 1:3~1:4 为宜。在配置护理人员时要注意护理人员结构。应设副主任护师以上 1 名,主管护师、护师、护士的人数比例为 1:2:3。ICU 护士必须经过重症监护培训,持有专业合格证书,进行规范化岗前培训后方可上岗。

3) 呼吸治疗师配置:专职的呼吸治疗师,24 小时进行呼吸道的管理和治疗,包括呼吸机参数的调整、气道的处理,胸部物理治疗,协助排痰,患者呼吸情况记录、检查和消毒等。

4) 感染控制师配置:通常由医院内感染控制中心的专家兼任,每周定期分析每位患者的血培养及药敏试验报告,指导 ICU 医生使用抗生素等。同时负责 ICU 病室内消毒隔离,防止交叉感染。

5) 专业维修人员配置:定期检查、调试、维修设备。

6) 配置一定数量的工勤人员和卫生员。

（2）ICU 护理人员的素质要求。ICU 护理人员应具有多专科疾病的医疗、护理知识和技能，掌握人体主要生命脏器病理生理改变过程，同时强调对患者病情的总体分析与认识。掌握各种监护仪器的使用、管理，能对常见监护参数与图像进行临床分析。除应具有娴熟的基础护理技能外，ICU 的护士还应熟练掌握急救复苏技术，如心肺脑复苏术、电击除颤技术、氧气吸入疗法、呼吸机及辅助通气的应用、各种穿刺技术及急救药品的使用等。更重要的是要具有吃苦耐劳、勤于思考、善于发现和解决问题、应变能力强、冷静沉着、刻苦钻研、勇于创新的心理品质。

（3）ICU 护理人员培训。在许多国家，护士在进入 ICU 之前都必须在相关科室工作两年以上，以掌握专科疾病的一般护理常规和护理技能，此外还要经过 3~6 个月 ICU 专业培训，要求在上岗前取得资格证书。同时 ICU 护士要接受在职培训和继续教育，通过个人自学、临床实践、外出进修和参加学术交流等方式，不断更新知识和技术，提高专业技能和临床工作能力。

培训内容主要包括理论知识学习和技能操作。① 重症监护的基础理论与基本知识学习，人体各系统及重要脏器功能的监测和重症护理，尤其是循环、呼吸、中枢、水电解质等方面的监护理论，并发症的监测与预防。② 监护系统与各类监测仪器的应用，如心电监护仪使用方法、注意事项，呼吸机管道安装、参数设置，常用故障排除与日常保养，除颤器的应用，主动脉球囊反搏的监护以及心、肺、脑复苏等急救技术，以及其他新技术、新业务的学习。

3. 监护室安全管理。

（1）患者转送管理。

1）转运前，选择转运途中需要使用的监测仪器及药物，以及合适的运送人员，随行人员至少两名，维持静脉通路，以便转运途中的及时抢救。

2）平车转运患者检查或转送病房时必须有床栏保护，持续心电监护、血压监测、血氧饱和度监测，并记录。

3）机械通气患者转运途中需有供氧装置及简易呼吸皮囊，挤压简易呼吸皮囊，维持呼吸功能。

4）昏迷患者需开通气道，头颈部外伤患者需有颈托，有颅内压增高患者需镇静，异常血气需在转运前处理。转运前需处理紧急情况，引流管、胃管、胸管不夹闭，有尿袋需清空。

（2）监护期间安全管理。

1）视觉障碍、意识改变、麻醉未醒阶段（根据护士评估决定）、小儿等患者需常规使用床栏。护士须向患者或家属讲明使用床栏的目的及要求。如果患者或家属拒绝使用床栏，须在护理记录单上注明，必要时请患者或家属签字。

2）在特殊操作期间的临时制动，如深静脉穿刺。使用四肢约束带者需每小时检查约束部位的血液循环并记录。如果不需使用时应及时解除。应记录使用约束带的类型、部位、时间及终止时间。

3）在任何时候，患者的床须放在最低水平，操作时可抬高床位，但结束后仍须放低。

（3）监护室交接班管理。

1）严格执行交接班制度：交班者记录下班前最后一次生命体征及各项监测参数，做好班内出入液量的统计。

2）接班者记录接班当时监测参数及余下的液体及药品,发现不符及时核对。

3）床边监测仪器的交接：检查心电监护仪并确认各项参数的报警范围。检查人工呼吸机的运转情况,气源、电源是否充足,湿化器内蒸馏水水位,并记录设置的各项参数。其他特殊治疗如床边超滤、心功能监测、体外起搏等均应检查记录管路及仪器的运作情况。

4. ICU 感染的管理。

（1）设计合理。监护室应设有空气净化层流装置,无条件的医院可采用循环风紫外线空气消毒器或静电吸附式空气消毒器,消毒环境中臭氧浓度低于 0.2mg/m³,所用消毒器的循环风量（m³/h）必须是房间体积的 8 倍以上。ICU 应设置缓冲间,应备有洗手设备,两床间距应在 1m 以上,以降低尘埃和飞沫造成的交叉感染。应将感染患者与非感染患者分开安置,特殊感染或高度耐药菌感染的患者应隔离,严格执行消毒隔离。

（2）ICU 医护人员应有较强的预防感染意识。了解和掌握感染监测的各种知识和技能,并且能自觉执行各种消毒隔离制度。医护人员进入 ICU 必须穿工作服、戴工作帽、换工作鞋。外出时换外出工作服和工作鞋。在接触患者时、各种技术操作前后、护理两个患者之间、进入或离开 ICU 时,均应认真执行洗手制度。

（3）在保障有效治疗护理的前提下,尽可能严格控制人员的流动,减少较多人参加的大查房活动。严禁陪伴、限制探视。患者家属进入 ICU 应戴口罩、穿隔离衣和换鞋,在室内停留时间不超过 10 分钟。

（4）设备和用物消毒。有创导管拔出时均应常规做细菌培养,以便进行流行病学调查和研究。ICU 内提倡使用一次性医疗物品,以便有效预防交叉感染。各项操作均应严格执行无菌技术。感染患者使用后的器具与非感染患者使用的器具分开处理,可以采用有效氯溶液浸泡消毒或采用高压蒸汽灭菌法。

（5）每日进行物体表面的消毒擦拭,每日使用含氯消毒液拖地 4 次,每周彻底清扫室内卫生,每月进行一次密闭式消毒,每日定期通风。患者转科或出院后需彻底消毒房间及床单元,患者死亡后要严格按要求进行终末消毒。物体表面消毒通常采用湿式清扫,用清水擦拖地每日 1～2 次。当地面受到血液、体液、病原菌污染时,要采用消毒液拖地或喷洒地面,要求物体表面的细菌总数≤5cfu/cm²。

（6）定期进行微生物监测。通常监测的项目有气管内吸出的痰液、氧气湿化液、各种引流液、动静脉导管内液体以及物品、仪器表面和空气微生物、消毒液浓度等。定期分析 ICU 内感染发生情况、细菌耐药情况,修订和落实各项隔离消毒措施。

（7）严格执行医院消毒隔离制度及无菌技术操作规程,接触患者前后要认真洗手或消毒,接触血、排泄物、分泌物时必须戴手套。

5. ICU 探视管理。 通常情况下,入住 ICU 的患者无需家属陪住,家属可留下联系电话,有情况可以随时与家属联系。但是,此种完全封闭式 ICU 对患者的心理压力很大,因此我国多采取定时短暂的探视,因此探视期间要加强床边隔离。

现代化设计的 ICU 常在病区外围建设一圈玻璃墙壁和走廊,患者床头有对讲机可与外走廊上的家属对话,在家属等候处设有闭路电视装置可以观察 ICU 病区内患者情况,借此可减少因探视给 ICU 病区带来的污染及对正常医护工作的干扰。护士在患者入住 ICU 时

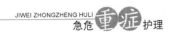

应向患者和家属介绍主管医生、责任护士,交代病室环境和探视管理制度。

(六) ICU 的分级监护

根据不同病种、不同病情,有目的地选择监测项目,可以避免给患者增加不必要的痛苦和经济负担。临床上常将 ICU 监测分为一级、二级和三级监测。分述如下:

1. 三级监护。适用于经过积极治疗,已脱离危险的恢复期患者和大手术后的患者。他们的生命体征平稳,但仍需要在 ICU 继续观察治疗。其监测内容属 ICU 常规监测项目,包括心电图、无创血压、脉搏、呼吸、体温、尿量、液体出入量等。

2. 二级监护。病情重,适用于某个脏器功能衰竭,需要进行受损脏器支持治疗者。其监测项目除 ICU 常规监测项目外,再根据受损脏器重点选择相应监测项目,如血流动力学监测,呼吸功能监测,肝、肾功能监测,脑功能监测等。对可能继发的其他脏器功能改变,也应采取针对性的监测手段,以便及时采取保护和治疗措施。

3. 一级监护。适用于两个以上脏器功能衰竭患者,这种患者病情重、死亡率高。其监测项目除 ICU 常规监测项目及受损脏器功能外,对其他脏器功能亦应进行全面监测,以及时了解病情的进展。需每日测体重,计算热、氮平衡,观察每小时尿量等。

一级监护内容多,间隔时间短,测定项目复杂;二级次之;三级监护的内容相对少而简单,间隔时间长。

四、灾难医学

灾难医学(disaster medicine)是研究各种自然灾害(地震、洪水、台风、雪崩、泥石流、虫害等)和人为灾害(交通事故、化学中毒、放射性污染、环境剧变、流行病等)所造成的灾害性损伤条件下实施紧急医学救治、疾病预防和卫生保健的一门学科,它是急诊医学的一个组成部分,也是一个跨科专业。

灾难医学是一个全球性的社会医学问题。近年来,国际上十分重视灾难医学的研究,许多国家与地区都组建了专门的灾难医学研究机构。相比之下,我国还存在较大差距,迄今尚无一家相关的权威研究机构。

灾难医学与急救医学既有紧密联系,又有明显区别。灾难医学处理医学应急(主要包括急救与防疫)技术层面外,最显著的特征是具有突发、影响面广、受损人群众多,并常同时伴随社会生活层面的许多部门如道路、通信、交通、水电等受到严重影响,除了导致巨大的经济损失外,常常导致巨大的社会问题。灾难医学的事实常常需要政府组织相关部门统一协调才能有效应对。

五、战地救护

战地救护是研究在野外条件下,对大批伤员实施紧急救护的组织措施和工作方法。掌握对伤员进行包括通气、止血、包扎、固定、搬运和转运等战地救护的知识和技能,以提高战地救护质量,保护伤员生命,预防并发症,提高救治成功率,降低伤残率。

六、急救护理人才的培训和科研工作

首先要组织现有护理人员学习急诊医学、急危重症护理学的相关理论知识和操作技能,提高从业人员的专业技术水平。此外,为了适应科学技术的发展和社会的需要,必须加强护理科研工作及信息的交流。

（胡爱招）

任务三 认识急诊医疗服务体系和急救"生命链"

急诊医疗服务体系(Emergency Medical Service System,EMSS)是将院前急救、院内急诊科诊治和 ICU 救治形成一个完整的体系。即院前急救负责现场急救和途中救护,急诊科和 ICU 负责院内救护。它是一个有严密组织和统一指挥机构的急救网络。急诊医疗体系的健全与否,急救效率和质量的高低,不仅反映一个国家、地区或医院的管理水平,也是反映其医疗技术水平的重要标志。

一、急诊医疗服务体系的组织和急救网络

急诊医疗体系包括院前急救中心(站)、医院急诊科室和急诊加强监护病室或专科病房。它们既有各自独立的职责和任务,又相互紧密联系。县级以上城市应建立急救医疗指挥系统,负责地区急救工作的领导、指挥和协调。

建立城市三级急救医疗网,各级急救医疗机构接受急救医疗指挥部指派的对突发性灾难事故发生后的现场抢救。一般一级急救网络由城市一级社区医院和乡镇卫生院组成,可收治一般伤患者;二级急救网络由区、县级医院组成,可收治较重的伤患者;三级急救网络由市级综合医院和教学医院组成,收治病情危重且较复杂的伤患者。目前,我国已初步建立了省、市、县三级,大中小城市的急救中心或急救站,为民众提供及时、便捷、全面、高效的院前急救服务。

(一)急救指挥中心、急救中心(站)的主要任务

1. 急救指挥中心或中心急救站在卫生局的直接领导下,统一指挥辖区内的日常急救工作;急救分站在中心的指挥调度下,担负一定范围的抢救任务。

2. 以医疗急救为中心,负责对各科急、危、重症患者及意外灾害事故受伤人员的现场和转送途中的抢救治疗。

3. 在基层卫生组织和群众中宣传、普及急救知识。有条件的急救站可承担一定的科研、教学任务。

4. 接受上级领导指派的临时救护任务。

(二)医院急诊科(室)的任务

1. 承担急救站转送和来诊的急、危、重症患者的诊治、抢救和留院观察工作。

2. 部分城市的医院急诊室同时承担急救站的任务。

(三)街道卫生院、红十字卫生站等组织的主要任务

1. 在急救专业机构的指导下,学习和掌握现场救护的基本知识及技术操作。

2. 负责所在地段单位的战伤救护、防火、防毒等知识的宣传教育工作。

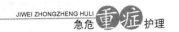
3. 一旦出现急、危、重症患者或意外灾害事故时,在急救专业人员到达前,及时、正确地组织群众开展现场自救、互救工作。

二、急诊医疗体系的管理

(一)院前急救管理

院前急救包括现场急救和途中救护,而院前急救是否得当、及时,关系患者能否存活,为医院急诊科或 ICU 病房进一步急救创造有利条件。因此,加强院前急救管理是培养一支抢救质量高效的急救队伍的基础。

1. 有灵敏的通讯和布局合理的急救网络。

2. 有一支管理业务好、施救技术精良的急救队伍。

3. 备有性能良好的救护车和急救设备。

(二)急诊科的管理

急诊科的管理包括急诊医疗行政管理、急诊医疗质量管理、人才资源管理、急诊信息管理、急诊医疗经济学、急诊计算机运用等方面。加强急诊科的业务管理,应从以下几方面入手:

1. 提高急诊科医务人员的急救意识和群体素质。通过有计划有组织地业务学习和训练考核,培养急诊专业队伍。

2. 建立、健全急诊科、抢救室的各项规章制度。

3. 推行急诊工作标准化管理。

(三)重症监护室的管理

为了确保 ICU 工作能高效地运转,提高危重症患者救治成功率,必须制定一整套严格的规章制度,包括 ICU 工作制度、医护人员查房制度、护士执行医嘱和护理工作制度、消毒隔离制度、交接班制度、病史记录制度、业务学习制度、会诊制度、疑难或死亡病例讨论制度、药品和器械管理制度及各级工作人员职责等。各种规章制度的制定应根据各医院的实际情况和 ICU 的功能定位而定,ICU 内的工作人员都必须自觉遵守各项规章制度,并互相督促,齐心协力做好本职工作。

三、急救"生命链"

1992 年 10 月,美国心脏协会正式提出"生存链"(chain of survival)概念。根据国际 CPR 与 ECC 指南,成人生存链(adult chain of survival)是指对突然发生心搏骤停的成年患者通过遵循一系列规律有序的步骤所采取的规范有效的救护措施,将这些抢救序列以环链形式连接起来,就构成了一个挽救生命的"生命链"。2010 年美国心脏协会新心血管急救成人生存链包括 5 个环节:① 立即识别心搏骤停并启动急救反应系统(immediate recognition of cardiac arrest and activation of the emergency response system);② 尽早进行心肺复苏,着重于胸外按压(early CPR with an emphasis on chest compressions);③ 快速除颤(rapid defibrillation);④ 有效的高级生命支持(effective advanced life support);⑤ 综合的心搏骤停后治疗(integrated post—cardiac arrest care),也就是延续生命支持。生存链中各个环节必须环环相扣,中断任何一个环节,都可能影响患者的预后(图 1-1)。

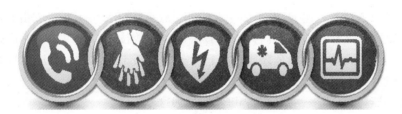

图 1 - 1　急救生命链

(一)"生命链"第一环——早期通路

突发性疾病,事发地点 99％都是在医院外的环境,现场缺医少药,对患者的救治相当不利,如果有专业的救援人员能够尽快赶到现场对患者施行救治,无疑能够大大提高抢救成功率。因此,发现病患,立即求救是非常必要的做法。早期通路实际上就是指早期向专业救援系统呼救。

不同的国家或地区都有统一的救援电话,如美国是 911,我国香港地区是 999,而我国内地是 120。一般求救需要说明以下几点:① 事发地点(并说明附近明显标志性建筑物);② 患者最急病情;③ 联系电话及联系人;④ 必要时说明事件性质(如火灾、坍塌等);⑤ 患者多人时说明具体人数。

(二)"生命链"第二环——早期心肺复苏,强调有效的胸外以及按压

呼救结束后,由于专业救援人员往往不能迅速赶到事发现场,因此,患者很易错过有效施救时机,导致死亡,这就需要有人立即对患者实施救援,避免患者的死亡发生。这有一套非常简易而且有效的施救技术——现场心肺复苏术,就能够起到起死回生的作用。这是一套不需借助任何仪器设施的徒手的救援技术。这套技术任何人都很容易掌握它。它能够机械地保障生命器官的基本供氧,从而成功延缓或阻止脑死亡的发生。这一技术的实施非常强调黄金时间内(呼吸、心跳停止后的 4～6 分钟)的施救,这一时机才能够真正起到有效阻止脑死亡的作用。

(三)"生命链"第三环——早期心脏除颤

实际上在现场即使在有效时机内对患者采取了有效的心肺复苏术,抢救成功率并不高,一般不超过 10％,大多数患者仍然发生死亡现象。这和另一引起死亡的重要因素有关,那就是心脏坏死。当心脏骤停发生时,90％以上患者的心脏会出现心肌纤颤的现象(这是一种因肌肉疲劳引发的痉挛现象,使得整个肌群呈蠕动状态),这种现象仅靠徒手心肺复苏术是不能缓解的,而且这一现象也会很快(呼吸、心跳停止后的 10 分钟内)引起心肌细胞的大量坏死,因此,需要在最快时间内去除心肌的颤动现象。

在医院内最有效解除心肌颤动现象的方法就是实施电除颤,通过对心脏实施一定电功率的刺激,先使心肌纤维产生强烈收缩,继而重新恢复到有规律的运动或完全停止运动。在现场也可通过机械式除颤法实施这一环节。

(四)"生命链"第四环——早期高级生命支持

从理论上讲,患者如果越早得到这个环节的实施,被救成功的几率就越高。这一环节就是指专业救援人员对患者展开的施救的过程,它包括一切先进手段。在我国,专业的救援人员还仅指医院的医护人员,这是件非常遗憾的事。在部分发达国家,专业的救援人员已突破

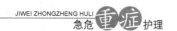

了这一障碍，走向了社会。比如，欧美的专业院外急救系统(EMS)就是一支由非医生组成的独特专业救援队伍，通常在消防部门内有急救医助和急救技士二级组织。他们能在医院外各种环境包括野外、灾难事故的危险现场进行专业的救援工作。这些做法无疑提高了现场救援的反应速度，大大提高了抢救的成功率。

（五）"生命链"第五环——综合的心脏骤停后治疗

心搏骤停 60 秒后脑细胞即出现损害，而理想的复苏应该是心搏、呼吸、智能的同步恢复，为此，必须尽早实施有效的心脏骤停后综合治疗。主要措施包括脑复苏、维持循环功能、加强呼吸管理、监测各脏器功能预防并发症等。

任务四　怎样学习《急危重症护理》

一、《急危重症护理》和哪些课程相联系

《急危重症护理》是护理专业的核心课程，对护理学生综合职业能力培养起主要支撑作用，对培养学生的急救意识、急救技能以及危重患者的监护能力是其他课程无法替代的。

《急危重症护理》的前导课程包括《人体结构与机能》、《病原生物》、《药物应用》、《基础护理》、《健康评估》、《妇婴护理》、《成人护理》部分内容，和《围手术护理技术》、《传染病护理》等课程平行，后续为临床实习。本课程和护理专业的其他课程之间互相联系，互相支撑，在学习的过程中一定要学会知识的融会贯通。

二、学习《急危重症护理》的目的

学习《急危重症护理》这门课程，首先是提高护理人员的服务意识和急救意识，具有高度的责任感和严谨的工作作风，团结协作，反应敏捷，善于与人沟通，注意综合分析能力、判断能力的培养，注意职业素质和应急能力的培养，注意心理素质的培养。其次是具有快速的反应能力和扎实的急救技术和监护技术，牢固掌握《急危重症护理》的基本理论、基本知识和基本技能，提高专业理论水平。

1. 通过《急危重症护理》的学习，培养良好的心理素质、快速的反应能力，碰到各种急危重症患者能沉着冷静应对，运用所学的知识技能抢救生命，减轻痛苦。

2. 掌握常用的院前急救技术，在工作和生活过程中能应用心肺复苏术、止血、包扎、固定和搬运等急救技术救死扶伤。

3. 掌握院内常用急救仪器的使用和配合护理，提高护理质量。

4. 掌握常用院内监护仪器的使用、常用监测指标的判断，能及时发现病情及时处理。

5. 逐步培养职业的认同感和自豪感。

三、《急危重症护理》学习的重点和难点

《急危重症护理》学习的重点和难点主要有两个方面：一个是心跳呼吸骤停患者的救护，包括现场徒手心肺复苏（基础生命支持），院内在基础生命支持基础上应用辅助设备及特

殊技术的心肺复苏(进一步生命支持)、ICU病房对复苏患者病情的监测和护理(延续生命支持);另一个是创伤患者的现场救护(五大急救技术)、院内创伤患者的抗休克处理和伤口处理、ICU病房多脏器功能衰竭患者的病情监测和护理。

四、学习《急危重症护理》的方法

学习任何一门课程,兴趣是最好的老师,作为一名医护人员首先要有"救死扶伤"的责任感和自豪感,把这种责任和自豪化作学习的兴趣和动力,我相信所有的学生都能学好这门课程。

本课程是一门操作性很强的课程,急救技术要多练,"熟能生巧"在这里同样适用,因此要珍惜每一次动手的机会。在操作过程中联系理论知识,把理论知识应用在实践操作中。

本课程建有网站(http://jpkc1.jhc.cn/w/jzhl/),同学们可以在网站下载课件、操作录像、习题进行学习,也可以通过互动平台向老师提问,提出教学建议。

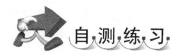 自测练习

(一) 单项选择题

1. 院前急救是指 （ ）
   A. 急危重患者的现场救护
   B. 专业救护人员到来之前的抢救
   C. 急、危、重症伤病员进入医院前的医疗救护
   D. 途中救护
   E. 现场自救、互救

2. 反映急救速度的主要客观指标是 （ ）
   A. 急救中心的面积　　　　　B. 服务区域
   C. 平均反应时间　　　　　　D. 基本设施
   E. 基本设备

3. 关于急救运输工具的配备,下列哪项说法不正确 （ ）
   A. 原则上每5万～10万人口配一辆急救车
   B. 车辆应集中停在急救中心,以便于管理
   C. 车辆性能要满足急救需要
   D. 每辆车配备医护人员与驾驶员
   E. 定期检查维修,保持完好状态

4. 下列哪项不属于"生命链"的环节 （ ）
   A. 早期通路　　　　　　　　B. 早期心肺复苏
   C. 早期转送　　　　　　　　D. 早期心脏除颤
   E. 早期高级生命支持

5. 关于急诊科的布局,下列哪项不正确　　　　　　　　　　　　（　　）

    A. 尽量远离住院部

    B. 有专门的出入口通道

    C. 分诊室设立在入口明显位置

    D. 清创室与抢救室、外科诊室相邻

    E. 抢救室靠近急诊科的进口处

6. 关于抢救药品及设备的管理,下列哪项错误　　　　　　　　　（　　）

    A. 专人管理　　　　　　　　　　B. 定品种数量

    C. 定期检查　　　　　　　　　　D. 定位放置

    E. 外借时一定要登记

7. ICU 收治病种不包括　　　　　　　　　　　　　　　　　　（　　）

    A. 恶性肿瘤晚期患者　　　　　　B. 急性中毒、毒蛇咬伤者

    C. 多器官功能衰竭　　　　　　　D. 大面积烧伤者

    E. 各种休克

8. 李某,冠心病病史 3 年,今晨于公交车上突然出现四肢抽搐,两眼上翻,呼吸心跳减弱,司机与乘客立即将其送到急诊室,分诊护士下列处理正确的是　（　　）

    A. 立即协助医生进行心肺复苏

    B. 立即开通绿色通道,医护人员进行抢救

    C. 立即进行心肺复苏

    D. 立即协同其他护士进行心肺复苏

    E. 立即呼叫医生进行抢救

9. 某男,交通事故后送往急诊室,意识丧失,左下肢闭合性骨折,呼吸 20 次/分,心率 62 次/分,血压 96/62mmHg,身上无任何证件,护士下列处理不正确的是　（　　）

    A. 协助医生处理骨折

    B. 处置同时通知保卫部

    C. 等待家属办理手续后再处理

    D. 先处理后再等家属补办手续

    E. 处置同时通知医务部

10. 蔡某,因突发交通事故,送往急诊室,神清,生命体征平稳,右上肢骨折,第 7、8 肋骨骨折,评估患者心理反应正确的是　　　　　　　　　　　（　　）

    A. 否认和焦虑　　　　　　　　　B. 抑郁

    C. 依赖　　　　　　　　　　　　D. 怀疑

    E. 愤怒

11. 王某,女,18 岁,感冒,高热 39℃,急诊输液体温没有下降,没有家属陪伴,护士在肌注降温药时,心理护理措施正确的是　　　　　　　　　　　（　　）

    A. 协助患者饮水

    B. 指导患者高热饮食

    C. 与患者交谈分散注意力

D. 用手触摸患者头部,安慰患者再注射

E. 注射后告知患者等待退热

(12～13题共用题干)王某,67岁,反复心绞痛2年,今晨突然胸骨后持续疼痛,休息、含服硝酸甘油均无缓解,持续3小时,伴有烦躁、出汗,家属搀扶步入急诊室。查体:面色苍白,血压96/64mmHg,心率90次/分,心电图V_1～V_5导联ST段弓背上台0.3～0.5mV。

12. 患者正确的诊断是 （　　）

    A. 心绞痛发作   B. 急性左心衰竭

    C. 急性前壁心肌梗死   D. 急性下壁心肌梗死

    E. 急性前间壁心肌梗死

13. 护士处理正确的是 （　　）

    A. 立即送入循环科病房

    B. 立即嘱患者卧床,给予吸氧、心电监护

    C. 协助患者立即补液

    D. 立即心外按压

    E. 分诊护士立即给患者吸氧、监护

(14～15题共用题干)王某,男,42岁,因酗酒后突发急性胰腺炎,送院急诊室。查体:神清,反应迟钝,屈膝卧位,呼吸26次/分,血压80/45mmHg,脉搏52次/分。

14. 在下列抢救过程中护士操作不正确的是 （　　）

    A. 及时做好记录

    B. 护士向医生重复背述口头医嘱

    C. 医护双方核对后用药

    D. 快速急救,不必双方核对医嘱

    E. 超常规用药应双方核对后用药

15. 在没开书面医嘱或没记录的情况下抢救,处理正确的是 （　　）

    A. 抢救后不用补记

    B. 及时补上准确记录

    C. 抢救记录应简单

    D. 不能后补医嘱,只记护理记录即可

    E. 护理记录因急救不用规范书写

(二) 多项选择题

16. 以下哪些可以作为急危重症护理学的研究范畴 （　　）

    A. 急性心肌梗死   B. 胃穿孔

    C. 病毒性肝炎   D. 鼻出血

    E. 上消化道大出血

17. 急诊医疗体系包括 （　　）

    A. 医院前的救护   B. 到达急诊室后的处理

    C. 普通病房的护理   D. 重症监护病房的加强护理

    E. 转运途中的监护

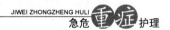

18. 急救中心设置原则正确的是 （　　）
    A. 在拥有 10 万人口的地区可建急救中心
    B. 急救中心的建筑面积不小于 1600m²
    C. 市区急救服务半径为 3～5km
    D. 急救中心必须设在医院内
    E. 市区要求救护车 20 分钟赶到现场

19. ICU 护士为防止交叉感染,下列何种情况下须洗手 （　　）
    A. 操作前后　　　　　　　　B. 护理两个患者之间
    C. 处理大小便器后　　　　　D. 进入 ICU 病房时
    E. 以上都不是

（胡爱招）

项目二 院 前 急 救

学习目标

1. 能根据具体情况在现场对心跳呼吸骤停患者进行正确的心肺复苏。
2. 能根据患者的具体情况对上呼吸道梗阻患者正确采取海氏手法或环甲膜穿刺。
3. 在创伤现场能正确评估伤员病情并分类,采取止血、包扎、固定、搬运等急救技术挽救生命,减轻痛苦。
4. 能对溺水、触电、毒蛇咬伤和中暑患者采取正确急救措施。
5. 熟悉心跳呼吸骤停的常见原因,理解其病理生理变化。
6. 理解创伤的病理生理变化。
7. 树立"时间就是生命"的急救意识,逐步提高反应能力,培养良好的心理素质。

任务一　心跳呼吸骤停患者的现场急救

案例引入

　　2008 年 8 月 19 日中午 12 时,在崂山奥运场馆,第 29 届奥运会的自行车比赛正在举行。一位来自南非的 58 岁男性自行车教练突然出现心跳、呼吸骤停。现在你作为专业人员在现场承担医疗服务,该如何处置?

急救过程

一、在评估环境安全、做好自我防护的情况下,快速识别和判断心搏骤停

　　1. 评估环境安全、做好自我防护。 通过眼睛看、耳朵听、鼻子闻、并综合分析的基础上判断环境是否安全,环境安全可以进入现场救人;若环境不安全,先去除不安全因素或将病人脱离危险环境,同时根据现场条件做好自身防护。上述案例现场环境安全,只要疏散人群即可。

　　2. 通过"轻拍重喊"判断患者反应。 采取轻拍患者双肩,同时靠近耳边大声呼叫:"同

志,你怎么了?"观察患者有无反应判断意识,同时通过观察口唇、鼻翼和胸腹部起伏情况判断有无呼吸或无效呼吸,应在 10 秒内完成(图 2-1)。

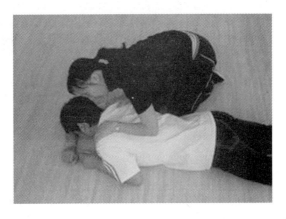

图 2-1 判断患者意识

3. 启动急救反应系统。通过"轻拍重喊"和对呼吸的判断,病人有以下三种结果:一种是意识存在,则需要询问病人发生了什么事,有什么需要帮忙等;一种是病人无反应但呼吸正常,需要启动急救反应系统,拨打"120"急救电话,同时将病人安置成安全卧位;第三种情况是病人无反应,同时无呼吸或存在无效呼吸,应立即呼救启动急救反应系统,在院外拨打"120";如果现场有其他人员,急救员立即实施 CPR,让其他人快速求救并获取体外自动除颤仪(automatic external defibrillator AED);如果现场有 AED,可考虑实施体外除颤。

上述案例患者处于第三种情况,可迅速置患者于复苏体位,仰卧于硬质平面上,头、颈部与躯干保持在同一轴面上,将双上肢放置在身体两侧,解开衣服,暴露胸壁(图 2-2)。救护人员一般在病人的右侧,救护人员的膝关节和病人在同一平面。

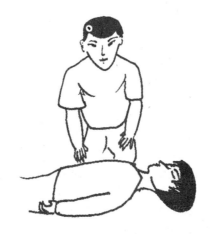

图 2-2 复苏体位

二、循环支持(circulation,C)

循环支持是指用人工的方法通过增加胸内压或直接挤压心脏产生血液流动,旨在为冠状动脉、脑和其他重要器官提供血液灌注。

1. 判断大动脉搏动。 非专业人员无需检查大动脉搏动,专业人员应检查动脉有无搏动,时间不超过 10 秒。成人检查颈动脉,方法是并拢右手的食指和中指,从患者的气管正中部位向旁滑移 2～3cm,在胸锁乳突肌内侧轻触颈动脉搏动(图 2-3)。儿童可检查股动脉,婴儿可检查肱动脉或股动脉。如果触摸不到动脉搏动,说明心搏已经停止,应立即进行胸外按压。

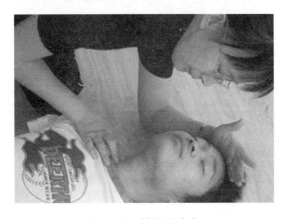

图 2-3 检查颈动脉

2. 胸外心脏按压。 是对胸骨下段有节律地按压,所产生血流能为大脑和心肌输送少量但却至关重要的氧气和营养物质。

(1)按压部位的确定。成人和儿童的按压部位在胸部正中,胸骨的下半部,两乳头连线中点的胸骨处(图 2-4)。婴儿按压部位在两乳头连线中点下一指处。

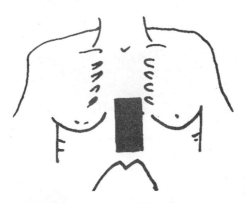

图 2-4 胸外心脏按压的部位

(2)胸外按压方法。操作者一只手的掌根部放在胸骨两乳头连线中点处,另外一只手叠加在其上,两手手指交叉紧紧相扣,手指尽量向上,避免触及胸壁和肋骨,减少按压时发生肋骨骨折的可能性。按压者身体稍前倾,双肩在患者胸骨正上方,双臂绷紧伸直,按压时以髋关节为支点,应用上半身的力量垂直向下用力快速按压(图2-5)。

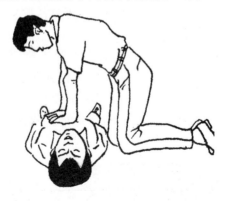

图2-5 胸外心脏按压的方法

(3)按压的频率和深度。成人按压频率每分钟至少100次,胸骨下陷至少5cm,胸骨下压时间及放松时间基本相等,放松时应保证胸廓充分回弹;8岁以下儿童患者按压深度至少达到胸廓前后径的1/3,大约为5cm,婴儿大约4cm,按压频率每分钟至少100次。

(4)按压和放松时间。按压和放松所需时间相等,要保证每次按压后胸部回弹到正常位置,但手掌根部不能离开胸壁。

(5)尽量减少胸外按压间断,或尽可能将中断控制在10秒钟以内。

(6)在现场胸外按压连续给予30次后进入下一环节。

三、开放气道(airway,A)

首先松解患者的衣领及裤带,清除口中分泌物、呕吐物、固体异物、义齿等,然后按照以下手法打开气道:

1. 仰头举颏/颌法(head tilt-chin lift)。适合于没有头和颈部创伤的患者。方法是将左手肘关节着地,小鱼际置于患者前额,使其头部后仰,右手的食指与中指置于其下颌角处,抬起下颏(颌),使下颌角和耳垂的连线与地面成90°,儿童60°,婴儿30°(图2-6)。

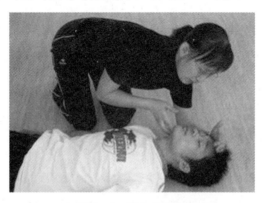

图2-6 仰头举颏法

2. 托下颌法(jaw thrust)。此法用于疑似头、颈部创伤者。操作者在患者头部,肘部放置在患者头部两侧,双手同时将患者两侧下颌角托起,将下颌骨前移,使其头后仰(图2-7)。

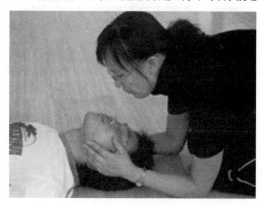

图2-7　托下颌法

四、人工呼吸(breathing,B)

如果患者没有呼吸或不能正常呼吸(或仅仅是叹息),应立即作口对口、口对面罩、球囊对面罩或高级气道通气等人工呼吸方法。无论采用何种人工呼吸方法,每次通气应在1秒钟以上,使胸廓明显起伏,保证有足够的气体进入肺部。

1. 口对口(鼻)人工呼吸。

① 在保持气道通畅和患者口部张开时进行。

② 采取口对口人工呼吸时,一定注意应用合适的通气防护装置,既能保证通气效果又能有效保护施救者。

③ 施救者用按于前额一手的拇指和食指捏闭患者的鼻孔,另一手在下颌角处抬起患者的头部,保持气道通畅。

④ 施救者张开口紧贴患者口部,以封闭患者的口周围(婴幼儿可连同鼻一块包住,不能漏气)。

⑤ 正常呼吸下,缓慢吹气2次,不必深呼吸。每次吹气至患者胸部上抬后,即与患者口部脱离,轻轻抬起头部,同时放松捏闭患者鼻部的手指,让患者胸廓依其弹性而回缩以便气体呼出(图2-8,图2-9)。

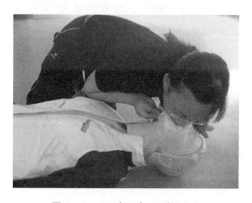

图2-8　口对口人工呼吸(1)

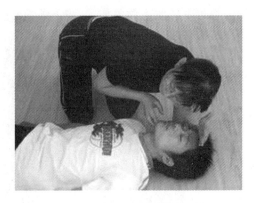

图 2-9　口对口人工呼吸(2)

当患者口周外伤或牙关紧闭、张口困难时可用口对鼻呼吸,吹气时要使上下唇合拢。

2. 经口咽通气管或面罩通气。口咽通气管多为"S"形管,有一单独的呼气活瓣。人工通气时,施救者将"S"形通气管放入到患者的口咽部,用口含住"S"通气管的外口吹气即可。面罩一般为透明的,可密闭于口腔周围,操作时,让患者头后仰,口张开,将面罩覆盖于整个口和鼻部并固定好,施救者经面罩吹气至患者胸廓抬起为止,然后让口离开面罩,使患者呼出气通过活瓣活动而排出(图 2-10)。

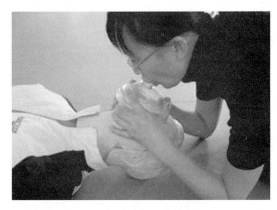

图 2-10　口对呼吸面罩吹气

胸外心脏按压和人工呼吸的比例,成人不管单人操作还是双人配合均为30:2;儿童和婴儿单人操作时两者比例为30:2,双人配合时两者比例为15:2。如果患者有自主循环存在,仅需要呼吸支持,人工呼吸的频率为10～12次/分,即每5～6秒钟给予人工呼吸1次,婴儿和儿童12～20次/分。一旦建立了高级人工气道,急救人员不再需要胸外心脏按压与人工通气交替实施,即30:2比例不复存在。取而代之,以连续至少100次/分的速率进行心脏按压,尽可能减少胸外按压的中断,同时以8～10次/分的频率持续人工通气,按压/通气不再交替进行。

我们将30次胸外按压和2次人工通气称为一个循环,做足5个循环后对病人进行评估。

五、心肺复苏的有效表现

如救护人员实施 CPR 救护方法正确,又有以下征兆时,表明 CPR 有效。

1. 面色、口唇由苍白、青紫变红润。

2. 恢复可以探知的脉搏搏动、自主呼吸。

3. 瞳孔由大变小、对光反射恢复。

4. 眼球能活动,手脚抽动,有呻吟。

六、将患者安置成复原体位

1. 救护人员位于伤病员一侧。

2. 救护人员将靠近自身的伤病员手臂肘关节屈曲置于头部侧方,伤病员另一只手臂弯曲置于胸前。

3. 弯曲伤病员远离救护人员一侧的膝关节。

4. 救护人员用一只手扶住伤病员肩部,另一只手扶住伤病员的膝部,轻轻将伤病员侧卧。

5. 将伤病员上方的手置于面颊下方,防止面部朝下,打开气道。

6. 将伤病员弯曲的腿置于伸直腿的前方(见图 2-11～图 2-14)。

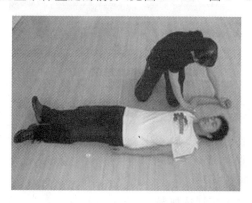

图 2-11　患者复原体位安置(1)

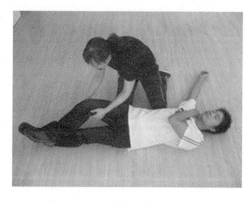

图 2-12　患者复原体位安置(2)

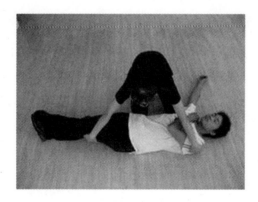

图 2-13　患者复原体位安置(3)

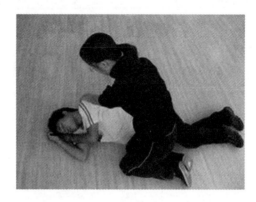

图 2-14　患者复原体位安置(4)

七、心肺复苏的终止条件

现场的 CPR 应坚持连续进行,在 CPR 进行期间,需要检查呼吸、循环体征的情况下,也不能停止超过 10 秒钟。如有以下各项可考虑停止——

1. 患者自主呼吸及脉搏恢复。
2. 有他人或专业急救人员到场接替。
3. 有医生到场确定伤病员死亡。
4. 救护人员筋疲力尽无法继续进行心肺复苏。

BEI JING ZHI SHI

背景知识

一、心搏骤停概述

心搏骤停(sudden cardiac arrest,SCA)是指心脏在严重致病因素的作用下突然停止跳动而不能排出足够的血液,引起全身缺血、缺氧。心搏骤停可导致意外性非预期猝死,如及时采取有效的复苏措施,其成活率高达 70%～80%,应积极组织抢救。

心搏骤停后,心泵的功能完全丧失,血液因失去推动循环的动力而停止流动,血氧浓度显著降低,全身组织器官均处于缺血缺氧状态,导致细胞内线粒体功能障碍和多种酶功能失活,造成组织器官损伤。缺血缺氧时间过长就会发生不可逆性损伤。

心搏骤停后,体内各主要脏器对无氧、缺血的耐受能力或阈值是不同的。正常体温时,中枢神经系统对无氧、缺血的耐受程度最差。脑组织重量只占体重的2%,但它对氧摄取量和血供的需求却很大。静息时它的氧摄取量占人体总氧摄取量的20%,血液供应量为心排出量的15%,所以在缺血缺氧时,最先受到损害的便是脑组织。

由于脑组织对缺血、缺氧最敏感,一般心搏骤停几秒钟,患者即可出现头晕;停搏10秒钟左右可引起晕厥,随即意识丧失,或发生阿—斯综合征,伴全身性抽搐。由于尿道括约肌和肛门括约肌松弛,可同时出现大小便失禁。心搏骤停发生20～30秒钟时,由于脑中尚存的少量含氧血液可短暂刺激呼吸中枢,呼吸可呈断续或无效呼吸状态,伴颜面苍白或发绀。停搏60秒左右可出现瞳孔散大。停搏4～6分钟,脑组织即可发生不可逆的损害,数分钟后即可从临床死亡过渡到生物学死亡。其他脏器对无氧缺血的耐受时间分别为:小脑是10～15分钟,延髓为20～25分钟,心肌和肾小管细胞是30分钟,肝细胞为1～2小时,肺组织则大于2小时。

二、心搏骤停常见原因

心搏骤停的原因分为心源性和非心源性两类。

1. 心源性心搏骤停。冠状动脉粥样硬化性心脏病是成人猝死的主要原因,约80%的心脏性猝死是由冠心病及其并发症引起。急性病毒性心肌炎和原发性心肌病、先天性心脏病、风湿性心脏病以及危险性心律失常也常导致心搏骤停。

2. 非心源性心搏骤停。各种原因所致的呼吸停止;严重的电解质与酸碱平衡失调;各种严重创伤;各种药物中毒或过敏反应;麻醉、手术意外;电击、雷击和溺水等意外伤害;诊断性操作如血管造影、心导管检查等,均有可能造成心搏骤停。

不论是何种原因,最终都直接或间接影响心脏电活动和生理功能,或引起心肌收缩力减弱,心排出量降低;或引起冠状动脉灌注不足;或导致心律失常,成为导致心搏骤停的病理生理学基础。

三、心搏骤停的临床表现及判断

1. 心搏骤停的临床表现。心搏骤停后,血流运行立即停止,脑血流急剧减少,可引起明显的神经系统和循环系统症状。具体可表现为:①意识丧失,或全身短暂性抽搐;②心音消失、脉搏摸不到、血压测不出;③呼吸断续,呈叹息样或短促痉挛性呼吸,随后呼吸停止;④面色苍白或发绀;⑤瞳孔散大、固定。

2. 判断。心搏骤停时,出现较早而且最可靠的临床征象是意识丧失伴大动脉搏动消失。成人通常是检查颈动脉搏动,亦可触摸股动脉,儿童可检查肱动脉搏动。

3. 心搏骤停的心电图表现。根据心脏活动情况和心电图表现,心搏骤停可分为三种·类型:

(1) 心室颤动(ventricular fibrillation,VF)简称室颤。是心搏骤停最常见的类型。心室肌发生极不规则、快速而不协调的颤动,心电图表现为QRS波群消失,代之以大小不等、形

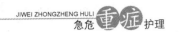
态各异的颤动波,频率为 200~400 次/分(图 2-15)。

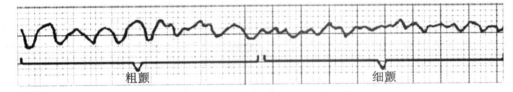

图 2-15 室颤

(2) 心室停搏(ventricular asystole)。是指心肌完全失去机械收缩能力。此时,心室没有电活动,可伴或不伴心房电活动。心电图往往呈一条直线,或偶有 P 波。

(3) 无脉性电活动(pulseless electrical activity,PEA)。过去称电—机械分离(electro-mechanical dissociation,EMD),其定义是心脏有持续的电活动,但失去有效的机械收缩功能。心电图可表现为不同种类或节律的电活动节律,但心脏已经丧失排血功能,因此往往测不到脉搏。

以上三种类型的心搏骤停,其心脏活动和心电图表现各异,但血流动力学结果却相同,即心脏不能有效收缩和排血,血液循环停止。

四、胸外心脏按压的原理

1. 心脏泵机制学说。在对胸部按压时,位于胸骨与脊柱之间的心脏被挤压,并推动血液向前流。而当胸部按压解除时,心室恢复舒张状态,产生吸引作用,使血液回流,充盈心脏。

2. 胸腔泵机制学说。在对胸部按压时,心脏仅是一个被动的管道。按压胸部增加了胸腔内静脉、动脉以及胸腔外动脉的压力,但胸腔外静脉的压力依然是低的,从而形成周围动静脉压力梯度,使血流从动脉流入静脉,胸腔按压解除后,胸腔内压力下降至零,静脉血回流到右心和肺,血液也从胸腔动脉反流回主动脉,但胸腔内动脉床容量较小,并且主动脉瓣关闭,反流的血量有限。

国内外大量的实践和研究资料表明,只要尽早应用胸外按压,方法正确,同时配合有效的口对口吹气,胸外心脏按压的效果十分可靠,为全世界绝大多数学者所接受,现已成为标准。

在心跳骤停的过程中,正确执行胸外心脏按压能产生 60~80mmHg 的动脉收缩压,舒张压很低。胸外按压的心排出量可能仅是正常心排出量的 1/4 或 1/3。

五、人工呼吸的原理

人工呼吸是用人工方法(手法或机械)借外力来推动肺、膈肌或胸廓的运动,使气体被动进入和排出肺脏,以保证机体氧的供给和二氧化碳的排除。维持人的呼吸功能和保持新陈代谢的正常进行,需要充足的氧(新陈代谢)和足够的二氧化碳(刺激呼吸中枢产生自主呼吸)。在一般情况下,抢救者仅需用其通气量的 20%,就足以使患者保持适当的通气和维持生命所需要的氧浓度。

六、胸外心脏按压的注意事项

1. 确定伤病员无意识、无呼吸、无脉搏,要尽快开始胸外心脏按压。
2. 按压用力要均匀,不可过猛,按压和放松所需时间相等。
3. 每次按压后必须完全解除压力,使胸壁回到正常位置。
4. 按压要有节律性,频率不可忽快、忽慢,保持准确的按压位置。
5. 按压时,观察伤病员反应及面色的改变。

七、人工呼吸的注意事项

1. 清除患者口、鼻内的泥、痰、呕吐物等,如有假牙亦应取出,以免假牙脱落坠入气管。
2. 解开患者衣领、内衣、裤带、乳罩,以免胸廓受压。
3. 仰卧人工呼吸时必须保持气道通畅,以免舌头后坠阻塞呼吸道。
4. 检查患者胸、背部有无外伤和骨折,女性有无身孕,如有,应选择适当姿势,防止造成新的伤害。
5. 除房屋倒塌或患者处于有毒气体环境外,一般应就地做人工呼吸,尽量少搬动。

八、自动体外除颤器(automatic external defibrillator,AED)

近十几年来,大量的实践和研究资料表明,对心跳骤停以及其他猝死的抢救中,早期进行心肺复苏(CPR)虽然重要,但是,CPR对于早期致死性的心室纤维性颤动并无直接除颤作用。而十几分钟后,专业人员到来使用心脏除颤器进行除颤,往往为时已晚,难以奏效。若能在现场及早使用心脏除颤器进行除颤,将会大大提高心跳骤停抢救的成功率。

每延迟1分钟除颤,心室纤颤性猝死的生存率就以10%递减。1分钟内除颤生存率能达到70%,5分钟时为50%,7分钟的生存率为30%,9~11分钟为10%,12分钟后仅2%~5%。AED(图2-16、图2-17)只需经过十几分钟的培训,就能使非医务人员掌握其操作方法。救护人员完全可以按照AED语音提示进行正规操作。

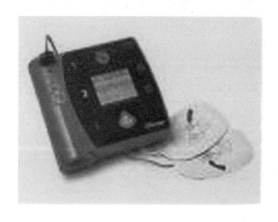

图2-16 AED(1)

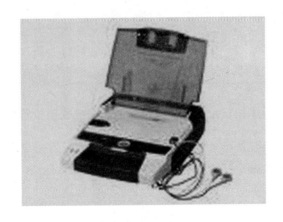

图 2-17 AED(2)

1. 心室纤颤与心脏除颤。当心脏发生心室纤维性颤动时,正常规律的心室收缩消失,取代的是杂乱无章的、快速的、每分钟达数百次的颤动,这样使心室排血量迅速锐减,很快无法排血。心室没有收缩能力,使其陷入蠕动无效状态,伤病员处于循环中断状态。

心肌处于无效活动的状态时,使用"电冲击"即是除颤。当瞬间强大电流通过心脏时,可使具有高度自律性的窦房结重新发出冲动来控制心脏,使心脏恢复节律性收缩。电除颤对消除心室纤颤、启动心脏正常搏动是十分有效的,除颤实施越早越好。

2. 自动体外除颤器的应用。

(1)首先要评估伤病员的情况,在无意识、无自主呼吸、无脉搏、无心跳,出现心室纤颤,室性心动过速的伤病员身上用 AED。

(2)救护人员将两个有吸力的除颤电极与 AED 接连,然后将电极片放置在伤病员身上。一个电极片置于伤病员裸胸的右侧锁骨之下;另一个置于左侧乳头外侧,电极片必须要确定与皮肤接触严实完好,救护人员应避免在实施电击时与伤病员的身体接触。

(3)在电极片固定后,启动 AED 的心律分析按键,AED 即进行心律分析,一般需要 10 秒钟。经分析后确认需要除颤,AED 即发出充电信号,当自动充电完毕,再发出指令按动除颤放电键,完成一次除颤。在电击后,AED 进行心律分析,以确定除颤是否成功,是否还需要进行除颤、是否进行 CPR。

《2005AHA 国际心肺复苏与心血管急救指南》建议一次电击后应立即进行 CPR,而心跳的检查应在实施 5 个周期 CPR(约 2 分钟)后进行。

TUO ZHAN ZHI SHI

拓展知识

成人、儿童、婴儿实施 CPR 的比较见表 2-1。

表 2－1　成人、儿童、婴儿实施 CPR 比较表

项目 ＼ 分类		成　人	儿童(1～8 岁)	婴儿(1 岁以内)
判断意识和呼吸		呼喊、轻拍	呼喊、轻拍	拍击足底
		没有呼吸或仅仅是喘息		
判断脉搏		颈动脉	颈动脉	肱动脉
		在 10 秒钟内未扪及脉搏(仅限医护人员)		
心肺复苏程序		C－A－B		
人工循环	部位	胸部正中乳头连线水平		胸部正中紧贴乳头连线下方水平
	按压速率	每分钟至少 100 次		
	按压幅度	至少 5cm	至少 1/3 前后径(大约 5cm)	至少 1/3 前后径(大约 4cm)
	胸廓回弹	保证每次按压后胸廓回弹		
	按压中断	尽可能将中断控制在 10 秒以内		
开放气道	方法	仰头举颏法(医护人员怀疑有外伤:托举下颌法)		
	角度	下颌角与耳垂连线与地面成 90°	下颌角与耳垂连线与地面成 60°	下颌角与耳垂连线与地面成 30°
人工呼吸	方法	口对口、口对鼻		口对口鼻
	速率	10～12 次/分钟	12～20 次/分钟	12～20 次/分钟
	量	胸廓隆起		
按压与通气比率	1 名施救者	30∶2		
	2 名施救者	30∶2	15∶2	

任务二　创伤患者的现场急救

案例引入

　　2008 年 9 月 4 日凌晨,一辆载满乘客的大客车撞上隧道口翻车,急救中心接到求救电话后,迅速组织救护人员赶赴现场。作为救护人员中的一员,面对这种情况,你要做什么? 怎么做?

急救过程

一、现场评估与伤员分类

(一)现场评估

1. 快速评估造成事故的原因。观察周围是否存在对救护者、患者或旁观者造成伤害的

危险因素,先消除险境。

2. 检伤与分类。在事故现场,如果伤员多、伤情复杂,而人力、物力、时间有限,为了使不同程度伤情的伤员都能尽快得到救治,就需要快速准确地检伤和分类。在检伤和分类中必须坚持边检伤、边抢救和边分类同时并举的原则,同时做好意识清醒患者的心理抚慰工作。

(1)快速评估病情。

方法一:院前创伤患者的病情评估方法可以依照 A、B、C、D、E 的次序进行。

A. 气道情况(airway) 判断气道是否通畅、有无呼吸道堵塞。

B. 呼吸情况(breathing) 检查者将自己的面颊靠近患者的口鼻处,通过一看(看胸廓有无起伏)、二听(听有无呼吸音)、三感觉(有无气流感)的方法来判断呼吸是否正常,特别注意有无张力性气胸和连枷胸。

C. 循环情况(circulation) 触摸患者的脉搏,常规触摸患者的桡动脉,如未触及,则应触摸颈动脉或股动脉,婴儿触摸肱动脉。如触及桡动脉、股动脉、颈动脉搏动,则收缩压至少分别为 80mmHg、70mmHg、60mmHg。同时观察有无大出血,检查毛细血管再充盈时间,判断组织灌流情况。

D. 神经系统障碍(disability) 先判断患者神志是否清醒。如对患者呼唤、轻拍面颊、推动肩部时,患者会睁眼或有肢体运动等反应,婴儿掐捏足跟或上臂会出现哭泣,说明患者意识存在,如果没反应,应观察瞳孔大小、对光反应。注意有无截瘫。

E. 充分显露(exposure) 充分显露伤员的创伤部位,以及脑、胸、腹、背等全身各部位,以发现危及生命的重要损伤。当天气寒冷时注意保暖。

1)检查头部(见图 2-18),用手轻摸头颅,检查有否出血、骨折、肿胀;注意检查耳道、鼻孔有无血液或脑脊液流出,如有——则可初步判断为颅底骨折。

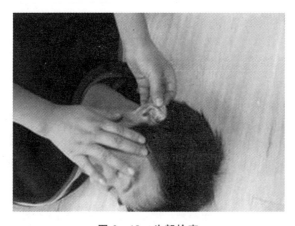

图 2-18 头部检查

2)检查脊柱及脊髓功能。令意识清醒的伤病员活动手指和足趾,如运动消失——则可初步判断为瘫痪。保持伤病员平卧位,用指腹从上到下按压颈部后正中,询问是否有疼痛,如有——则可初步判断为颈椎骨折;保持脊柱轴线位侧翻伤病员,用指腹从上到下沿后正中线按压,询问是否有疼痛(见图 2-19),如有——则可初步判断为椎骨骨折。

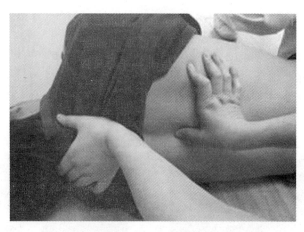

图 2-19 脊柱检查

3）检查胸部，询问疼痛部位，观察胸廓的呼吸运动、胸部形状。救护人员双手放在伤病员的胸部两侧，然后稍加用力挤压伤病员胸部（见图 2-20），如有疼痛——则初步判断肋骨骨折。

4）检查腹部，观察有无伤口、有无内脏脱出及有无压痛（见图 2-21）。

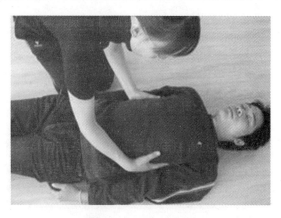

图 2-20 胸部检查

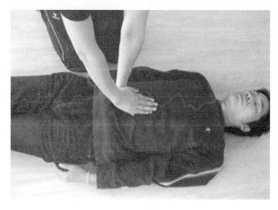

图 2-21 腹部检查

5) 检查骨盆,询问疼痛部位,双手挤压伤病员的骨盆两侧(见图 2-22),如有疼痛——则初步判断骨折。

6) 检查四肢,询问疼痛部位,观察是否有肿胀、畸形,如有——则初步判断骨折。手握伤病员腕部或踝部轻轻活动,观察是否有异常活动(见图 2-23),如有——则初步判断骨折。

7) 检查伤口,观察伤口部位、大小、出血多少(见图 2-24)。

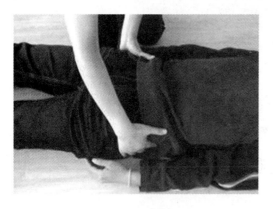

图 2-22 骨盆检查

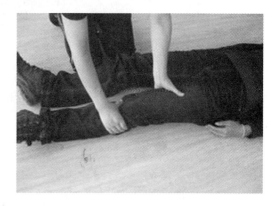

图 2-23 四肢检查

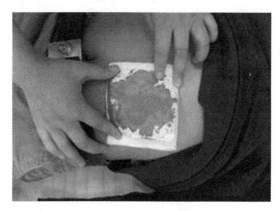

图 2-24 伤口检查

方法二:院前指数(prehospital index,PHI) 规定收缩压、脉搏、呼吸、意识 4 项生理指标 0～5 分的标准(表 2-2)。各项记分相加,评分 0～3 分为轻伤,4～5 分为中度伤,6 分以上为重伤。

PHI 法用数据定量评判,因而比 ABCD 定性法更加科学、准确,但评分过程相对复杂、费时。故在创伤现场检伤分类中可将这两种方法结合起来,即首先采用 ABCD 法初步筛查,然后再对筛选出的重伤员和中度伤用 PHI 定量评分,综合两者的优点与长处,比单用一种方法更加合理、正确。

表 2 - 2　院前指数(PHI)判断标准

参　数	级　别	分　值
1. 收缩压(mmHg)	≥100mmHg	0
	<100mmHg	1
	<85mmHg	3
	<75mmHg	5
2. 脉搏(次/分)	51~119	0
	>120	3
	<50	5
3. 呼吸(次/分)	正常(14~28)	0
	费力或表浅>30	3
	缓慢<10	5
4. 神志	正常	0
	模糊或烦躁	3
	不可理解的言语	5
5. 附加伤部及伤型	胸或腹部穿透伤　无	0
	有	4

　　方法三：CRAMS 评分法　包括循环(circulation)、呼吸(respiration)、腹部(abdomen)、运动(motor)、语言(speech)每项各 2 分,总分为 10 分(见表 2 - 3)。如果得分≤8 分为重度创伤,得分≥9 分为轻度创伤。

表 2 - 3　CRAMS 评分法

参　数	级　别	分　值
1. 循环	毛细血管不能充盈,或收缩压<85mmHg	0
	毛细血管充盈迟缓,或收缩压 85~100mmHg	1
	毛细血管充盈正常,和收缩压≥100mmHg	2
2. 呼吸(次/分)	无自主呼吸\连枷胸	0
	呼吸费力或浅,或呼吸频率>35 次/分	1
	正常	2
3. 腹部	腰肌抵抗,连枷胸或胸、腹有穿透伤	0
	胸或腹压痛	3
	胸腹均无压痛 正常	5

续　表

参　数	级　别	分　值
4. 运动	固定体位或无反应	0
	只对疼痛刺激有反应	1
	正常能按吩咐动作	2
5. 语言	无反应 发音听不清,或不能发音	0
	言语错乱,语无伦次	1
	正常,对答切题	2

　　方法四：创伤计分法(trauma score，TS)　　1981 年由 Champion 等提出,这是一种从生理学的角度来评价损伤严重性的数字分级方法。该方法是以格拉斯哥昏迷分级法(GCS)为基础,观察指标包括人体对创伤的生理和病理生理反应,如呼吸系统功能、循环系统功能及中枢系统功能等。详见表 2-4。

表 2-4　创伤计分法(TS)

参　数	级　别	分　值
1. 呼吸(次/分)	10～24	4
	25～35	3
	≥35	2
	≤10	1
	0	0
2. 呼吸幅度	正常	1
	浅或呼吸困难	0
3. 收缩压(mmHg)	>90	4
	70～90	3
	50～70	2
	<50	1
	0	0
4. 毛细血管充盈	正常(<2s)	2
	迟缓(>2s)	1
	无	1
5. GCS 总分	14～15	5
	11～13	4
	8～10	3
	5～7	2
	3～4	1

（二）伤员分类

根据伤情一般将伤员分为四类,用红、黄、绿、黑四种不同颜色的"伤标"挂在伤员的胸前或绑在手腕上。

1. 轻度损伤。 标记为绿色,此类伤病情较轻,患者神志清醒,对检查能积极配合,反应也灵敏,生命体征基本正常,一般对症处理即可,如一般的挫伤、擦伤。

2. 中度损伤。 标记为黄色,此类伤员病情介于轻伤和重伤之间,只要短时间内得到及时处理,一般不会危及生命,否则伤情很快恶化。

3. 重度损伤。 标记为红色,此类伤员随时有生命危险,即危及呼吸、循环、意识者,如窒息、大出血、严重中毒、休克、心室颤动等。

4. 死亡。 标记为黑色,此类伤员意识丧失、颈动脉搏动消失、心跳呼吸停止、瞳孔散大。

二、现场止血

止血的方法有包扎止血、加压包扎止血、指压止血、加垫屈肢止血填塞止血、止血带止血等。一般的出血可以使用包扎、加压包扎法止血。四肢的动、静脉出血,如使用其他止血法能止血的,就不用止血带止血。

（一）包扎止血

包扎止血适用于表浅伤口出血,损伤小血管和毛细血管,出血量少的情况。

1. 粘贴创口贴止血。 将自粘贴的一边先粘贴在伤口的一侧,然后向对侧拉紧粘贴另一侧。

2. 敷料包扎。 将足够厚度的敷料、纱布覆盖在伤口上,覆盖面积要超过伤口周边至少3cm。可选用不粘伤口、吸附性强的敷料。

3. 就地取材。 选用三角巾、手帕、纸巾、清洁布料等包扎止血。

（二）加压包扎止血

加压包扎适用于全身各部位的小动脉、静脉、毛细血管出血。用敷料或洁净的毛巾、手绢、三角巾等覆盖伤口、加压包扎达到止血目的。

1. 直接压法(通过直接压迫出血部位而达到止血)。 伤病员坐位或卧位,抬高伤肢(骨折除外),检查伤口有无异物,如无异物,用敷料覆盖伤口,敷料要超过伤口周边至少3cm,如敷料已被血液浸湿,再加上另一敷料,用手施加压力直接压迫,用绷带、三角巾等包扎(见图2-25)。

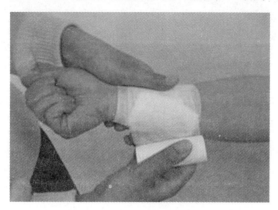

图 2-25 直接加压包扎

2. 间接压法。伤病员坐位或卧位,伤口有异物,如扎入身体导致外伤出血的剪刀、小刀、玻璃片等,应保留异物,并在伤口边缘将异物固定,然后用绷带加压包扎(见图 2-26、图 2-27)。

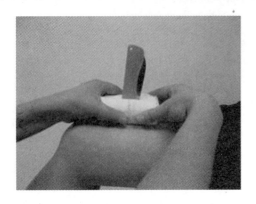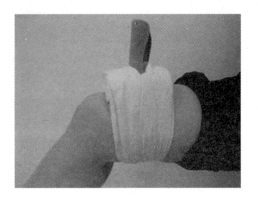

图 2-26 间接包扎(1)　　　　　　　　　图 2-27 间接包扎(2)

(三)指压止血法

用手指压迫伤口近心端的动脉,阻断动脉血运,能有效达到快速止血的目的。指压止血法用于出血量大的伤口。

1. 操作要点。准确掌握动脉压迫点,压迫力度要适中,以伤口不出血为准,保持伤处肢体抬高。

2. 常用指压止血部位。

(1)颞浅动脉压迫点。用于头顶部出血,一侧头顶部出血时,在同侧耳部,对准耳屏前上方 1.5cm 处,用拇指压迫颞浅动脉止血(见图 2-28)。

(2)肱动脉压迫点。肱动脉位于上臂中段的内侧,位置较深,前臂出血时,在上臂中段的内侧摸到肱动脉搏动后,用拇指按压止血(见图 2-29)。

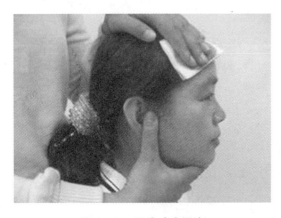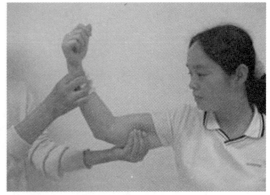

图 2-28 颞浅动脉压迫　　　　　　　　　图 2-29 肱动脉压迫

(3)桡、尺动脉压迫点。桡、尺动脉在腕部掌面两侧。腕部及手出血时,要同时按压桡、尺动脉方可止血(见图 2-30)。

(4)股动脉压迫点。在腹股沟韧带中点偏内侧的下方能摸到股动脉的搏动。用拳头或掌根向外上方压迫(见图 2-31),用于下肢大出血。股动脉在腹股沟处,位置表浅,该处损伤时出血量大,要用双手拇指同时压迫出血的远近两端,压迫时间也要延长。如果转运时间长时可试行加压包扎。

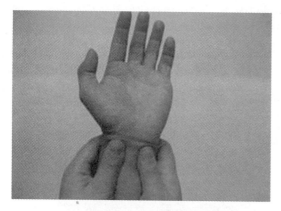

图 2-30 桡、尺动脉压迫

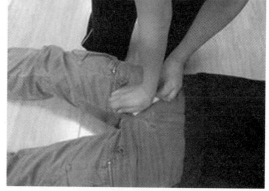

图 2-31 股动脉压迫

(四)加垫屈肢止血

对于外伤出血量较大、肢体无骨折者,用此法。注意肢体远端的血液循环,每隔40～50分钟缓慢松开3～5分钟,防止肢体坏死。

1. 上肢加垫屈肢止血。

(1)前臂出血,在肘窝处放置纱布垫或毛巾、衣物等,肘关节屈曲,用绷带或三角巾屈肘固定(见图2-32)。

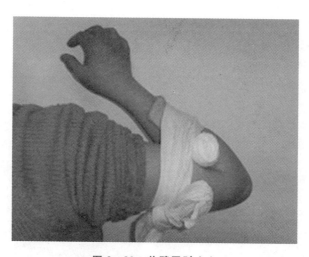

图 2-32 前臂屈肘止血

(2)上臂出血,在腋窝加垫,使前臂屈曲于前胸,用绷带或三角巾将上臂固定在前胸。

2. 下肢加垫屈肢止血。

(1)小腿出血,在腘窝加垫,膝关节屈曲,用绷带或三角巾屈膝位固定(见图2-33)。

(2)大腿出血,在大腿根部加垫,屈曲髋、膝关节,用三角巾或绷带将腿与躯干固定。

(五) 填塞止血

对于四肢较深较大的伤口或盲管伤、穿通伤,出血多,组织损伤严重的要紧急现场救治。用消毒纱布、敷料(如无,用干净的布料代替)填塞在伤口内,再用加压包扎法包扎(见图2-34)。现已基本不用。

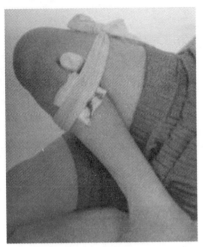

图 2-33 小腿屈膝止血

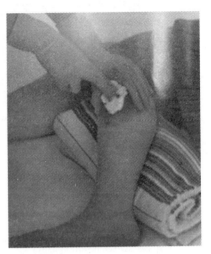

图 2-34 填塞止血

(六) 止血带止血

四肢有大血管损伤,或伤口大、出血量大时,采用以上止血方法仍不能止血,方可选用止血带止血的方法。

1. 操作要点(见图2-35、图2-36)。

(1) 上止血带的部位要正确,上肢在上臂的上1/3处,下肢在大腿的中上部。

(2) 上止血带部位要有衬垫,松紧适度。

(3) 记录上止血带的时间,每隔40～50分钟要放松3～5分钟。

(4) 放松止血带期间,要用指压法、直接压迫法止血,以减少出血。

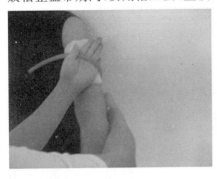

图 2-35 止血带止血(1)

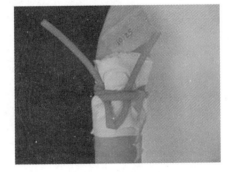

图 2-36 止血带止血(2)

2. 气囊止血带止血。

(1) 上臂的上1/3段或大腿中上段垫好衬垫(绷带、毛巾、平整的衣物等)。

(2) 将气囊止血带缠在肢体上。

(3) 打开充气阀开关,充气至压力表指针到300mmHg(上肢)或600mmHg(下肢)。

3. 表带式止血带止血。

（1）将伤肢抬高。

（2）在上臂的上 1/3 段或大腿中上段垫好衬垫（绷带、毛巾、平整的衣物等）。

（3）将止血带缠在肢体上，一端穿进扣环，并拉紧至伤口不出血为度。

（4）最后记录止血带安放时间。

4. 布料止血带止血。 仅限于在没有上述止血带的紧急情况下临时使用。因布料止血带没有弹性，很难真正达到止血目的，如果过紧会造成肢体损伤或缺血坏死，因此，要谨慎短时间使用。具体操作如下（见图 2-37～图 2-40）。

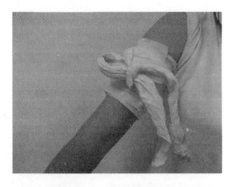

图 2-37　布料带止血(1)

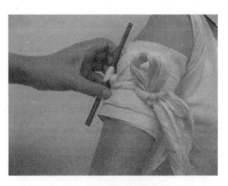

图 2-38　布料带止血(2)

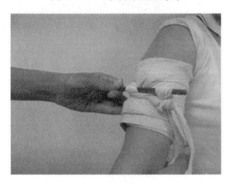

图 2-39　布料带止血(3)

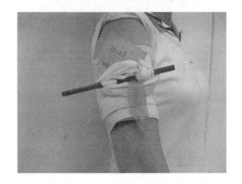

图 2-40　布料带止血(4)

（1）将三角巾或围巾、领带等布料折叠成带状。

（2）在上臂的上 1/3 段或大腿中上段垫好衬垫（绷带、毛巾、平整的衣物等）。

（3）用制好的布料带在衬垫上加压绕肢体一周，两端向前拉紧，打一个活结。

（4）取绞棍（竹棍、木棍、笔、勺把等）插在带状的外圈内，提起绞棒绞紧，将绞紧后的另一端插入活结小圈内固定。

（5）最后记录止血带安放时间。

（七）不同部位的止血法

1. 颈动脉损伤。 颈动脉损伤出血首先用指压止血，用大拇指压迫出血部位的下段，再用无菌纱布填塞伤口，并迅速拨打急救电话。转运时间长时，可用大块干净布料或多条三角巾卷成团，压在出血部位。最后用绷带或三角巾绕颈部至臂根部包扎固定。

2. 股动脉损伤。 迅速用指压止血法止血，转运时间长时，将多条大块干净布料或三角巾卷成团,压在出血部位,充分屈曲髋、膝关节压迫血管,用三角巾将腿和腰部缠绕固定。

3. 腘窝处腘动脉损伤。迅速用指压止血法止血后,用大块干净布卷或布团压在腘窝处,将膝关节充分屈曲,用绷带、三角巾固定。如止血效果不佳,可在大腿中上部用止血带。

4. 头部伤口出血。头皮血管丰富,损伤后出血多,不易止血。纱布压在伤口上,将尼龙头套套在头上或用绷带、三角巾等包扎(见图2-41)。

5. 手指伤口出血。手指两侧有两条小动脉供血,血运丰富。用拇指和食指掐住伤指根部两侧的指动脉(见图2-42),用纱布盖在伤口上,用尼龙指套套在伤指上固定纱布,或用绷带缠绕固定。可用纸巾、手帕或其他布料代替纱布和绷带。

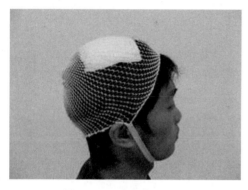

图2-41 头部伤口止血

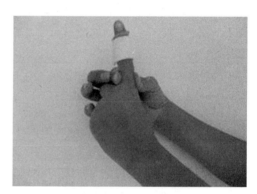

图2-42 手指伤口止血

6. 深部伤口出血。伤口较深较大,组织损伤严重,可能损伤中等血管,出血多。将纱布打开,轻轻塞进伤口,将伤口填实,压迫止血,用纱布覆盖伤口,用绷带加压包扎。如出血严重可加用止血带。也可用三角巾或其他干净布料代替纱布、绷带。

三、现场包扎

(一)伤口评估,选择合适包扎材料

1. 现场处理时,要仔细检查伤口的位置、大小、深浅、污染程度与异物特点。

(1)伤口深,出血多,可能有血管损伤。

(2)胸部伤口较深时可能有气胸。

(3)腹部伤口可能有肝脾或胃肠损伤。

(4)肢体畸形可能有骨折。

(5)异物扎入人体可能损伤大血管、神经或重要脏器。

2. 包扎材料的选择。常用的包扎材料有创口贴、尼龙网套、三角巾、弹力绷带、纱布绷带、胶条及就便器材如毛巾、头巾、衣服等(见图2-43)。

(1)创口贴。有各种大小不同规格,弹力创口贴适用关节部位损伤。

(2)绷带。卷状绷带具有不同的规格,

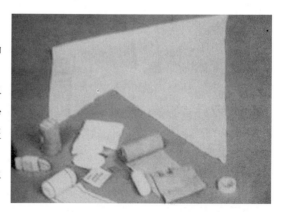

图2-43 包扎材料

可用于身体不同部位的包扎,如手指,手腕,上、下肢等。纱布绷带有利于伤口渗出物的吸收,高弹力绷带适用于关节部位损伤的包扎。

（3）三角巾。

1）三角巾展开状态规格。底边 135cm、两斜边均匀为 85cm、高 65cm 的等腰三角形,有顶角、底边与两个底角。

2）折叠成条形。先把三角巾的顶角折向底边中央,然后根据需要折叠成三横指或四横指宽窄的条带。

3）燕尾式。将三角巾的两底角对折重叠,然后将两底角错开并形成夹角。燕尾巾的夹角大小可根据包扎部位的不同而定。

4）环行圈垫。用三角巾折成带状或用绷带的一端在手指周围缠绕数次,形成环状,将另一端穿过此环并反复缠绕拉紧。

（4）就地取材。干净的衣物、毛巾、床单、领带、围巾等可作为临时性的包扎材料。

（5）胶带。具有多种宽度,呈卷状,用于固定绷带、敷料等。对一般胶带过敏的,应采用纸制胶带。

（6）尼龙网套包扎。尼龙网套具有良好的弹性,使用方便。头部及肢体均可用其包扎。先用敷料覆盖伤口并固定,再将尼龙网套套在敷料上。

（二）运用不同的材料进行伤口的包扎

1. 绷带包扎。

（1）环行法。此法是绷带包扎中最常用的,适用肢体粗细较均匀处伤口的包扎（见图 2－44）。

1）伤口用无菌敷料覆盖,用左手将绷带固定在敷料上,右手持绷带卷环绕肢体进行包扎。

2）将绷带打开,一端稍作斜状环绕第一圈,将第一圈斜出一角压入环行圈内,环绕第二圈。

3）加压绕肢体环形缠绕 4～5 层,每圈盖住前一圈,绷带缠绕范围要超出敷料边缘。

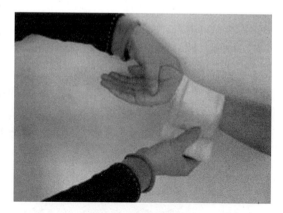

图 2－44 环形包扎

4）最后用胶布粘巾固定,或将绷带尾端从中央纵形剪成两个布条,两布条先打一结,然后再缠绕肢体打结固定。

（2）回返包扎。用于头部、肢体末端或断肢部位的包扎。下面以头部为例进行包扎:

1）用无菌敷料覆盖伤口。

2）先用绷带环行绕头两圈固定。

3）左手持绷带一端于头后中部,右手持绷带卷,从头后方向前到前额。

4）由助手或患者在前额处将绷带固定,再反折向后。

5）反复呈放射性反折,直至将敷料完全覆盖。

6）最后环形缠绕两圈，将上述反折绷带固定。

（3）"8"字包扎。手掌、踝部和其他关节处伤口用"8"字法绷带包扎，选用弹力绷带最佳。下面以手掌为例进行包扎（见图2-45）。

1）用无菌敷料覆盖伤口。

2）包扎手掌时从腕部开始，先环行缠绕两圈。

3）然后经手和腕"8"字形缠绕。

4）最后绷带尾端在腕部固定。

5）包扎关节时绕关节上下"8"字形缠绕。

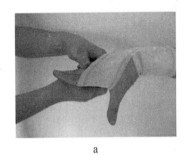
a

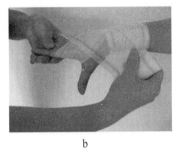
b

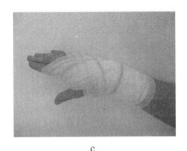
c

图2-45 "8"字形包扎

（4）螺旋包扎。适用肢体、躯干部位的包扎（见图2-46）。

1）用无菌敷料覆盖伤口。

2）先环行缠绕两圈。

3）从第三圈开始，环绕时压住前一圈的1/2或1/3。

4）最后用胶布粘贴固定。

（5）螺旋反折包扎。用于肢体上下粗细不等部位的包扎，如小腿、前臂等（见图2-47）。

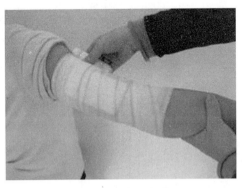
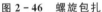
图2-46 螺旋包扎

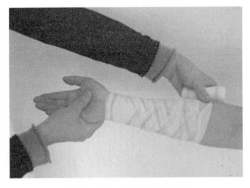
图2-47 螺旋反折包扎

1）先用环行法固定始端。

2）螺旋法的基础上每圈反折一次，反折时，以左手拇指按住绷带上面的正中处，右手将绷带向下反折，向后绕并拉紧。

3）反折处不要在伤口上。

2. 三角巾包扎。使用三角巾，注意底边要固定，角要拉紧，中心伸展，敷料贴实。在应用时可按需要折叠成不同的形状,适用于不同部位的包扎。

(1)头顶帽式包扎(见图2-48)。

1)将三角巾的底边叠成约两横指宽,边缘置于伤病员前额齐眉处,顶角向后。

2)三角巾的两底角经两耳上拉向头后部交叉并压住顶角。

3)再绕回前额齐眉打结。

4)顶角拉紧,折叠后塞入头后部交叉处内。

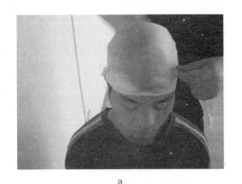 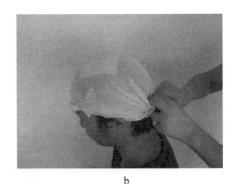

a   b

图2-48 头顶帽式包扎

(2)风帽式包扎法(见图2-49)。

1)先将三角巾底边正中点及顶角各打一结。

2)顶角放在前额部,底边中点放在枕结节下方。

3)两角向面部拉紧,包绕下颌,交叉拉至枕后打结。

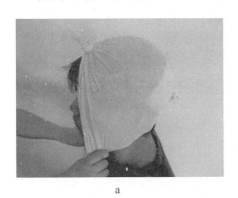 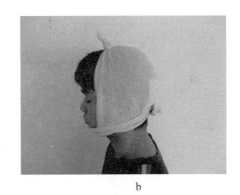

a   b

图2-49 风帽式包扎法

(3)眼部包扎法。

1)单眼包扎法:将三角巾折成四指宽的带状巾,以2/3向下斜放在伤眼上,将下侧较长的一端经枕后绕到额前压住上侧较短的一端后,长端继续沿着额部向后绕至健侧颞部,短端反折环绕枕部至健侧颞部与长端打结(见图2-50)。

2)双眼包扎法:将三角巾折成四指宽的带状巾,将中央部盖在一侧伤眼上,下端从耳下绕到枕后,再经对侧耳上至眉间上方压住上端,继续绕过头部到对侧耳前,将上端反折斜向下,盖住另一伤眼,再绕耳下与另一端在对侧耳上或枕后打结,也可用带状巾作交叉法包扎

（见图 2-51）。

（4）面具包扎法。三角巾顶角打结置于头顶处，将三角巾覆盖面部，底边二头绕过枕后交叉，再在颈前打结。将三角巾覆盖面部口、鼻、眼处剪孔、开窗（见图 2-52）。

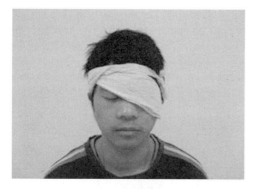
图 2-50 单眼包扎

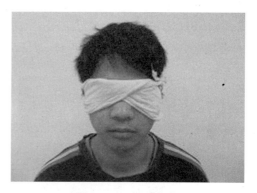
图 2-51 双眼包扎

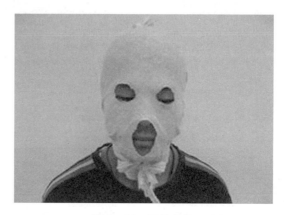
图 2-52 面具包扎

（5）肩部包扎。

1）单肩（见图 2-53）。

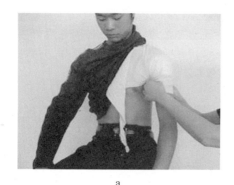
a

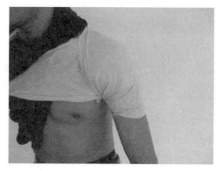
b

图 2-53 单肩包扎

① 三角巾折叠成燕尾式,燕尾夹角约90°,大片在后压住小片,放于肩上。

② 燕尾夹角对准伤侧颈部。

③ 燕尾底边两角包绕上臂上部并打结。

④ 拉紧两燕尾角,分别经胸、背部至对侧腋前或腋后线处打结。

2)双肩:三角巾折叠成燕尾式,燕尾式角约100°,披在双肩上,燕尾式夹角对准颈后正中,燕尾角过肩,由前向后包肩于腋前或腋后,与燕尾底边打结(见图2-54)。

(6)胸部包扎(见图2-55)。

1)三角巾折叠成燕尾式,燕尾夹角约100°,置于胸前,夹角对准胸骨上凹。

2)两燕尾角过肩于背后,将燕尾顶角系带,围胸与底边在背后打结。

3)然后,将一燕尾角系带拉紧绕横带后上提,再与另一燕尾角打结。

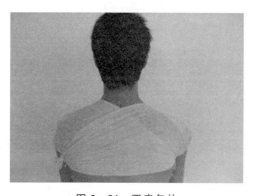

图2-54 双肩包扎

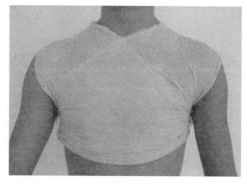

图2-55 胸部包扎

(7)腹部包扎。

1)三角巾底边向上,顶角向下横放在腹部。

2)两底角围绕到腰部后打结。

3)顶角由两腿间拉向后面与两底角连接处打结。

(8)单侧腹部(臀部)包扎。

1)三角巾折叠成燕尾式,燕尾夹角60°朝下对准外侧裤线。

2)伤侧臀部的后大片压住前面的小片。

3)顶角与底边中央分别过腹腰部到对侧打结。

4)两底角包绕伤侧大腿根打结。

5)侧腹部包扎:将三角巾的大片置于侧腹部,压住后面的小片,其余操作方法与单侧臀部包扎相同(见图2-56)。

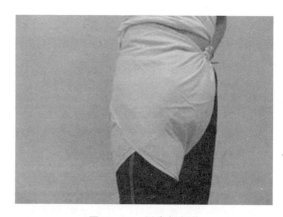

图2-56 侧腹部包扎

(9)手(足)包扎(见图2-57)。

1)三角巾展开,手指或足趾尖对向三角巾的顶角,手掌或足平放在三角巾的中央,指缝或趾缝间插入敷料。

2）将顶角折回，盖于手背或足背。

3）两底角分别绕到手背或足背交叉，再在腕部或踝部围绕一圈后在手背或足背打结。

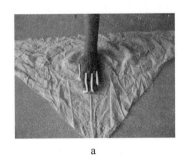
a

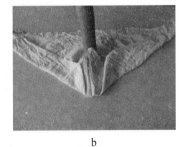
b

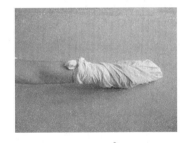
c

图 2-57　手包扎

（10）膝部（肘部）带式包扎（见图 2-58）。

1）将三角巾折叠成适当宽度的带状。

2）将中段斜放于伤部，两端向后缠绕，返回时分别压于中段上下两边。

3）包绕肢体一周后打结。

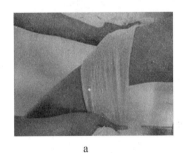
a

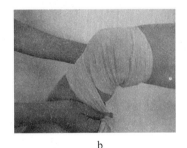
b

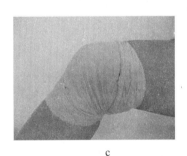
c

图 2-58　膝部包扎

（三）注意事项

1. 伤口上要加盖敷料，不要在伤口上应用弹力绷带。

2. 应用绷带包扎时，松紧要适度。

3. 有绷带过紧的现象，如手、足的甲床发紫，绷带缠绕肢体远心端皮肤发紫，有麻木感或感觉消失，严重者手指、足趾不能活动时，立即松开绷带，重新缠绕。

4. 无手指、足趾末端损伤者，包扎时要暴露肢体末端，以便观察末梢血液循环。

四、现场骨折固定

要根据现场条件和骨折部位采取不同的固定方式。固定要牢固，不能过松或过紧。在骨折和关节突出处要加衬垫，以加强固定和防止皮肤损伤。

根据伤情选择固定器材，可以用一些设备器材，也可根据现场条件就地取材。

（一）操作要点

1. 置伤病员于适当位置，就地施救。

2．夹板与皮肤、关节、骨突出部位之间加衬垫，固定时操作要轻。

3．先固定骨折的上端（近心端），再固定下端（远心端），绑带不要系在骨折处。

4．前臂、小腿部位的骨折，尽可能在损伤部位的两侧放置夹板固定，以防止肢体旋转并避免骨折断端相互接触。

5．固定后，上肢为屈肘位，下肢呈伸直位。

6．应露出指（趾）端，便于检查末梢血运。

（二）不同部位的固定

1．锁骨骨折。锁骨骨折多由摔伤或车祸引起。锁骨变形，有血肿，肩部活动时疼痛加剧。

（1）锁骨固定带。

1）伤病员坐位，双肩向后正中线靠拢。

2）安放锁骨固定带。

（2）前臂悬吊固定。

如无锁骨固定带，现场不可做"8"字固定，因不了解骨折类型，尽量减少对骨折的刺激，以免损伤锁骨下血管，只用三角巾屈肘位悬吊上肢即可（见图 2-59）。如无三角巾可用围巾代替，或用自身衣襟反折固定（见图 2-60）。

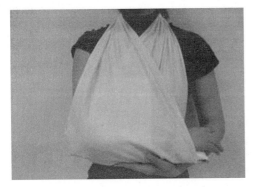

图 2-59　三角巾悬吊固定

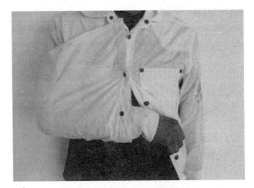

图 2-60　自身衣襟反折固定

2．上肢骨折。

（1）肱骨干骨折。肱骨干骨折由摔伤、撞伤和击伤所致。上臂肿胀、淤血、疼痛，有移位时出现畸形，上肢活动受限。桡神经紧贴肱骨干，易损伤。固定时，骨折处要加衬垫保护，以防桡神经损伤。

1）铝芯塑型夹板固定

① 按上臂长度将夹板制成 U 形，屈肘位套于上臂。

② 用绷带缠绕固定。

③ 前臂用绷带或三角巾悬吊于胸前。

④ 指端露出，检查末梢血液循环。

2）木板固定（见图 2-61）

① 两块木板，一块木板放于上臂外侧，从肘部到肩部，另一块放于上臂内侧，从肘部到腋下。

② 放衬垫。

③ 用绷带或三角巾固定上下两端屈肘位悬吊前臂。

④ 指端露出,以检查末梢血液循环。

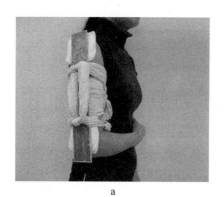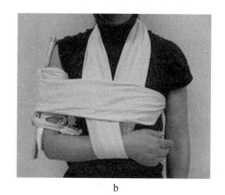

a   b

图 2-61　木板固定

3）纸板固定:现场如无小夹板和木板,可用纸板或杂志、书本代替。

① 将纸板或杂志的上边剪成弧形,将弧形边放于肩部包住上臂。

② 用布带捆绑,可起到暂时固定作用。

③ 固定后同样屈肘位悬吊前臂。

④ 指端露出,检查末梢血液循环。

4）躯干固定:现场无夹板或其他可利用物时,则用三角巾或宽布带将上臂固定于躯干。

① 三角巾折叠成宽带或宽布带通过上臂骨折上、下端,绕过胸廓在对侧打结固定。

② 屈肘位将前臂悬吊于胸前。

③ 指端露出,检查末梢血液循环。

（2）肱骨髁上骨折。肱骨髁上骨折位置低,接近肘关节,局部有肱动脉、尺神经及正中神经,容易损伤。骨折后局部肿胀、畸形,肘关节半屈位。肱骨髁上骨折现场不宜用夹板固定,因会增加血管神经损伤的机会。

1）直接用三角巾或围巾等固定躯干。

2）指端露出,检查末梢血液循环（图2-62）。

（3）前臂骨折。前臂骨折可为桡骨或尺骨骨折,也可为桡、尺骨双骨折。前臂骨折相对稳定,血管神经损伤相会较小。

1）充气夹板固定

① 将充气夹板套于前臂。

② 通过充气孔充气固定。

2）夹板固定

① 用两块木板固定,加垫。

② 分别置于前臂的外侧、内侧,用三

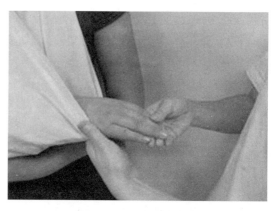

图 2-62　检查血液循环

角巾或绷带捆绑固定。

③ 屈肘位大悬臂带吊于胸前。

④ 指端露出,检查末梢血液循环。

3) 杂志、书本等固定(见图 2-63)

① 可用书本垫于前臂下方,超肘关节和腕关节,用布带捆绑固定。

② 屈肘位大悬臂带吊于胸前。

③ 指端露出,检查末梢血液循环。

3. 下肢骨折

(1) 股骨干骨折(大腿骨骨折)。股骨干粗大,骨折常由巨大外力,如车祸、高空坠落及重物砸伤所致,损伤严重,出血多,易出现休克。骨折后大腿可肿胀、疼痛、变形或缩短。

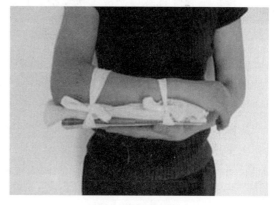

图 2-63 杂志固定

1) 木板固定

① 用两块木板,一块长木板从伤侧腋下到外踝,一块短木板从大腿根内侧到内踝。

② 在腋下、膝关节、踝关节骨突出处放棉垫保护,空隙处用柔软物填实。

③ 用宽带固定,先固定骨折上下两端,然后固定腋下、腰部、髋部、小腿及踝部(见图 2-64)。

④ 如有一块夹板则放于伤腿外侧,从腋下到外踝,内侧夹板用健肢代替,固定方法同上。

⑤ "8"字法固定足踝。将宽带置于踝部,环绕足背交叉,再经足底中部绕回至足背打结(见图 2-65)。

⑥ 趾端露出,检查末梢血液循环。

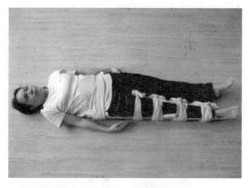

图 2-64 宽带固定

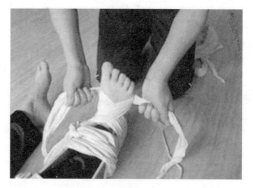

图 2-65 "8"字法固定足踝

2) 健肢固定

① 用三角巾、腰带、布带等五条宽带将双下肢固定在一起(见图 2-66)。

② 两膝、两踝及两腿间隙之间垫好衬垫。

③ "8"字法固定足踝。

④ 趾端露出,检查末梢血液循环。

(2) 小腿骨折。小腿骨折,尤其是胫骨骨折,骨折端易刺破小腿前方皮肤,造成骨外露。

因此,在骨折处要加厚垫保护。出血、肿胀严重时会导致骨筋膜室综合征,造成小腿缺血、坏死,发生肌肉挛缩畸形。小腿骨折固定时切忌固定过紧。

1)铝芯塑型夹板固定

① 按小腿长度将夹板制成 U 形,置于小腿两侧。

② 绷带或三角巾固定。

③ 趾端露出,检查末梢血液循环。

2)充气夹板固定

① 充气夹板套于小腿。

② 通过充气孔充气固定。

③ 趾端露出,检查末梢血液循环。

3)木板固定

① 用两块木板,一块长木板从伤侧髋关节到外踝,一块短木板从大腿根内侧到内踝。

② 分别放于伤肢的内侧和外侧。

③ 在膝关节、踝关节骨突部放棉垫保护,空隙处用柔软物品填实。

④ 五条宽带固定。先固定骨折上下两端,然后固定髋部、大腿、踝部。

⑤ "8"字法固定足踝。

⑥ 趾端露出,检查末梢血液循环。

4)健肢固定与大腿固定相同,可用四条宽带或三角巾固定。

4. 脊柱骨折。脊柱骨折可发生在颈椎和胸腰椎。骨折部移位可压迫脊髓造成瘫痪。

(1)颈椎骨折。头部朝下摔伤或高速行驶时突然刹车,伤病员受伤后颈部剧烈疼痛,可同时伴有四肢瘫痪,应考虑有颈椎损伤,要立即固定。

1)脊柱板固定

① 双手牵引头部恢复颈椎轴线位,上颈托(见图 2-67)或自制颈套固定。

② 保持伤病员身体长轴一致位侧翻,放置脊柱固定板(见图 2-68),将伤病员平移至脊柱固定板上。

③ 将头部固定,双肩、骨盆、双下肢及足部用宽带固定在脊柱板上,以免运输途中颠簸、晃动(见图 2-69)。

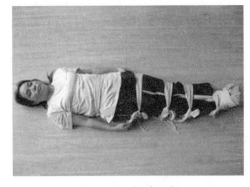

图 2-66　健肢固定

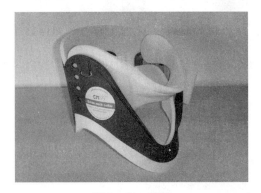

图 2-67　颈托

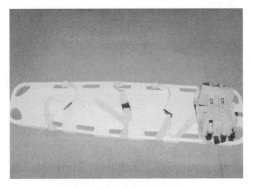

图 2 - 68 脊柱固定板

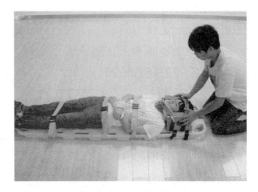

图 2 - 69 患者的固定

2）木板固定

① 用一长、宽与伤病员身高、肩宽相仿的木板作固定物，并作为搬运工具。

② 动作要轻柔，并保持伤病员身体长轴一致侧卧，放置木板。

③ 将伤病员平移至木板上。

④ 双肩、骨盆、双下肢及足部用宽带固定于木板上，避免运输途中颠簸、晃动。

⑤ 双手绷带固定放于身体前方。

（2）胸腰椎骨折。坠落伤、砸伤、交通伤等严重创伤后腰背疼痛，尤其伴有双下肢感觉及运动障碍时应考虑胸腰椎骨折。疑有胸腰椎骨折时，禁止使伤病员坐起或站立，以免加重损伤。固定方法同颈椎骨折固定。因无颈椎骨折，可不必上颈托。

5. 骨盆骨折。骨盆受到强大的外力碰撞、挤压发生骨折。

（1）伤病员为仰卧位，两膝下放置软垫，膝部屈曲以减轻骨盆骨折的疼痛。

（2）用宽布带从臀后向前绕骨盆捆扎紧。

（3）在下腹部打结固定。

（4）两膝之间加放衬垫，用宽带捆扎固定（见图 2 - 70）。

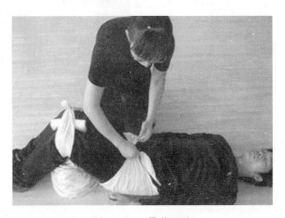

图 2 - 70 骨盆固定

6. 开放性骨折。

（1）敷料覆盖外露骨及伤口。

（2）在伤口周围放置环行衬垫，绷带包扎固定。

（3）夹板固定骨折。

（4）如出血多需要上止血带。

（5）不要将外露骨还纳，以免污染伤口深部，造成血管、神经的再损伤。

五、创伤患者的搬运

搬运似乎是件简单而平常的事情，与医疗、急救无密切关系。然而，事实并非如此。搬运、护送不当可使危重伤病员在现场的救护前功尽弃。不少已被急救处理较好的伤病员，往往因运送不当病情加重，有些伤病员经不住路途颠簸病情恶化而丧失生命。

正确的搬运方法能减少伤病员的痛苦，防止损伤加重；错误的搬运方法不仅会加重伤病员的痛苦，还会加重损伤。因此，正确的搬运在现场救护中尤为重要。

（一）徒手搬运

对于转运路程较近、病情较轻、无骨折的伤病员所采用的搬运方法。

1. 拖行法。现场环境危险，必须将伤病员移到安全区域，用此法。

（1）救护人员位于伤病员的背后。

（2）将意识清醒伤病员的双侧手臂横放于胸前。

（3）救护人员的双臂置于伤病员的腋下，双手紧紧抓住伤病员手臂（见图2-71）。

（4）缓慢向后拖行。

（5）或将伤病员外衣扣解开，衣服从背后反折，中间段托住颈部，缓慢向后拖行（见图2-72）。

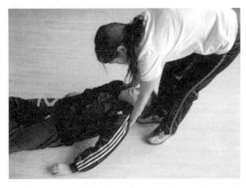
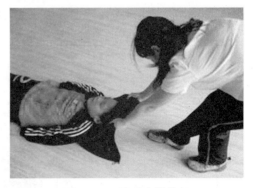

图2-71　拖行法　　　　　　　　图2-72　通过衣服拖行

2. 扶行法。用来扶助伤势轻微并能自行的清醒伤病员（见图2-73）。

（1）救护人员位于伤病员一侧，将伤病员靠近救护人员一侧的手臂抬起，置救护人员颈部。

（2）救护人员外侧的手紧握伤病员的手臂，另一只手扶持其腰。

（3）伤病员身体略靠住救护人员。

3. 抱持法。用于运送受伤儿童和体重轻的伤病员（见图2-74）。

（1）救护人员位于伤病员一侧。

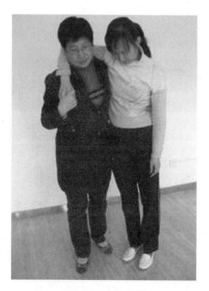

图 2-73　扶行法

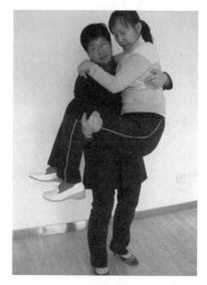

图 2-74　抱持法

（2）一手臂托伤病员腰部，另一手臂托住大腿。

（3）将伤病员抱起。

4．爬行法。适用于狭小的空间及火灾烟雾现场的伤病员搬运（见图 2-75）。

（1）将伤病员的双手用布带捆绑于胸前。

（2）救护人员骑跨于伤病员躯干两侧，将伤病员的双手套于救护人员颈部。

（3）使伤病员的头、颈、肩部离开地面，救护人员双手着地或一手臂保护伤病员头颈部，一手着地。

（4）拖带爬行前进。

5．杠轿式。为两名救护人员的搬运法。

（1）两名救护人员对面站于伤病员的背后，呈蹲位。

（2）各自用右手紧握左手腕，左手再紧握对方右手腕，组成杠轿（见图 2-76）。

（3）伤病员将两手臂分别置于救护人员颈后，坐在杠轿上（见图 2-77）。

（4）救护人员慢慢抬起，站立，将伤病员抬走。

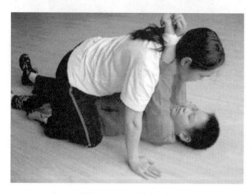

图 2-75　爬行法

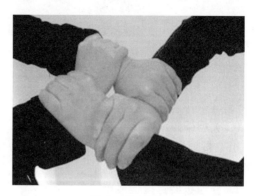

图 2-76　杠轿

6. 背负法(见图 2 - 78)。

(1)病患双手跨过施救者肩膀于胸前交叉。

(2)施救者双手穿过患者膝关节下方。

(3)用双手抓住患者双手或单手抓住患者双手,空出另一只手活动。

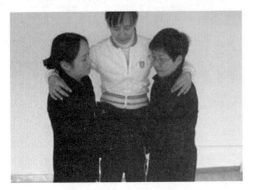

图 2 - 77　杠轿搬运

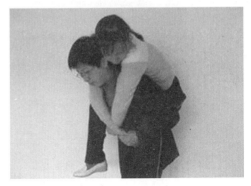

图 2 - 78　背负法

7. 肩负法(见图 2 - 79)。

(1)将虚弱患者双手跨过施救者肩膀。

(2)弯腰将患者撑起,使之双脚离地。

(3)移动患者前进。

8. 肢端搬运法(见图 2 - 80)。

(1)施救者前后将患者拉起成坐姿。

(2)脚位施救者固定患者下肢。

(3)头位施救者双手绕过患者腋下紧抓住患者双手。

(4)用口号协调同步站起。

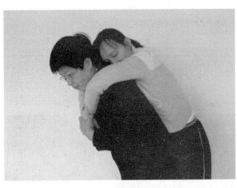

图 2 - 79　肩负法

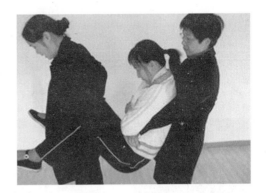

图 2 - 80　肢端搬运法

(二)担架搬运

担架是现场救护搬运中最方便的用具。2～4 名救护人员按救护搬运的正确方法将伤病员轻轻移上担架,做好固定。

1. 普通担架的搬运要点。

(1)伤病员固定于担架上(见图 2 - 81)。

（2）伤病员的头部向后，足部向前，以便后面抬担架的救护人员观察伤病员的病情变化（见图2-82）。

（3）抬担架的人步调一致。

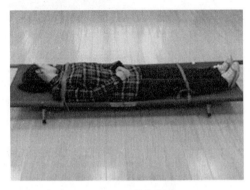

图2-81 患者固定

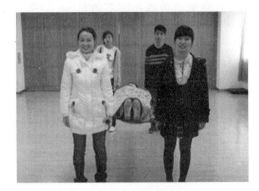

图2-82 担架搬运

（4）向高处抬时，前面人要将担架放低，后面人要抬高，以便伤病员保持水平状态；向低处抬则相反。

（5）一般情况下伤病员多采取平卧位，有昏迷时头部应偏于一侧，有脑脊液、耳液、鼻漏时头部应抬高30°，防止脑脊液逆流和窒息。

2. 铲式担架及脊柱板。 均有固定带，将伤病员固定，前后各1～2人合力抬起搬运。

3. 帆布担架及简易担架。 担架上要先垫被褥、毛毯等，防止皮肤压伤。在颈部、腰部、膝部、踝下空虚处要用衬垫、衣物等垫起。不适宜骨折伤病员的搬运。

4. 毛毯担抬法。 伤病员无骨折而伤势严重、楼梯狭窄用此方法。

（1）将毛毯卷至半幅放在地上，卷边靠近伤病员。

（2）四位救护人员分别同跪在伤病员头、肩、腰、腿部一侧。

（3）合力将伤病员身体侧翻，并使毛毯卷起部分贴近伤病员背部。

（4）将伤病员轻轻向后翻转过毛毯卷起部分。

（5）置伤病员为仰卧位。

（6）再将毛毯两边紧紧卷向伤病员，并贴近其身体两侧。

（7）四名救护人员分别抓住卷毯平头、腰、髋、膝处。

（8）同时合力，抬起伤病员。

（三）伤病员的紧急移动

1. 从驾驶室搬出。

（1）一人双手掌抱于伤病员头部两侧，轴向牵引颈部。可能的话带上颈托。

（2）另一人双手轻轻轴向牵引伤病员的双踝部，使双下肢伸直。

（3）第三、四人双手托伤病员肩背部及腰臀部，保持脊柱中立位，平稳将伤病员搬出。

2. 从倒塌物下搬出。

（1）迅速清除压在伤病员身上的泥土、砖块、水泥块等倒塌物。

（2）清除伤病员口腔、鼻腔中的泥土及脱落的牙齿，保持呼吸通畅。

（3）一人双手紧抱伤病员头部两侧并牵引颈部。

（4）另一人双手牵引伤病员双踝,使双下肢伸直。

（5）第三、四人双手平托伤病员肩背部和腰臀部。

（6）四人同时用力,保持脊柱轴位,平稳将伤病员移出现场。

3. 从狭窄坑道将伤病员搬出。

（1）一人双手紧抱伤病员头部两侧并牵引颈部。

（2）另一人双手牵引伤病员双踝,使双下肢伸直。

（3）第三、四人双手平托伤病员肩背部和腰臀部,将伤病员托出坑道,交与坑道外人员将伤病员搬出。

4. 脊柱骨折搬运——四人搬运法(见图2-83)。

（1）一人在伤病员的头部,双手掌抱于头部两侧轴向牵引颈部,有条件时带上颈托。

（2）另外三人在伤病员的同一侧(一般为右侧),分别在伤病员的肩背部、腰臀部、膝踝部。双手掌平伸到伤病员的对侧。

（3）四人均单膝跪地。

（4）四人同时用力,保持脊柱为中立位,平稳将伤病员抬起,放于脊柱板上。

（5）上颈托,无颈托颈部两侧用沙袋或衣物等固定。

（6）用头部固定器或布带固定头部。

（7）6～8条固定带,将伤病员固定于脊柱板。

（8）2～4人搬运。

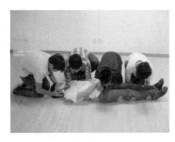 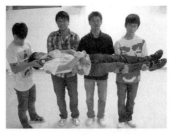 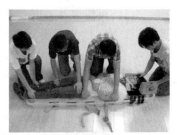

a　　　　　　　　b　　　　　　　　c

图2-83　四人脊柱骨折搬运

5. 骨盆骨折搬运——三人搬运方法。

（1）固定伤病员骨盆。

（2）三名救护人员位于伤病员的一侧。

（3）一人位于伤病员的胸部,伤病员的手臂抬起置于救护人员的肩上;一人位于腿部,一人专门保护骨盆。

（4）双手平伸,同时用力,抬起伤病员放于硬板担架上并固定。

（5）骨盆两侧用沙袋或衣物等固定,防止途中晃动。

（6）如同时伴有上臂骨折,固定后上臂用衣物垫起,与胸部相平行,肘部屈曲90°放于胸腹部。

（7）头部、双肩、骨盆、膝部用宽布带固定于担架上,防止途中颠簸和转动。

六、身体主要部位损伤的救护

创伤可造成身体的出血、骨折、闭合或开放性损伤等，对各种伤害处理原则亦如上述。但具体到身体的某一部分损伤，则往往是综合的，伤病员的反应也不可能仅以单一伤害而出现症状、体征。在实际生活中，救护是以身体受伤的部位及程度来决定如何采取相应的措施，以挽救生命，减轻伤残，安全转运。

（一）颅脑损伤

颅脑损伤是创伤中十分常见的。车祸、地震、塌方、战伤以及摔伤、锐器均可造成颅脑损伤。

1. 颅脑损伤的评估。损伤轻者，仅出现头皮血肿，裂伤；重者出现颅骨骨折、颅内血肿、脑挫裂伤。脑组织受损出现意识障碍。颅内血肿及脑组织损伤均可继发脑水肿，导致颅内压增高，严重时形成脑疝，出现瞳孔改变，影响呼吸、循环功能，死亡率较高。

伤病员主要表现为头痛、面色苍白、出汗、呕吐、脉搏缓慢、意识丧失、瞳孔缩小、散大或双侧瞳孔不等大、大小便失禁、偏瘫、失语、感觉异常、视觉改变、听觉障碍等。

伤后昏迷，有受伤后清醒数分钟或数小时后再昏迷；还有受伤后即昏迷，30分钟内清醒后再度昏迷者。有的伤病员清醒后对受伤时及受伤前片刻的情况失去记忆。

出现头部、面部、耳鼻出血或有清澈、粉红色、水样的脑脊液从鼻腔和耳道流出，脑组织膨出，为颅骨崩折。

2. 现场救护。尽可能戴医用手套实施救护。

（1）头皮血肿。

1）一般不需包扎。

2）护送到医院进一步检查，以排除颅骨骨折和颅脑损伤。

（2）头皮裂伤。

1）局部出血及损伤，迅速包扎伤口。

2）包扎后，用手压迫伤口以促进止血。

3）护送伤病员到医院进行清创缝合，肌肉注射破伤风抗毒素，防止破伤风发生，并作进一步检查。

（3）脑部损伤。

1）伤病员平卧，立即启动 EMS 系统。

2）检查气道、意识、呼吸、脉搏。

3）对昏迷伤病员要迅速清除口鼻异物，头偏向一侧，以保持呼吸道通畅。

4）若呼吸心跳停止，立即进行心肺复苏。

5）迅速包扎伤口。

6）耳、鼻出血者（脑脊液漏）应让伤病员侧卧，出血侧向下，头部略垫高，不要堵塞。

7）脑组织膨出，盖上保鲜膜、敷料，外套环行圈，再将盆、碗等物扣在脱出组织周围，保护脑组织不受压迫和损伤，伤病员头部应固定。

8）应用铲式担架或木板担架搬运，取头垫高15°平卧位，固定头部。

9）禁食、禁水。

10) 尽早获得专科治疗。

（4）对头盔的处理。如头部受伤，伤病员戴有头盔，并妨碍呼吸、有呕吐，应尽可能由伤病员自己取下头盔，或两人合作安全摘下头盔，确保有一人固定伤病员的头和颈部，头盔内可能附有医疗警告卡，一定要保存好头盔。

1）摘下头盔——① 松开扣环或割断套住下颌的安全带。② 用力将头盔边向外扳开，解除夹住头部的压力，然后再把头盔向上及向后托起，即可摘下。③ 注意固定伤病员头颈部。

2）摘下面罩型头盔——① 一名救护人员把手放在头盔底部边缘，将手指尽量张开，牢牢地托住伤病员头部及下颌。② 另一救护人员先将头盔向后翘起，轻轻用力，使它脱离下颌，然后把头盔向前翘过脑后，举起卸下。

（二）胸部损伤

常见胸部损伤的原因是车祸、挤压伤以及摔伤和锐器伤。胸部损伤包括胸部挫伤、胸壁裂伤、肋骨骨折、气胸、血胸、肺裂伤、肺挫伤，有时还合并腹部损伤。

1. 胸部损伤的评估。

胸部挫伤：局部出现血肿、青紫、皮肤损伤。

胸壁裂伤：胸壁出现伤口，如伤口与胸膜腔相通，伤口处有气泡或发出"吱吱"声，称为开放性气胸。呼吸困难，甚至窒息。

肋骨骨折：可单根或多根骨折，发生在一侧或双侧，表现有胸壁凹陷，呼吸、咳嗽时由于胸廓活动骨折处疼痛加重。骨折端刺破胸膜，肋间血管和肺组织引起闭合性、开放性或张力性气胸、血胸或血气胸，伤病员可出现严重呼吸困难。

2. 现场救护。尽可能佩戴个人防护品，实施救护。

（1）检查意识、气道、呼吸、脉搏。

（2）立即启动 EMS。

（3）呼吸困难时要保持伤病员安静。

（4）开放性气胸立即用保鲜膜或塑料袋、纱布或清洁敷料压在伤口上，用胶布将敷料固定，用一三角巾折成宽带固定于健侧打结，最后用另一三角巾作胸部或全胸部包扎（见图 2-84）。

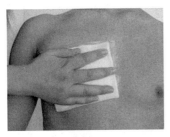 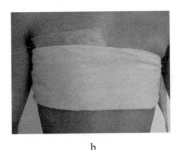 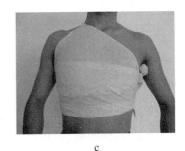

　　　　　a　　　　　　　　　　　　　b　　　　　　　　　　　　　c

图 2-84　开放性气胸包扎

（5）胸部挫伤要注意检查有无肋骨骨折及脏器损伤。

（6）有肋骨骨折进行固定。

（7）担架搬运，迅速转运，获得专科救治。

(三)腹部损伤

腹部损伤包括开放性和闭合性损伤。开放性腹部损伤可有肠管膨出;闭合性腹部损伤可有肝、脾等脏器损伤,引起内出血,导致失血性休克。胃肠等空腔脏器穿透伤能引起腹膜炎,腹痛明显。

1. 腹部损伤的评估。

腹壁闭合性损伤:损伤部位肿胀或大范围的腹痛和触压痛,有恶心及呕吐。

腹壁开放性损伤:有出血,若与腹腔相通,肠管可膨出。

腹腔内脏器损伤:可出现休克,表现为面色苍白、冷汗肢凉、脉快弱。腹部剧痛、胀气、恶心、呕吐、腹肌紧张,多见胃肠道损伤。肝、脾脏器损伤特征是腹痛不很明显,内出血量多时有腹胀、休克表现。

2. 现场救护。现场救护尽可能佩戴个人防护用品。

(1)伤病员平卧,检查意识、呼吸、脉搏。

(2)立即启动 EMS。

(3)保持安静,避免不必要的搬动。

(4)禁食、禁水。

(5)现场伤口处理。

(6)腹部内脏脱出者,不要将脱出物送回腹腔,立即用保鲜膜或大块敷料覆盖伤口,然后用三角巾做环形圈,圈的大小以能将腹内脱出物环套为宜。用环形圈环套脱出物,接着用饭碗或茶缸将环形圈一并扣住,最后用三角巾腹部包扎。

(四)脊柱损伤

脊柱骨折在创伤中较多见。地震、塌方以及交通事故、房屋倒塌、建筑工地中各种意外都可造成脊柱损伤,其危害性在于易造成脊髓损伤而致截瘫,给伤病员造成严重的终身残疾。

1. 脊柱损伤的评估。

脊柱损伤主要是指脊柱骨折,常发生于颈椎和胸腰椎。

颈椎骨折导致伤病员呼吸肌麻痹而丧失呼吸能力,窒息死亡。

颈椎骨折,躯干和四肢感觉、运动功能丧失,可出现截瘫、大小便失禁。

胸腰椎骨折,导致双下肢瘫痪,排便功能丧失。

2. 现场救护。

(1)凡由高处摔下或撞车(追尾),颈胸腰部受到直接、间接暴力等,均应认为或可疑脊柱损伤。对此类伤病员,严禁随意搬动、抱扶、试行走,应就地等候救护。

(2)呼救寻求帮助,拨打急救电话。

(3)检查意识、气道、呼吸、脉搏,呼吸停止立即进行人工呼吸。

(4)先做好颈部固定,用颈托或临时制作的颈套。

(5)救护人员应按颈椎骨折救护原则搬运伤病员。

(6)脊柱损伤病员均应置于脊柱板、铲式担架或木板等硬质平整的担架上。

(7)将伤病员连同担架一并固定。

(8)专业医务人员监护运送。

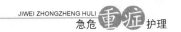

（五）骨盆骨折

常见于交通事故或高空坠落，严重的骨盆骨折可伤及膀胱、直肠及尿道，甚至导致内出血。

1. 骨盆骨折的评估。

受伤部位疼痛、肿胀，不能行走和翻身；可能有骨盆两侧不对称、下肢不等长；骨盆由两侧向中间挤压时疼痛加剧（骨盆挤压试验阳性）。

盆腔内脏损伤合并出血，伤病员有休克表现：腹痛、腹胀，腰、会阴部出现大面积的肿胀、疼痛和淤斑；合并膀胱损伤表现为下腹剧烈疼痛，触压时疼痛加剧，有血尿、尿外渗及排尿困难，大出血时可致腹膜后血肿。

2. 现场救护。

（1）伤病员仰卧屈膝位，呼救，寻求帮助，拨打急救电话。

（2）安静休息，就地等候救护。

（3）骨盆骨折的固定（四）。

（4）骨盆骨折的搬运（详见五）。

（5）担架抬送，进一步治疗。

（六）四肢骨折

四肢骨折可分为开放性或闭合性骨折。

1. 四肢骨折的评估。

（1）四肢骨折局部出现疼痛、肿胀、青紫、畸形及功能障碍。

（2）锁骨骨折。锁骨处疼痛、肿胀，患肩下垂，肩关节活动受限。

（3）肱骨骨折。上臂疼痛、肿胀、活动受限、出现畸形。

（4）尺、桡骨骨折。前臂疼痛、肿胀，不能旋转。

（5）股骨干骨折。大腿肿胀、疼痛，伤肢缩短，不能抬腿，不能行走及站立。

（6）胫、腓骨骨折。小腿疼痛、肿胀、畸形，不能站立。

（7）髌骨骨折。膝关节处疼痛、肿大或凹陷，不能伸屈小腿。

（8）开放性损伤。肢体皮肤有伤口、出血，甚至骨外露，损伤肌腱、神经、血管，表现为损伤以下的肢体功能障碍、皮肤发凉、面色苍白等症状，严重者可出现休克。

2. 现场救护。 观察环境，排除险情，做好自我防护。

（1）伤病员不要活动伤肢，呼救，拨打急救电话。

（2）检查伤肢，有伤口的应剪开或撕开受伤部位的衣物，暴露伤口。

（3）伤肢的止血、包扎、固定（详见任务二、三、四）。

（4）出血严重时，上止血带，标明时间，定时放松止血带。

（5）固定后，暴露手指、足趾，以便观察末梢血运。

（6）使用硬质担架抬送。

（七）多发伤、复合伤

1. 多发伤和复合伤的评估。

多发伤是在严重创伤情况下，同一致伤因素导致的一个以上解剖部位的严重损伤，如多发骨折，骨折合并颅脑、胸腹部损伤等。现场救护要特别注意呼吸、脉搏及脏器损伤的判断，并防止遗漏伤情。

复合伤是由不同致伤原因,同时或相继造成的不同性质的损伤,如车祸致伤同时又受到汽车水箱热水的烫伤。复合伤增加了创伤的复杂性,现场救护要针对不同性质的损伤进行相应救护。

2. 现场救护。观察环境,排除险情,做好自我防护。

(1) 迅速了解受伤经过,及时拨打急救电话。

(2) 首先检查呼吸、脉搏、意识并保持气道通畅。

(3) 如呼吸、心跳停止立即心肺复苏。

(4) 检查疼痛部位及四肢活动,判断是否有脊柱、脊髓损伤,如有,立即固定脊柱。

(5) 检查伤口及出血情况,快速止血、包扎伤口。

(6) 根据肢体疼痛、肿胀、畸形部位判断是否有骨折,如有,进行妥善固定。

(7) 迅速医疗监护转运。

七、伤员的分流、转运

(一) 伤员的分流

在现场检伤分类和救护的基础上,按不同病情进行伤员的快速分流,使其及时得到后续救治与处理。

1. 轻度损伤者。经一般处理后可分流到住处或暂住点,或到社区卫生服务站点。

2. 中度损伤者。经对症应急处理后可分流到附近有条件的医院。

3. 重度损伤者。经现场急救、维持生命措施后,生命体征稍趋稳定后可分流到附近有条件的医院。

4. 死亡者。做好善后与遗体处理。

(二) 转运与途中监护

转运包括搬运和运输。快速、安全的转运,使伤病员得到进一步的救治,对提高抢救成功率起着重要的作用,但也要避免不视病情而一味强调迅速转运,导致严重的不良后果。

1. 常用的转运工具与特点。担架、救护车、卫生专列、卫生船或快艇是我国使用较广的运输工具,一般根据不同的病情选用合理的搬运方法(见创伤章节),结合运输工具的特点与实际情况选用合适的转运工具。

担架转运特点:较舒适平稳,一般不受道路、地形限制。工具不足时可用木板、树枝、竹竿等为代用品来临时制作使用。但由于非机械化,速度慢、人力消耗大、易受气候条件影响。

汽车转运特点:速度快,受气候条件影响小,但在不平的路面上颠簸较严重,途中救护受到影响,而且部分伤病员会晕车,出现恶心、呕吐,甚至加重病情。

轮船、汽艇转运特点:轮船运送平稳,但速度慢,遇风浪颠簸厉害,极易引起晕船。汽艇一般用于洪涝灾害时的转运。

飞机转运特点:速度快、效率高、平稳,不受道路、地形的影响。但随着飞行高度的上升,空气中的含氧量下降,会对肺部疾病、肺功能不全的患者不利。飞机上升与下降时气压的变化对开放性气胸、腹部手术后、脑脊液漏的患者不利。

2. 转运中的监测与护理。根据不同的运输工具和伤情摆放好患者的体位,一般患者平卧,有恶心、呕吐者侧卧位,有颅脑损伤、昏迷者头偏一侧,胸部创伤呼吸困难者取半卧位,下肢损伤或术后患者应适当抬高双腿。

担架在行进途中,伤员头部在后,下肢在前,以利于病情观察。注意途中安全,必要时在担架上捆保险带,并注意防雨、防暑、防寒。

对脊椎受伤者,应保持脊柱轴线稳定,将其身体固定在硬板担架上搬运。对确认颈椎损伤者尽可能用颈托保护颈椎,运送时尽可能避免颠簸。

救护车在拐弯、上下坡、停车掉头时要防颠簸,以免加重病情或发生坠落等。

空运中,注意保温和湿化呼吸道,一般将伤员横放,休克者头朝向机尾,以免在飞行中引起脑缺血。

途中加强生命支持性措施,如输液、吸氧、吸痰、气管插管、心肺复苏、深静脉穿刺等。

用先进的监测治疗手段加强生命维护,密切观察病情变化,发现异常紧急救护。

做好抢救、观察、监护等有关医疗文件的记录,并做好伤病员的交接工作。

BEI JING ZHI SHI
背景知识

创伤是在各种不确定情况下发生的,受伤程度和表现各种各样。加之现场情况错综复杂,所以救护工作非常重要而艰巨,对此必须有一个基本认识。

一、创伤常见原因及特点

1. 交通伤。交通伤占创伤的首要位置。现代创伤中交通伤以高能创伤(高速行驶所发生的交通伤)为特点,常造成多发伤,多发骨折,脊柱、脊髓损伤,内脏损伤,开放伤等严重损伤。

2. 坠落伤。随着高层建筑增多,坠落伤的比重逐渐加大,坠落伤通过着地部位直接摔伤和力的传导致伤,以脊柱和脊髓损伤、骨盆骨折为主,也可造成多发骨折、颅脑损伤、肝脾破裂。

3. 机械伤。以绞伤、挤压伤为主,常导致单肢体开放性损伤或断肢、断指,组织挫伤,血管、神经、肌腱损伤和骨折。

4. 锐器伤。伤口深,易出现深部组织损伤,胸腹部锐器伤可导致内脏或大血管损伤,出血多。

5. 跌伤。常见于老年人,如前臂、骨盆、大腿骨折、脊柱压缩性骨折。青壮年严重跌伤也可造成骨折。

6. 火器伤。一般表现为外口小,但伤口深,常损伤深部组织、器官等,也可表现为穿通伤,入口伤小,出口伤严重。

二、主要类型

创伤的因素多种多样,全身各种组织、器官都可受到损伤,表现形式也各异。现场救护中应区分以下四种类型:

1. 闭合性损伤。 见于钝器伤、跌伤和撞伤，体表无伤口。受伤处肿胀、青紫，可伴有骨折及内脏损伤。内脏损伤和骨折出血可导致休克。

2. 开放性损伤。 见于锐器和其他严重创伤，体表有伤口，感染机会大，失血较多。如有大动脉损伤，出血为喷射性，短期内会出现休克，需要立即止血、包扎。应注射破伤风抗毒素，预防破伤风的发生。

3. 多发伤。 同一致伤因素同时或相继造成两个或两个以上部位的严重创伤，且其中至少有一处是危及生命的严重创伤。多发伤组织、脏器损伤严重，死亡率高。现场救护要特别注意呼吸、脉搏及脏器损伤的判断，防止遗漏伤情。

4. 复合伤。 是由不同致伤原因同时或相继造成的不同性质的损伤，如车祸致伤的同时又受到汽车水箱热水的烫伤。复合伤增加了创伤的复杂性。现场救护要针对不同性质的损伤进行相应救护。

三、创伤的病理生理

（一）内分泌系统的改变

内分泌系统的改变有三种：① 通过下丘脑—垂体—肾上腺皮质系统的活动，分泌促肾上腺皮质激素（ACTH）、抗利尿激素（ADH）及生长激素（GH）。② 创伤引起交感神经—肾上腺髓质的变化，分泌大量去甲肾上腺素和肾上腺素（儿茶酚胺）。③ 创伤所致的失血及体液减少可刺激肾上腺皮质分泌醛固酮。

（二）蛋白质代谢改变及细胞质丧失

在创伤发生以后，有机体细胞原生质溶解。由于糖皮质类固醇和儿茶酚胺的作用，机体蛋白质分解加速，其中耗损最大的是骨骼肌的细胞群。细胞溶解产物被释放进细胞外液，某些化合物转变为葡萄糖，并经碳水化合物氧化途径而燃烧掉，绝大部分氮质以尿素形式经尿排泄。血、尿中的肌酸及肌酐量增加。肌肉体积明显减少，骨骼肌的变化可因肢体的固定及禁食而加剧。细胞原生质溶解产物释放进细胞外液和排泄会形成负氮平衡。在严重创伤伴有感染时，肌肉的50%～60%可以消耗掉，中度创伤时，肌肉细胞可以消耗约30g的氮（相当于220g蛋白质，或相当于约1kg的瘦肉）。同时，还有脂肪的丧失。创伤以后肌肉及脂肪消耗对伤口愈合、骨折修复、蛋白质及血红蛋白的形成并无影响。伤后约在第10天起，机体进入合成代谢期，蛋白质代谢开始进入正氮平衡，直至完全恢复分解代谢时所丢失的蛋白质量。消瘦的肌肉只要维持肌肉神经的完整性，就可以完全恢复。同时，丢失的脂肪也得到恢复，伤员的体重常可超过伤前。

（三）体液代谢改变及细胞外液的保存

创伤后尽管有细胞原生质的消耗，机体通过各种机制得以保存细胞外液，从而维持血及血浆容量。醛固酮和抗利尿激素分泌增加，尿量减少，减少机体水分的排泄和丧失，减少尿、唾液、汗液内钠的丧失，增加空肠内钠的再吸收。钠离子可保持细胞外液中的水分，即可保持细胞外液容量。

（四）能源的改变及脂肪的氧化

在创伤后，特别在严重创伤后，一方面伤员无法进食，另一方面虽然机体的糖原可在伤后数小时内提供能量，但贮存的糖原总量有限，很快就可消耗殆尽，肌肉蛋白质也可氧化而提供一些能量,但所需的能量主要依靠脂肪提供。能源就从外源性饮食转向内源性脂肪氧化。贮存的脂肪水解变为脂肪酸及甘油。脂肪酸及甘油循环至不同组织,肌肉可直接燃烧脂肪酸。在肝脏内脂肪酸降解为二碳分段,然后再为其他组织所利用。创伤后能源的改变使血浆游离脂肪酸含量增高。

(五)酸碱平衡的改变

创伤以后即刻发生碱中毒。其原因为:① 创伤引起的醛固酮增多使钠离子潴留,钾离子和氢离子排出,同时在碱性尿内无法排泄碳酸氢钠。② 急救治疗中,随输血进入体内的枸橼酸盐,经氧化而产生碳酸氢钠。③ 若有腹部伤而需进行胃肠减压,胃管将胃液吸除,使氢离子丧失。④ 若伤员换气过度,大量呼出二氧化碳,血浆中二氧化碳分压下降,氢离子丧失。因而,创伤以后伤员可以发生代谢性及呼吸性碱中毒。轻度及短暂的碱中毒是创伤以后的正常反应,无特殊意义,也无需处理。

(六)肾功能衰竭

休克时,血容量减少,血压降低,肾血管痉挛,造成肾缺血,可使肾小球滤过率降低,肾小管上皮坏死,前者使原尿(滤入肾小球囊的血浆)生成减少,后者使生成的原尿在流经坏死的肾小管时,逆向弥散至肾间质而回到血液中。这些都使尿量减少并加重肾间质的水肿,肾间质因水肿而压力增高,又进一步阻碍肾血流,加重肾缺血。此外广泛挤压伤的伤员,除因广泛的组织水肿使血容量降低引起上述不良结果外,还因受挤压的组织被破坏,产生的肌红蛋白、血红蛋白、组胺和缺氧代谢产物(如乳酸、丙酮酸等物质)被吸收后,还导致肾中毒,加重对肾脏的损害。其中的肌红蛋白形成管形而堵塞肾小管,进一步促成少尿或无尿。若广泛的挤压伤后出现急性肾功能衰竭,伴有挤压解除后伤肢的迅速肿胀,尿呈茶色(肌红蛋白尿),酸性,即称为挤压综合征。肌肉丰富的部位,如大腿、臀部等部位的挤压伤更易引起挤压综合征。

四、创伤的临床表现

闭合性创伤,受伤局部疼痛、肿胀、淤血及血肿。疼痛剧烈时可引起晕厥或休克;若受伤部位深组织或器官同时有破坏,可有内出血而出现一系列休克症状,如四肢湿冷、呼吸急促而浅、意识障碍、脉搏快、血压低、尿量减少等。若有骨折或脱位,则受伤部位出现畸形及功能障碍。开放性创伤,局部的伤口是最突出的临床表现,伤口内有不同程度的外出血;若开放伤口深及脏器或深部血管,可有内出血。休克常是严重开放性创伤的主要临床表现。此外伤员常有发热(38℃左右),为局部出血或坏死组织分解产物吸收所致,体温升高即应注意有无感染。休克纠正后仍无尿或少尿则可能是急性肾功能衰竭。成人 24 小时尿量少于 400ml 称为少尿,不足 50ml 称为无尿。有时可见急性呼吸窘迫综合征:虽无胸部创伤,但有进行性的呼吸困难,呼吸加快,每分钟超过 40 次,一般的鼻导管吸氧不能使之缓解;动脉血氧分压降低,最终可致昏迷、死亡。主要原因是休克时的微循环障碍或其他原因(如胃液误吸入肺)引起的肺间质水肿和肺泡群的萎陷,致使流经肺毛细血管的血液无法获得充分的氧交换以满足全身的需要。严重创伤伤员经早期抢救成功而最终死亡者,约 30%~50%死于此综合征。

五、创伤患者的现场救护

（一）现场救护的目的

创伤现场环境各种各样，均为突发事件，再加上现场条件差，均给救护带来困难。因此，明确现场救护目的，有助于迅速选择救护方法，从而正确救护，防止惊慌失措，延误抢救。

现场救护通常由"第一目击者"或救护人员以及院外急救工作人员完成，是转入医院进一步治疗的基础，目的是：

1. 维持生命。创伤伤病员由于重要脏器损伤（心、脑、肺、肝、脾及脊髓损伤）及大出血导致休克时，可出现呼吸、循环功能障碍。故在循环骤停时，现场救护要立即实施心肺复苏，维持生命，为医院进一步治疗赢得时间。

2. 减少出血，防止休克。严重创伤或大血管损伤出血量大。血是生命的源泉，现场救护要迅速用一切可能的方法止血，有效止血是现场救护的基本任务。

3. 保护伤口。开放性损伤的伤口要妥善包扎。保护伤口能预防和减少伤口污染，减少出血，保护深部组织免受进一步损伤。

4. 固定骨折。现场救护要用最简便有效的方法对骨折部位进行固定，以减少骨折端对神经、血管等组织结构的损伤，同时能缓解疼痛。颈椎骨折如予妥善固定，对防止搬运过程中的脊髓损伤具有重要意义。

5. 防止并发症及伤势恶化。现场救护过程中要注意防止脊髓损伤、止血带过紧造成肢体缺血坏死、胸外按压用力过猛造成肋骨骨折以及骨折固定不当造成血管神经损伤及皮肤损伤等并发症。

6. 快速转运。现场经必要的止血、包扎、固定后，用最短的时间将伤病员安全地转运到就近医院。

（二）创伤现场救护程序

创伤作为突发性事件，现场救护情况错综复杂，尤其是同时有多人受伤、多发伤、复合伤等严重创伤时，现场救护更需要快速、有效、有的放矢、有条不紊地进行。下列程序有助于救护人员做到这一点。

1. 了解致伤因素，如是交通伤还是突发事件，判断危险是否已解除。

2. 及时呼救，拨打急救电话。

3. 观察救护环境，选择就近、安全、平坦的救护场地。

4. 按正确的搬运方法使伤病员脱离现场和危险环境。

5. 置伤病员于适当体位。

6. 迅速判断伤情，首先判断意识、呼吸、心跳、脉搏是否正常，是否有大出血，然后依次判断头、胸部、腹部、脊柱、骨盆、四肢活动情况，受伤部位、伤口大小、出血多少、是否有骨折。如同时有多个伤病员，要做基础的检伤分类，分清轻伤、重伤及危重伤。

7. 呼吸、心跳停止时，先抢救生命，立即进行心肺复苏，如具备吸氧条件，应立即吸氧。

8. 大血管损伤出血时立即止血。

9. 包扎伤口。优先包扎头部、胸、腹部部伤口，然后包扎四肢伤口。

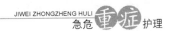

10. 四肢瘫痪,考虑有颈椎骨折、脱位时,先固定颈部。

11. 固定四肢。

12. 安全、有监护地迅速转运伤病员。

(三)现场救护原则

创伤在各种突发情况下发生,创伤程度各不相同,救护时要根据现场条件和伤情采取不同救护措施。尽管如此,创伤的现场救护又有其共同规律,需要掌握以下原则:

1. 树立整体意识,重点、全面了解伤情,避免遗漏,注意保护自身和伤病员的安全。

2. 先抢救生命,重点判断是否有意识、呼吸、心跳。如呼吸、心跳骤停,首先进行心肺复苏。

3. 检查伤情,快速、有效止血。

4. 优先包扎头部、胸部、腹部伤口以保护内脏,然后包扎四肢伤口。

5. 先固定颈部,然后固定四肢。

6. 操作迅速、准确,动作轻巧,防止损伤加重,关心体贴伤病员。

7. 尽可能佩戴个人防护用品,戴上医用手套或用几层纱布、干净的毛巾、手帕、塑料袋等替代。

TUO ZHAN ZHI SHI
拓展知识

一、现场止血

(一)全身主要动脉分布

颈动脉是供应脑的动脉,位于颈部胸锁乳突肌内侧。颞浅动脉位于耳屏前方。躯干血管粗大,一般位于躯干的深处,不易受损;盆腔内的血管丰富,动脉多在脏器周围形成网,静脉组成丛,外伤后,可造成盆腔脏器损伤及大出血。上肢的主干动脉为肱动脉,在上臂中部肱二头肌内侧可摸到搏动;肱动脉在肘窝处分为两支,沿前臂外侧行走为桡动脉,沿前臂内侧行走为尺动脉。下肢的主干动脉为股动脉,在大腿根部,腹股沟韧带中点稍内侧的下方,可触及股动脉搏动。腘动脉在腘窝下方,分为胫前动脉和胫后动脉。

(二)出血类型

1. 根据出血部位不同,分为皮下出血、内出血、外出血。

(1)皮下出血。多因跌、撞、挤、挫伤,造成皮下软组织内出血,形成血肿、淤斑,可短期内自愈。

(2)内出血。深部组织和内脏损伤,血液流入组织内或体腔内,形成脏器血肿或积血,从外表看不见,只能根据伤病员的全身或局部症状来判断,如面色苍白、呕血、腹部疼痛、便血、脉搏快而弱等来判断胃肠道、肝、脾等重要脏器有无出血。内出血对伤病员的健康和生命威胁很大,必须密切观察,及时救治,速送医院。

(3)外出血。人体受到外伤后血管破裂,血液从伤口流出体外。依血管损伤的种类通常将出血分成三类,可以根据出血的情况和血液的颜色来判断(见表 2-5)。

表 2 - 5 出血类型及其判断

出血类型	判 断
动脉出血	动脉血压力较高,出血时血液自伤口向外喷射或随心的舒缩一股一股地冒出。血液为鲜红色,流速快,量多,人在短时间内可有大量失血,危及生命
静脉出血	血液暗红色,出血时血液呈涌出状或徐徐外流,速度稍缓慢,量中等
毛细血管出血	微小的血管出血,血液像水珠样流出或渗出,血液由鲜红变为暗红色,量少,多能自行凝固止血

2. 根据血管损伤的程度分类。

（1）小血管损伤出血。位于体表或肢端的表浅伤口仅损伤小血管和毛细血管,出血速度慢,出血量小。损伤的小血管会很快回缩,并通过自身凝血机制形成血栓而自行凝血。这类出血只需包扎伤口即可达到止血目的。

（2）中等血管损伤出血。较深、较大的伤口,肌肉断裂、碾挫,长骨干骨折,肢体离断等损伤中等动脉,呈活动性出血,出血较多,可出现休克,如救护及时一般不危及生命。采用指压、加压包扎止血法可达到止血目的,必要时可上止血带。

（3）大血管断裂出血。颈动脉、股动脉、锁骨下动脉、腋动脉断裂出血呈喷射状,肝脾破裂、骨盆骨折出血量均大,短期内出现休克,甚至死亡。大血管损伤时迅速有效止血是救护生命的关键措施。现场急救的同时要紧急呼叫 EMS 并特别说明伤情。

（三）失血量估计

失血的速度和数量是影响伤病员健康和生命的重要因素。突然出血占全身血容量 20％（约 800ml）以上时,可造成轻度休克,面色苍白、出冷汗、手足湿冷,脉搏快弱,可达每分钟 100 次以上。失血 20％～40％（800～1600ml）时,可造成中度休克,脉搏每分钟 100～120 次以上;失血 40％（1600ml）以上时,可造成重度休克,呼吸急促,烦躁不安或表情淡漠,脉搏细、弱,摸不清,血压下降,严重者可危及生命。

（四）现场止血的操作要点

1. 尽可能戴上医用手套,如无,可用敷料、干净布片、塑料袋、餐巾纸作为隔离层。

2. 脱去或剪开衣服,暴露伤口,检查出血部位。

3. 根据出血的部位及出血量的多少,采用不同的止血方法。

4. 不要对嵌有异物或骨折断端外露的伤口直接压迫止血。

5. 不要去除血液浸透的敷料,而应在其上方另加敷料并保持压力。

6. 肢体出血应将受伤区域抬高到超过心脏的高度。

7. 如必须用裸露的手进行伤口处理,在处理完毕后,用肥皂清洗手。

8. 止血带在万不得已的情况下方可使用。

（五）现场止血操作注意事项

1. 首先要快速准确判断出血部位及出血量,决定采取哪种止血方法。

2. 大血管损伤时常需几种方法联合使用。颈动脉和股动脉损伤出血凶险,首先要用指压止血法,并及时拨打急救电话。转运时间长时可实行加压包扎止血。

3. 无论使用哪种止血带都要记录时间,注意:定时放松（每 40～50 分钟放松一次,每次 3～5 分钟）,放松止血带要缓慢,防止血压波动或再出血。

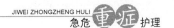

4. 布料止血带因无弹性,要特别注意防止肢体损伤,不可一味增加压力。

二、现场包扎

(一)包扎的目的

1. 保护伤口,防止进一步污染,减少感染机会。

2. 减少出血,预防休克。

3. 保护内脏和血管、神经、肌腱等重要解剖结构。

4. 有利于转运伤病员。

(二)包扎的操作要点

1. 戴上医用手套,如无,用敷料、干净布片、塑料袋、餐巾纸作为隔离层。

2. 剪开衣服,暴露伤口,检查伤情。

3. 用敷料覆盖伤口,防止污染。

4. 动作要轻巧而迅速,部位要准确,伤口包扎要牢固,松紧适宜。

5. 勿用水冲洗伤口(化学伤除外)。

6. 对嵌有异物或骨折断端外露的伤口直接包扎。

7. 在伤口上用消毒剂或药物。

8. 须用裸露的手进行伤口处理,在处理完成后,用肥皂清洗双手。

三、骨折患者的固定

(一)骨折判断

1. 疼痛。突出表现是剧烈疼痛,受伤处有明显的压痛点,移动时有剧痛,安静时则疼痛减轻。根据疼痛的轻重和压痛点的位置,可以大体判断骨折的部位。无移位的骨折只有疼痛没有畸形,但局部可有肿胀或血肿。

2. 肿胀。出血和骨折端的错位、重叠,都会使外表呈现肿胀现象。

3. 畸形。骨折时肢体会发生畸形,呈现短缩、成角、旋转等。

4. 功能障碍。原有的运动功能受到影响或完全丧失。

5. 血管、神经损伤的检查。上肢损伤检查桡动脉有否搏动,下肢损伤检查足背动脉有无搏动。触压伤病员的手指或足趾,询问有何感觉,手指或足趾能否自主活动。

(二)骨折固定的目的

1. 制动,减少伤病员的疼痛。

2. 避免损伤周围组织、血管、神经。

3. 减少出血和肿胀。

4. 防止闭合性骨折转化为开放性骨折。

5. 便于搬运伤病员。

(三)固定材料

1. 脊柱部位固定材料。

(1)设备运用。

1)颈托:为颈部固定器。将受伤颈部尽量制动,保护受伤的颈椎免受进一步损害。

2）铝芯塑型夹板：将夹板弯曲环绕颈部，固定颈椎。

3）脊柱板、头部固定器：脊柱板由一块纤维板或木板制造，长约180cm，板四周有相对的孔用于固定带的固定、搬运。脊柱板应用中要配合颈托、头部固定器及固定带，适用于脊柱受伤的伤病员。

4）躯干夹板：专用于狭窄的空间，一般用于坐位的脊柱损伤的伤病员，配戴颈托，保持伤病员的躯干、头部和脊柱正中位置。如将病员从汽车座位中抬出。

（2）现场制作。

1）用报纸、毛巾、衣物等卷成卷，从颈后向前围于颈部。颈套粗细以围于颈部后限制下颌活动为宜。

2）表面平坦的木板、床板，以大小超过伤病员的肩宽和人体高度为宜，配有绷带及布带用于固定。

2. 夹板类。

（1）设备运用。

1）充气式夹板：为塑料制品。用于四肢骨折，也可用于止血，防止进一步感染和水肿。救护人员先将气夹板套伤肢，拉上拉链，将夹板气囊阀门拉起打开，口吹气至膨胀坚硬，再将气囊阀门下压即关闭阀门。解脱夹板先将气阀上拉，放气后再拉开拉链。

2）铝芯塑型夹板：用于四肢骨折，可调节夹板的长度。夹板表面有衬垫，可直接固定。

3）四肢各部位夹板：分为上臂、前臂、大腿、小腿的固定板，并带有衬垫和固定带。

4）锁骨固定带：用于锁骨骨折。

5）小夹板：用于肢体的骨折固定，对肢体不同部位的骨折有不同型号的组合夹板，对局部皮肤肌肉损伤小。

（2）现场制作。杂志、硬纸板、木板、折叠的毯子、树枝、雨伞等可作为临时夹板。

（3）健侧肢体固定。将受伤上肢缚于躯干，将受伤下肢固定于健肢。

（四）骨折固定原则

1. 首先检查意识、呼吸、脉搏及处理严重出血。

2. 用绷带、三角巾、夹板固定受伤部位。

3. 夹板的长度应能将骨折处的上下关节一同加以固定。

4. 骨断端暴露，不要拉动，不要送回伤口内，开放性骨折现场不要冲洗，不要涂药。

5. 暴露肢体末端以便观察血运。

6. 固定伤肢后，如有可能应将伤肢抬高。

7. 如现场对生命安全有威胁要移至安全地方再固定。

8. 预防休克。

（五）开放伤固定注意事项

1. 开放性骨折禁止用水冲洗，不要涂药物，保持伤口清洁。

2. 肢体如有畸形，可按畸形位置固定。

3. 临时固定的作用只是制动，严禁当场整复。

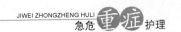

四、搬运

(一)搬运的目的

1. 使伤病员脱离危险区,实施现场救护。
2. 尽快使伤病员获得专业治疗。
3. 防止损伤加重。
4. 最大限度地挽救生命,减轻伤残。

(二)搬运护送原则

1. 迅速观察受伤现场并判断伤情。
2. 做好伤病员现场的救护,先救命后治伤。
3. 先止血、包扎、固定后再搬运。
4. 伤病员体位要适宜、舒服。
5. 不要无目的地移动伤病员。
6. 保持脊柱及肢体在一条轴线上,防止损伤加重。
7. 动作要轻巧,迅速,避免不必要的振动。
8. 注意伤情变化,并及时处理。

(三)现场搬运操作要点

1. 现场救护后,要根据伤病员的伤情轻重和特点分别采取搀扶、背运、双人搬运、三人搬运或四人搬运等措施。
2. 疑有脊柱、骨盆、双下肢骨折时不能让伤病员试行站立。
3. 疑有肋骨骨折的伤病员不能采取背运的方法。
4. 伤势较重,有昏迷,内脏损伤,脊柱、骨盆骨折,双下肢骨折的伤病员应采用担架搬运。
5. 现场如无担架,制作简单担架,并注意禁忌范围。

(四)搬运器材

担架是运送伤病员最常用的工具,种类很多。

1. 担架器材。

(1)折叠楼梯担架。便于在狭窄的走廊、曲折的楼梯等处的搬运。

(2)折叠铲式担架。为医用专业担架,担架双侧均可打开,将伤病员铲入担架,常用于脊柱损伤伤病员的现场搬运。

(3)真空固定垫。可以自动(或打气)撑开,并根据伤病员的身体形状将其固定在垫中,再用担架搬运。

(4)漂浮式吊篮担架。海上救护,将伤病员固定于担架内保证头部完全露出水面。

(5)脊柱固定板。

(6)帆布担架。适用于内科病症的伤病员,对怀疑有脊柱损伤的伤病员禁用。

2. 自制担架。

(1)木板担架。

(2)毛毯担架。在伤病员无骨折的情况下运用。毛毯出可用床单、被罩、雨衣等替代。

(3)简单担架。在现场应用中要慎重,尽可能用木板担架。对于无骨折的伤病员,病情严重时应急使用。

（4）绳索担架。用两根木棒，将坚实绳索交叉缠绕在两根木棒之间，端头打结系牢。

（5）衣物担架。用木棒两根，将大衣袖向内翻成两管，木棍插入内，衣身整理平整。

（五）现场搬运注意事项

1. 搬运要平稳，避免强拉硬拽，防止损伤加重。

2. 特别要保持脊柱中立位，防止脊髓损伤。

3. 疑有脊柱骨折时，禁忌一人抬肩、一人抱腿的错误搬运方法。

4. 转运途中要密切观察伤病员的呼吸、脉搏变化，并随时调整止血带和固定物的松紧度，防止皮肤压伤和缺血坏死。

5. 要将伤病员妥善固定担架上，防止头颈部扭动和过度颠簸。

（胡爱招）

任务三　气道梗塞患者的现场急救

案例引入

　　一位两岁男孩，在医院门诊静脉注射时边注射边吃果冻，突然发生窒息，当时面色青紫，四肢挣扎，作为值班护士，你该怎么办？

急救过程

一、判断呼吸道梗阻

气道梗阻的识别是抢救成功的关键，异物可以引起气道部分或完全梗阻。伤病员表现为突然的剧烈呛咳、反射性呕吐、声音嘶哑、呼吸困难、发绀，有的出现特殊表现等。

（一）特殊表现

由于异物吸入气道时，伤病员感到极度不适，常常不由自主地以一手呈"V"字状紧贴于颈前喉部，苦不堪言（见图2-85）。

（二）气道不完全阻塞

伤病员可以有咳嗽、喘气或咳嗽微弱无力，呼吸困难，张口吸气时，可以听到异物冲击性的高啼声。面色青紫，皮肤、甲床和口腔黏膜发绀。

（三）气道完全阻塞

较大异物堵住喉部、气道处，伤病员面色灰

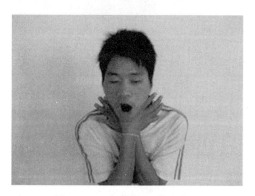

图2-85　气道梗阻特殊表现

暗、青紫，不能说话、不能咳嗽、不能呼吸，昏迷倒地，窒息，很快呼吸停止。

二、急救措施

(一)方法一——海氏手法

海氏手法是冲击伤病员腹部及膈肌下软组织，产生向上的压力，压迫两肺下部，从而驱使肺部残留气体形成一股气流，长驱直入气管，将堵塞住气管、咽喉部的异物驱除。

如果遇见梗阻伤病员，应询问伤病员"是否有异物梗塞"、"我能帮您吗"(见图2-86)，此时，清醒的伤病员会点头告知，先鼓励患者进行有效咳嗽并正确拍背，若无效则实施海氏手法救治，尽快呼叫，寻求帮助，拨打急救电话。

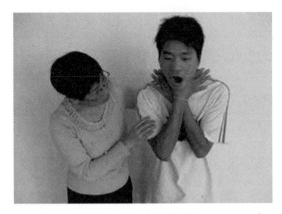

图2-86 询问患者

1. 成人救治法。

(1)自救腹部冲击法。此法适用于不完全气道梗阻伤，意识清醒，而且具有一定救护知识、技能，并且当时又无他人在场相助，打电话又困难，不能说话报告的情况之下。

自救腹部冲击法操作方法见图2-87。

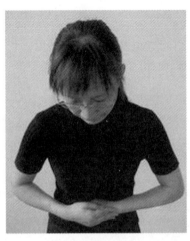

方法1

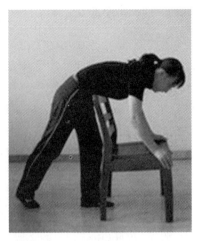

方法2

图2-87 自救腹部冲击

1）自己的一手握空心拳，拳眼置于腹部脐上两横指处。

2）另一手紧握住此拳，双手同时快速向内、向上冲击 5 次，每次冲击动作要明显分开。

3）还可选择将上腹部压在坚硬物上，如桌边、椅背和栏杆处，连续向内、向上冲击 5 次。

4）重复操作若干次，直到异物排出。

（2）互救腹部冲击法。适合于不完全或完全气道梗阻伤病员。伤病员意识清醒，可用立位腹部冲击法，遇到意识不清者，采用仰卧式腹部冲击法救治，同时呼叫 EMS。

1）立位腹部冲击法：用于意识清醒的伤病员（见图 2－88）。

① 救护人员站在伤病员的背后，双臂环绕伤病员腰部，令伤病员弯腰，头部前倾。

② 一手握空心拳，拳眼顶住伤病员腹部正中线脐上方两横指处。

③ 另一手紧握此拳，快速向内、向上冲击 5 次。

④ 伤病员应配合救护人员，低头张口，以便异物排出。

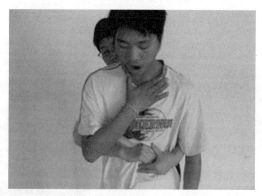

图 2－88 立位腹部冲击法

2）仰卧位腹部冲击法：用于意识不清的伤病员（见图 2－89）。

① 将伤病员置于仰卧位，救护人员骑跨在伤病员髋部两侧。

② 一只手的掌根置于伤病员腹部正中线、脐上方两横指处，不要触及剑突。另一手直接放在第一只手背上，两手掌根重叠。

③ 两手合力快速向内、向上有节奏冲击伤病员的腹部，连续 5 次，重复操作若干次。

④ 检查口腔，如异物被冲出，迅速用手将异物取出。

⑤ 检查呼吸心跳，如无，立即 CPR。

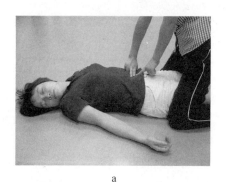
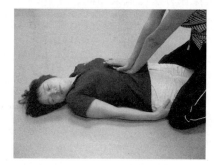

a   b

图 2－89 仰卧位腹部冲击法

（3）互救胸部冲击法。适用于不宜采用腹部冲击法的伤病员，如肥胖者、孕妇等。

1）立位胸部冲击法操作方法：用于意识清醒的伤病员（见图2-90）。

① 救护人员站在伤病员的背后，两臂从伤病员腋下环绕其胸部。

② 一手握空心拳，将拳眼置于伤病员胸骨中部，注意避开肋骨缘及剑突。

③ 另一只手紧握此拳向内、向上有节奏冲击5次。

④ 重复操作若干次，检查异物是否排出。

2）仰卧位胸部冲击法操作方法：用于意识不清的肥胖或孕妇病员（见图2-91）。

① 救护人员将伤病员置于仰卧体位，并骑在伤病员髋部两侧。

② 胸部冲击部位与胸外心脏按压部位相同。

③ 两手的掌根重叠，快速有节奏冲击5次。

④ 重复操作若干次，检查异物是否排出。

⑤ 检查呼吸、心跳，如呼吸心跳停止，立即CPR。

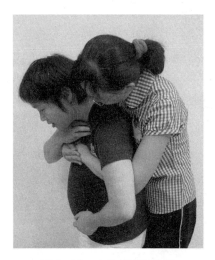

图2-90　立位胸部冲击法

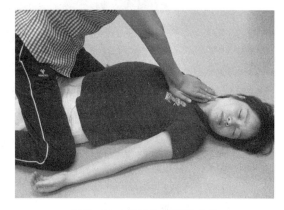

图2-91　仰卧位胸部冲击法

2. 儿童救治法。询问伤病员是否有异物梗塞？需要帮助吗？清醒者采用立位腹部冲击，意识不清者采用仰卧位腹部冲击。

（1）操作方法与成人相同。

（2）检查口腔，如异物排出，迅速用手取出异物。

（3）若阻塞物未能排出，重复操作1～3次。

（4）如呼吸心跳停止，立即CPR。

3. 婴儿救治法——背部叩击法（见图2-92）。

（1）救护人员将婴儿的身体置于一侧的前臂上，同时手掌将后头颈部固定，头部低于躯干。

（2）用另一手固定婴儿下颌角，并使婴儿头部轻度后仰，打开气道。

（3）两前臂将婴儿固定，翻转呈俯卧位。

（4）用手掌根向内、向上叩击婴儿背部两肩胛骨之间4次。

（5）两手及前臂将婴儿固定，翻转为仰卧位。

（6）快速冲击性按压婴儿两乳头连线下方水平4～6次。

（7）检查口腔，如异物排出，迅速用手取出异物。

（8）若阻塞未能排出，重复进行背部叩击和胸部冲击。

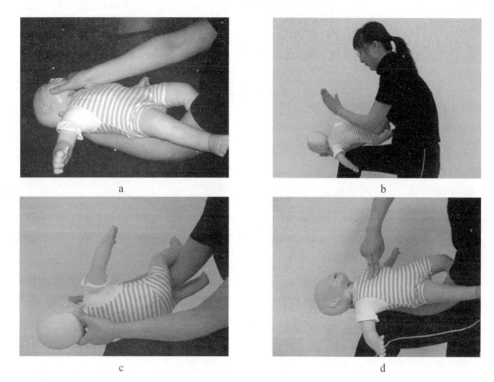

图2-92 婴儿背部叩击法

（二）方法二——环甲膜穿刺

1. 评估是否是环甲膜穿刺的适应证和禁忌证。

（1）适应证。

1）急性喉阻塞，尤其是声门区阻塞患者，严重呼吸困难，来不及行气管切开时。

2）需行气管切开，但缺乏必要器械时。

（2）禁忌证。

1）一般无绝对禁忌证。

2）已明确呼吸道阻塞发生在环甲膜水平以下时，一般不应行环甲膜穿刺术。

2. 操作前准备。

（1）物品准备。消毒手套、治疗盘（碘酒、乙醇、局麻醉、棉签、局麻醉药）、无菌的10ml注射器及18号粗穿刺针或现场其他通气管道。

（2）患者准备。向患者及家属说明施行环中膜穿刺术的目的，消除不必要的顾虑。

3. 操作方法。

（1）患者取仰卧位或半卧位。

（2）以颈中线上甲状软骨下缘与环状软骨弓上缘之间为环甲膜穿刺点。

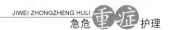

（3）穿刺部位消毒，戴无菌手套，1％利多卡因局麻。危急情况下可直接穿刺。

（4）以左手固定穿刺部位皮肤，右手持18号穿刺针垂直刺入，注意勿用过猛，落空感出现即表示针尖已进入喉腔。此时接10ml注射器，回抽应有空气；确定无疑后，适当固定穿刺针。

（5）术后处理。

1）可经穿刺针接氧气管给患者吸氧，缓解患者缺氧和呼吸困难。

2）待患者情况稳定后，尽早行气管切开或转运到医院做进一步诊治。

TUO ZHAN ZHI SHI
拓展知识

一、气道梗塞急救的注意事项

1. 尽早尽快识别气道异物梗塞的表现，迅速作出判断。

2. 实施腹部冲击，定位要准确，不要把手放在胸骨剑突上或肋缘下。

3. 腹部冲击要注意胃反流导致误吸。

4. 预防气道异物梗塞的发生，如将食物切成小条，缓慢完全咀嚼，儿童口含食物时不要跑步或玩耍等。

5. 气道异物梗塞的救治方法适用于医务工作者，或经过红十字会救护技术培训具有救护技能的救护人员在现场对伤病员的救护。

二、环甲膜穿刺注意事项

1. 环甲膜穿刺不能偏离中线，以免碰到大血管，造成出血。

2. 进针不能太深，尤其在使用代用的针头时要注意不要刺入食管。

3. 环甲膜穿刺不适用于儿童，只限于成人。

4. 作为一种应急措施，穿刺应争分夺秒；穿刺针留置进间不易过久（一般不超过24小时）。

（胡爱招）

任务四　常见意外伤害的现场急救

一、溺水患者的现场急救

案例引入

暑假期间，天气炎热，几个小孩相约到水库游泳。游泳时，小明突然小腿抽搐，在水中大喊救命，如果你在现场应该怎么办？

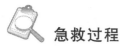 **急救过程**

淹溺(drowning)是指人淹没于水中,呼吸道被水、泥沙、杂草等杂质堵塞,引起换气功能障碍、反射性喉头痉挛而缺氧、窒息造成血液动力学及血液生化改变的状态。严重者如抢救不及时可导致呼吸、心跳停止而死亡。

(一)病情评估

1. 淹溺史。对淹溺者必须注意向陪护人员询问时间、地点、水源性质,以利急救。注意查寻头部有无硬物碰撞痕迹,以便及时诊治颅脑外伤。

2. 临床表现。临床表现因淹溺时间长短而出现窒息轻重程度不等。一般表现为面部青紫肿胀、眼结膜充血、四肢厥冷、寒战等。其他各系统可有如下表现:

(1)呼吸系统。呼吸浅快或不规则,剧烈咳嗽、胸痛,淡水淹溺者多见咯粉红色泡沫痰、呼吸困难、发绀、两肺湿啰音、肺部叩诊浊音。

(2)循环系统。脉搏细速或不能触及、心律不齐、心音低钝、血压不稳定、心力衰竭,危重者出现房颤甚至心室停搏。

(3)神经系统。烦躁不安或昏迷,可伴有抽搐、肌张力增加、牙关紧闭,可出现异常反射。恢复期可有多梦、失眠及记忆力减退等。

(4)消化系统。上腹饱胀、胃内充满水、呈胃扩张状态。海水淹溺者口渴明显。

(5)泌尿系统。尿液混浊呈橘红色,可出现少尿或无尿,严重者肾功能不全。

(6)运动系统。少数患者合并骨折或其他外伤。

有确切的淹溺史,和(或)伴有下列症状,如面部肿胀、青紫、四肢厥冷、呼吸和心跳微弱或停止、口、鼻充满泡沫或污泥、腹部膨胀、胃内充满水而呈胃扩张,即可诊断为淹溺。

(二)急救护理

救护原则:迅速将患者救离出水;立即恢复有效通气;施行心肺复苏术;根据病情对症处理。

1. 迅速使淹溺者离开水。以改善呼吸功能及减少缺氧时间。

2. 保持呼吸道通畅。立即为淹溺者清除口、鼻中的污泥、杂草,有义齿者取下义齿,以防坠入气道,并将舌头拉出。牙关紧闭者应设法撬开,松解领口和紧裹的内衣、胸罩、腰带,确保呼吸道通畅。

3. 倒水处理。可选用下列方法迅速倒出淹溺者呼吸道、胃内的水。

(1)方法。

1)膝顶法:急救者取半蹲位,一腿跪地,另一腿屈膝将淹溺者腹部横置于救护者屈膝的大腿上,使头部下垂,并用手按压其背部,使呼吸道及消化道内的水倒出。

2)肩顶法:急救者抱注淹溺者的双腿,将其腹部放在急救者的肩部,使淹溺者头胸下垂,急救者快步奔跑,使积水倒出。

3)抱腹法:急救者从淹水者背后双手抱住其腰腹部,使淹溺者背部在上,头胸部下垂,摇晃淹溺者,以利倒水。

(2)注意事项。

1)应尽量避免因倒水时间过长而延误心肺复苏等措施的进行。

2）倒水时注意使淹溺者头胸部保持下垂位置，以利积水流出。

4. 心肺复苏。是淹溺抢救工作中最重要的措施，清理呼吸道后应尽快实施。具体见现场心肺复苏。

二、触电患者的现场急救

触电（electric injury）是指一定强度的电流通过人体时，造成的机体损伤及功能障碍。电流通过人体可引起全身性损伤和局限性损伤，严重者可致呼吸心跳停止。

（一）病情评估

1. 受伤史。对触电者必须注意向陪护人员询问触电时间、地点、电源情况，以利急救。注意检查触电受伤情况。

2. 临床表现。

（1）局部症状。主要表现为电流通过的皮肤出现电烧伤。因电压高低不同可造成局部不同程度的烧伤。低压电引起的烧伤，伤面小，直径一般为0.5～2cm左右，呈圆形或椭圆形，与健康皮肤分界清楚，边缘规则整齐，焦黄或灰白色，无痛的干燥创面，偶可见水泡。此类烧伤多见于电流的进出口处。高压电引起的电烧伤，其特点为面积大、伤口深，可达肌肉、血管、神经和骨髓，甚至使组织呈碳化状态。体表多呈干性创面。由于电离子的强大穿透力，有时体表无明显伤口，而机体深层组织烧伤却很严重。

（2）全身症状。全身症状的表现轻重与影响触电损伤程度的因素密切相关。

1）轻型：常由触电者在瞬间接触电压低、电流弱的电源而引起。表现为精神紧张、脸色苍白、表情呆滞、呼吸心跳加快。敏感的患者可发生晕厥、短暂意识丧失。一般很快恢复，恢复后可有肌肉疼痛、疲乏、头痛及神经兴奋症状。

体格检查一般无阳性体征。但需重视心脏听诊，要求对轻型触电者的心脏至少连续听诊5分钟，常可听到程度不同的心律不齐。轻者偶有期前收缩，较重者可发生阵发性心动过速，甚至转为心室颤动或心室扑动，导致心搏停止而死亡。如有心律不齐的出现应严密监测，及时处理，防止电击伤由轻型转至重型。

2）重型：多发生于电压高、电阻小、电流强度大的情况下触电或触电后未能及时脱离电源，遭受电损害时间较长的患者。神志清醒患者表现为有恐惧、惊慌、心悸和呼吸频率快；昏迷患者则出现肌肉抽搐、血压下降、呼吸由浅快转为不规则甚至停止，心律紊乱，会很快导致心脏停搏。

体格检查有呼吸改变和心脏听诊异常。根据病情严重程度，心电图可出现频发性或多源性室性期前收缩、心肌缺血、心室颤动等表现。

（二）急救护理

救护原则：严格按抢救规程处理，迅速将患者脱离电源，分秒必争，尽快进行有效抢救。

1. 迅速脱离电源。根据触电现场的情况，采用最安全、最迅速的办法使触电者脱离电源。

（1）关闭电闸。如电闸就在触电现场附近，应立即关闭电闸，并尽可能将保险盒打开、总电闸扳开，这是最简单、安全而有效的措施。同时，派人守护总电闸，以免不知情者重新合上电闸，造成进一步伤害。

（2）挑开电线。如为高处垂落电线触电,电掣距离触电现场较远时,可用干燥竹竿或木棒等绝缘物,将触及触电者的电线挑开。并将挑开的电线处置妥当,以免再触及他人。

（3）切断电线。如在野外或远离电掣以及存在电磁场效应的触电现场,抢救者不能接近触电者,不便将电线挑开时,可用绝缘钳子或干燥带木柄的刀、斧、锄头斩断电线,使电流中断。注意妥善处理电线断端。

（4）拉开触电者。如触电者俯卧在电线或漏电的电器上,上述方法不易使用时,可用干木棒将触电者拨离触电处。或用干燥绝缘的绳索套在触电者身上,将其拖离电源。

在使触电者脱离电源的抢救过程中,还应注意:① 避免给触电者造成其他伤害。如人在高处触电时,应采取适当的安全措施,防止脱离电源后,从高处坠下骨折或死亡。② 抢救者必须注意自身安全,严格保持自己与触电者的绝缘,未断离电源前绝不能用手牵拉触电者;脚下垫放干燥的木块、厚塑料块等绝缘物品,使自己与大地绝缘。

2. 轻型触电。对轻型触电者,神志清楚,仅感心慌、乏力、四肢发麻,应就地观察及休息1～2 小时,以减轻心脏负荷,促进恢复。

3. 重型触电。对重型触电者在脱离电源后应根据病情立即进行心肺复苏等抢救。在进行以上抢救措施的同时尽快转运到医院作进一步处理。

三、毒蛇咬伤患者的现场急救

（一）评估病情

1. 判断是否是毒蛇咬伤。蛇咬伤后首先要鉴别是否是毒蛇咬伤。除了看蛇的外形,还要看牙痕。毒蛇头部多呈三角形,身体有彩色花纹,尾短而细。无毒蛇咬伤后,仅有成排的细小牙痕;毒蛇咬伤后除有细小牙痕外还有 2～4 个较大而深的毒牙痕。

2. 临床表现。蛇咬伤对人体的危害主要是其毒液。不同毒蛇的毒液不同,所含的毒液大致可分为神经毒、血液毒、混合毒三类。各类毒对人体造成的危害不同,详见表 2-6。

表 2-6　蛇毒分类

毒液分类	毒蛇	症状	
		局部	全身
神经毒	银环蛇 金环蛇 海蛇	局部红肿不明显,牙痕小,无渗液,仅有麻胀感	1～3 小时后出现头晕、嗜睡、流涎、声音嘶哑,言语、吞咽困难,视力模糊,呼吸困难,共济失调,严重者全身瘫痪、惊厥等
血液毒	竹叶青蛇 五步蛇	局部剧痛,肿胀迅速向近心端蔓延,伴有出血、水疱、坏死等	发热、心悸、烦躁不安、谵妄、鼻出血、少尿或无尿、皮肤黏膜淤斑、黄疸、贫血、心律失常、休克等
混合毒	眼镜蛇 蝮蛇	对神经系统、血液和循环系统损害的症状均可出现,但主次不同,很快至呼吸麻痹和循环衰竭	

（二）现场救护原则

将伤病员移离毒蛇,防止重复咬伤。

1. 被毒蛇咬伤后切忌惊慌、大声呼叫、奔跑,这样容易加速毒素吸收和扩散。

2. 应保持安静,立即坐下或卧下,使血液循环减慢。

3. 用止血带缚扎伤口近心端上 5～15cm 处,如无止血带可用毛巾、手帕或撕下的布条代替。扎敷时不可太紧,应可通过一指,其程度应以能阻止静脉和淋巴回流不妨碍动脉流通为原则(和止血带止血法阻断动脉血流不同),每 2 小时放松一次,每次放松 1 分钟。而以前的观念认为 15～30 分钟中要放松 30 秒～1 分钟,临床视实际状况而定。如果伤处肿胀迅速扩大,要检查是否绑得太紧,绑的时间应缩短,放松时间应增多,以免组织坏死。

4. 同时用清水或肥皂水反复冲洗伤口及周围皮肤,以洗掉伤口外表毒液。如果伤口内有毒牙残留,应迅速用小刀或碎玻璃片等其他尖锐物挑出。

5. 如远离医疗机构,受害人的伤口皮肤迅速肿胀,应立即进行抽吸。救护员口腔黏膜无溃破时,可在伤口处放塑料布后用口吸出,吸一口吐一口,边吸边漱口,要反复进行。当救护员口腔有破溃时,不可采用此法。可用吸乳器或拔火罐等反复多次吸引伤口。

6. 在野外无条件时,可用火柴烧灼伤口,以破坏蛇毒。也可用利器将咬伤牙痕做长 1cm 的"十"字切开,以便排毒。

7. 被毒蛇咬伤后不能饮酒,因酒能促进血液循环,加速毒素扩散。患者如出现口渴,可给足量清水饮用。

8. 尽早呼救,寻求医生的帮助。

9. 经过切开排毒处理的伤员要迅速用担架、车辆送往医院,尽早应用抗蛇毒血清,以免出现在野外无法处理的严重情况。转运送中要消除患者紧张心理,保持安静。

四、中暑患者的现场急救

中暑是指在高温环境下人体体温调节功能紊乱而引起的中枢神经系统和循环系统障碍为主要表现的急性疾病。

(一)病情评估

1. 病史。评估有无在烈日下暴晒或高温环境中从事一定时间的劳动,且无足够的防暑措施,评估有无诱发中暑的因素,如肥胖、缺乏体育锻炼、过度劳累、睡眠不足等等。

2. 临床表现。根据临床表现的轻重,中暑可分为先兆中暑、轻症中暑和重症中暑,它们之间呈渐进的关系。

(1) 先兆中暑症状。高温环境下,出现头痛、头晕、口渴、多汗、四肢无力发酸、注意力不集中、动作不协调等症状;体温正常或略有升高。如及时转移到阴凉通风处,补充水和盐分,短时间内即可恢复。

(2) 轻症中暑症状。体温往往在 38℃ 以上;除头晕、口渴外往往有面色潮红、大量出汗、皮肤灼热等表现,或出现四肢湿冷、面色苍白、血压下降、脉搏增快等表现。如及时处理,往往可于数小时内恢复。

(3) 重症中暑症状。顾名思义,是中暑中情况最严重的一种,如不及时救治将会危及生命。这类中暑又可分为四种类型:热痉挛、热衰竭、日射病和热射病。

1) 热痉挛症状特点:多发生于大量出汗及口渴,饮水多而盐分补充不足致血中氯化钠浓度急速明显降低时。这类中暑发生时肌肉会突然出现阵发性的痉挛疼痛。

2) 热衰竭症状特点:这种中暑常常发生于老年人及一时未能适应高温的人。主要症状为头晕、头痛、心慌、口渴、恶心、呕吐、皮肤湿冷、血压下降、晕厥或神志模糊。此时的体温正常或稍微偏高。

3）日射病症状特点：这类中暑的原因正像它的名字一样，是因为直接在烈日下曝晒，强烈的阳光穿透头部皮肤及颅骨引起脑细胞受损，进而造成脑组织的充血、水肿。由于受到伤害的主要是头部，所以，最开始出现的不适就是剧烈头痛、恶心呕吐、烦躁不安，继而可出现昏迷及抽搐。

4）热射病症状特点：还有一部分人在高温环境中从事体力劳动的时间较长，身体产热过多，而散热不足，导致体温急剧升高。发病早期患者有大量冷汗，继而无汗、呼吸浅快、脉搏细速、躁动不安、神志模糊、血压下降，逐渐向昏迷伴四肢抽搐发展；严重者可产生脑水肿、肺水肿、心力衰竭等。

（二）现场救护

救护原则：分秒必争，迅速使患者脱离高热环境，根据现场条件，立即采取降低患者体温的措施。

1. 先兆中暑和轻症中暑的处理。

（1）立即将患者移到通风、阴凉、干燥的地方，如走廊、树阴下，有条件者移至保持 20～25℃的空调房间里，解开或脱去外衣；如衣服被汗水湿透，应更换干衣服，取平卧位。

（2）尽快降低体温，降至 38℃以下。具体做法有用凉湿毛巾冷敷头部、腋下以及腹股沟等处；用温水或酒精擦拭全身；冷水浸浴 15～30 分钟等。

（3）意识清醒的患者或经过降温清醒的患者可饮服绿豆汤、淡盐冰水等解暑。

（4）还可服用人丹和藿香正气水。另外，对症状不能缓解者尽快送到医院治疗。

2. 重症中暑的处理。

（1）呼救后立即将患者移到通风、阴凉、干燥的地方，如走廊、树阴下，有条件者移至保持 20～25℃的空调房间里，解开或脱去外衣；如衣服被汗水湿透，应更换干衣服，取平卧位。

（2）迅速降温是抢救重症中暑的关键，具体方法包括环境降温、体表降温（同上），有条件时可采用体内降温，如用 4～10℃的 5％葡萄糖盐水 1000ml 经股动脉向心性注入患者体内或注入患者胃内或灌肠。

（3）保持呼吸道通畅，密切观察病情变化，改善周围循环，预防休克和肾功能衰竭。

BEI JING ZHI SHI

背景知识

一、淹溺

（一）淹溺常见情况

1. 缺乏游泳能力意外落水。

2. 在游泳过程中，时间过长力气耗竭或冷水刺激发生肢体抽搐或肢体被植物缠绕等造成浮力下降而淹没于水中。

3. 在浅水区跳水，头撞硬物，发生颅脑外伤而致淹溺。

4. 潜水意外而造成淹溺。

5. 入水前饮酒过量或使用过量的镇静药物。

6. 患有心脏、脑血管、癫痫或其他不能胜任游泳的疾病或游泳时疾病急性发作而导致淹溺。

(二)病理生理变化

淹溺后的病理生理变化根据淹溺者吸入水分的性质、水的渗透压而有很大的差别。通常分为海水淹溺和淡水淹溺两种类型。

1. 海水淹溺。 海水内有3.5%氯化钠和大量钙盐、镁盐,为高渗性液体,吸入肺泡后,其高渗透压使血管内的液体或血浆大量进入肺泡内,可引起急性肺水肿,最后导致心力衰竭而死亡。体液从血管内进入肺泡,可出现血液浓缩、血容量降低、低蛋白血症、高钠血症。海水中的钙盐和镁盐可引起高钙血症和高镁血症。高镁血症可使心跳缓慢、心常失常、传导阻滞,甚至心跳停止。高镁血症可抑制中枢和周围神经,扩张血管和降低血压。

2. 淡水淹溺。 淡水是指江、河、湖泊之水,为低渗性液体。当人体大量吸入淡水后,低渗性液体经肺组织渗透迅速渗入肺毛细血管而进入血液循环,血容量剧增可引起肺水肿和心力衰竭,低渗性液体使红细胞肿胀、破裂,发生溶血,随着红细胞破裂,大量钾离子和血红蛋白释出进入血浆,造成高钾血症和血红蛋白血症。过量的血红蛋白堵塞肾小管引起急性肾功能衰竭。高血钾症可使心脏骤停。淡水进入血液循环稀释血液还可出现低钠血症、低氯血症和低蛋白血症。海水淹溺与淡水淹溺的病理改变特点见表2-7。

表2-7 海水淹溺与淡水淹溺的病理特点比较

项 目	海水淹溺	淡水淹溺
血液总量	减少	增加
血液性状	浓缩显著	稀释显著
红细胞损害	很少	大量
血浆电解质变化	钠、钙、镁、氯离子增加	钾离子增加、钠、钙、氯离子减少
心室颤动	极少发生	常见
主要致死原因	急性肺水肿、急性脑水肿、心力衰竭	急性肺水肿、急性脑水肿、心力衰竭、心室颤动

二、触电

(一)发病机制

电流对人体的伤害包括电流本身以及电流转换为电能后的热和光效应两个方面的作用。电流击伤对人的致命作用一是引起心室颤动,导致心脏停搏,此常为低压触电死亡原因。二是对延髓呼吸中枢的损害,引起呼吸中枢抑制、麻痹,导致呼吸停止,此常为高压触电死亡原因。电流转换为热和光效应则造成烧伤肌肉深层,甚至骨髓。电流对机体的伤害和引起的病理改变极为复杂,但其主要的发病机制是组织缺氧。

(二)触电方式

1. 单相触电。 人体接触一根电线,电流通过人体,经皮肤与地面接触后由大地返回,形成电流环形通路。此种触电是日常生活中最常见的电击方式。

2. 二相触电。 人体不同的两处部位同时接触同一电路上的两根电线,电流从电位高的一根,经人体传导流向电位低的一根电线,形成环形通路而触电。

3. 跨步电压触电。 当一根电线断落在地上,由于电磁场效应,以此电线落地为中心,在20m之内的地面上有许多同心圆周,这些不同直径的圆周上的电压各不相同,离电线落地点中心越近的圆周电压越高,离中心越远的电压越低,这种电位差称为跨步电压。当人一走进此电场感应区,特别是在离电线落地点10m以内区域时,前脚跨出着地,后脚尚未离地,此时两脚接触在相距约0.8m的两个不同电位差的带电点上,即存在电位差,电流就会自前脚流入,经躯体再自后脚回流大地,形成环形通路,造成触电。这种触电,离电线落地点越近,电压越高,危险越大;跨步距离越大,电位差越大,危险也越大。

触电常见于以下情况:① 供电线路安装不合格;② 电器设备损坏或不合规格;③ 违反用电或电器操作规程;④ 交通事故致电线杆倒地,电线折断漏电;⑤ 日常生活中接触异常电源(晒衣铁丝接触电线外皮损坏、风筝线缠绕电线后用力牵拉电线折断)等原因而发生。

(三)影响触电损伤程度的因素

电击损伤程度取决于下列因素:

1. 电流种类。 电流分交流电与直流电两种。同样500V(伏特)以下,交流电比直流电的危害性高3倍。不同频率的交流电对人体的影响不同,每秒50～60Hz(赫)的低压交流电(日常交流电频率为每秒50Hz)对人体危害最大,可造成致命的心室颤动,而频率增加到每秒2000Hz的高频交流电危害性反而减少,可作为物理治疗使用。如物理治疗使用的高频治疗机频率高达10万Hz,对人体却毫无危害。

2. 电流强度。 一般通过人体的电流强度越强,对人体组织的损害就越大,电流损伤的热效应与电流强度成正比。接触电流的时间越长,损害越重,危害也越大。0.5～7mA(毫安培),可使接触部位麻木、刺痛、肌肉痉挛;20～25mA,手不能摆脱电源出现呼吸困难;50～80mA,可使触电者呼吸麻痹、心室颤动或心脏停搏。

3. 电压高低。 电压越高,触电后流经人体的电流量就越大,对人体的损害也越重。直流电压在380V以下极少引起伤亡事故;而交流电压在65V以上即造成触电危险。

4. 人体电阻。 在相同电压下,电阻越大则通入人体的电流越小,组织受损轻;反之,电阻越小,则通过电流越大,组织损害越严重。相同电压下潮湿、裂伤的皮肤与脚穿有铁钉的鞋或湿鞋时电阻小,危害也较大。

身体各部位组织由于其结构特点、理化特性不同,单独对电流的阻力由小到大排列顺序为:血管—神经—肌肉—皮肤—脂肪—肌腱—骨组织。因此,血管和神经的电阻最小,受电流损伤常常最为严重。

5. 通电途径。 触电时,电流通过人体的途径不同,对组织器官的损伤危险程度也不同。电流从上肢或头顶进入体内,通过心脏由下肢流出,可引起心室颤动。如电流从一脚下,通过腹部由另一脚流出,则危害性较小。凡电流流经心脏、脑干、脊髓,皆可导致严重的后果。

6. 电流接触时间。 电流对人体的损害程度与接触电流的时间成正比。电流通过人体内时间越长,机体受损程度也越重。

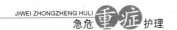

三、毒蛇咬伤

(一)毒蛇的分类

毒蛇大致可分成三大类:

1. 以神经毒为主的毒蛇。有金环蛇、银环蛇及海蛇等。其毒液主要作用于神经系统引起肌肉麻痹和呼吸麻痹。

2. 以血液毒为主的毒蛇。有竹叶青蝰蛇和龟壳花蛇等。其毒液主要影响血液及循环系统引起溶血出血凝血及心脏衰竭。

3. 兼有神经毒和血液毒的毒蛇。有蝮蛇、大眼镜蛇和眼镜蛇等。其毒液具有神经毒和血液毒的两种特性。

(二)发病机制

蛇毒可分为神经毒素和血液毒素。前者对中枢、周围神经,神经肌肉传导功能等产生损害作用,可引起惊厥、瘫痪和呼吸麻痹;后者对心血管和血液系统造成损害,引起心律失常、循环衰竭、溶血和出血。由于蛇毒中的磷脂酶 A 和机体释放的组胺、5-羟色胺、缓激肽等引起局部血管壁通透性增加,血浆外渗,产生明显的水肿。

四、高温对人体各系统的影响

中暑损伤主要是体温过高(大于 42℃)对细胞的直接毒性作用,引起广泛性器官功能障碍。

1. 中枢神经系统。高热对大脑和脊髓的毒性作用能快速导致细胞死亡、脑水肿和局部出血、颅内压增高,甚至昏迷。小脑 Purkinje 细胞对高热毒性作用极为敏感,常发生构语障碍、共济失调和辨距不良等。

2. 心血管系统。皮肤血管扩张引起血液重新分配,同时心排血量增多,因而心负荷加重。此外,高热能引起心肌缺血、坏死,促使发生心律失常、心功能减弱或心力衰竭,从而使心排血量降低,皮肤血管的血流量减少而影响散热。

3. 呼吸系统。肺血管内皮由于热损伤会发生 ARDS。

4. 水、电解质代谢。正常人出汗最大速率为 1.5L/h,热适应后的个体出汗速率是正常人的 2 倍。大量出汗常导致水和钠的丢失,使人体失水和失钠。

5. 肾。由于脱水、心血管功能障碍和横纹肌溶解等,导致急性肾功能衰竭。

6. 消化系统。中暑时,直接热毒性和胃肠道血液灌注减少可引起缺血性溃疡,易发生大出血。严重中暑患者,发病 2~3 天后几乎都会发生不同程度的肝坏死和胆汁淤积。

7. 血液系统。中暑严重患者,发病后 2~3 天可出现不同程度的弥散性血管内凝血(DIC)。

8. 肌肉。剧烈运动引起中暑时,由于肌肉局部温度增加、缺氧和代谢性酸中毒,常发生严重肌肉损伤、横纹肌溶解,血清肌酸激酶明显升高。

自测练习

（一）单项选择题

1. 关于口对口人工呼吸操作，下列哪项不对　　　　　　　　　　　　　　（　　）
   - A. 先保持呼吸道通畅
   - B. 右手控闭鼻孔
   - C. 左手托下颌
   - D. 吹气时间占 2/3，呼出时间占 1/3
   - E. 每分钟 16～20 次

2. 在意外事故现场，诊断受难者是否心跳停止最迅速有效的方法是　　　（　　）
   - A. 听心音
   - B. 观察心尖搏动
   - C. 做心电图
   - D. 摸动脉搏动
   - E. 测血压

3. 现场心肺复苏操作的首要步骤是　　　　　　　　　　　　　　　　　（　　）
   - A. 心前区叩诊
   - B. 心脏按压
   - C. 口对口人工呼吸
   - D. 开放气道，保持呼吸道通畅况
   - E. 心内注射

4. 有关胸外心脏按压，错误的是　　　　　　　　　　　　　　　　　　（　　）
   - A. 平卧，背部垫硬木板
   - B. 按压部位在心尖区
   - C. 按压频率为 100 次/分
   - D. 按压姿势为双肘伸直
   - E. 按压深度为胸骨下陷 4cm

5. 成人胸外心脏按压的正确位置是　　　　　　　　　　　　　　　　　（　　）
   - A. 心尖区
   - B. 胸骨下段
   - C. 胸骨上段
   - D. 胸骨左侧
   - E. 胸骨右侧

6. 为成人施行胸外心脏按压时，应使胸骨下陷　　　　　　　　　　　　（　　）
   - A. 1～2cm
   - B. 2～3cm
   - C. 4～5cm
   - D. 6～8cm
   - E. 8～10cm

（7—8 题共用题干）男性，19 岁，溺水被救出水后，神志不清，呼吸停止，口唇发绀，救护人员现场进行心肺复苏。

7. 口对口呼吸的先决条件是　　　　　　　　　　　　　　　　　　　　（　　）
   - A. 气道开放而通畅
   - B. 患者置于仰卧位
   - C. 每次吹入 800ml 气体
   - D. 听诊器听诊发现呼吸停止
   - E. 征得家属同意

8. 两人协同对该患者进行救护，心脏按压与呼吸的比例是　　　　　　　（　　）

    A. 30：2   B. 10：1

    C. 5：1   D. 15：2

    E. 15：1

9. 诊断心跳骤停的简捷依据是 （　　）

    A. 血压测不到   B. 神志突然消失

    C. 呼吸突然停止   D. 大动脉搏动消失

    E. 心音消失

（10—12题共用题干）患者左侧胸部被匕首刺伤半小时,有胸痛,呼吸急促,口唇发绀。脉搏120次/分,血压70/40mmHg。左侧胸壁有伤口,呼吸时能听到空气出入伤口的响声,气管移向健侧,患侧叩诊呈鼓音。

10. 应首先考虑此患者为 （　　）

    A. 闭合性气胸   B. 开放性气胸

    C. 张力性气胸   D. 损伤性血胸

    E. 胸壁软组织刺伤

11. 引起患者休克的主要原因是 （　　）

    A. 血容量不足   B. 纵隔摆动、回心血量减少

    C. 伤侧肺完全萎陷   D. 心脏受压

    E. 健侧肺部分受压

12. 对患者的急救措施首先应 （　　）

    A. 迅速封闭伤口   B. 立即开胸手术

    C. 输血输液   D. 闭式胸膜腔引流

    E. 应用抗生素

13. 使用止血带止血时,不正确的说法是 （　　）

    A. 止血带不可过细或过窄

    B. 记录上止血带时间

    C. 止血带松紧以远端动脉搏动微弱为宜

    D. 上止血带部位垫软垫

    E. 上肢出血应在上臂上1/3处扎止血带

14. 某伤员同时存在下列情况,首先处理的是 （　　）

    A. 右侧胫骨开放性骨折   B. 头皮血肿

    C. 右肩关节脱位   D. 张力性气胸

    E. 前臂皮肤挫伤

（15—16题共用题干）男,45岁,盛夏季节连续3天在炼钢炉旁工作,第3天下午工作2小时即感到头痛、头昏,随即出现嗜睡、面色潮红、脉速、气促、皮肤干燥无出汗,被送往医院,考虑为中暑。

15. 为明确诊断,最有价值的体检项目是 （　　）

    A. 体温＋神经反射   B. 呼吸＋意识

    C. 脉搏＋血压   D. 尿量＋皮肤色泽

E. B 超＋CT

16. 体内降温时,可经以下哪根动脉用 4～10℃ 的葡萄糖盐水 1000ml 向心性注入患者
　　体内? 　　　　　　　　　　　　　　　　　　　　　　　　　　　　　　（　　）

　　A. 颈总动脉　　　　　　　　　　　B. 肱动脉

　　C. 股动脉　　　　　　　　　　　　D. 桡动脉

　　E. 锁骨下动脉

17. 患者在烈日下进行体力活动 2 小时,大量出汗,口渴,并出现胸闷、心悸、恶心、呕吐
　　等症,腋温 38℃,脉搏 105 次/分,血压 90/50mmHg。此时最佳抢救措施为（　　　）

　　A. 转移至通风、阴凉处　　　　　　B. 口服大量清凉饮料

　　C. 冰水浸浴　　　　　　　　　　　D. 5％葡萄糖盐水 500ml 快速静脉滴入

　　E. 吸氧

18. 关于淡水淹溺的病理生理变化,下列哪项是不正确的 　　　　　　　　　（　　）

　　A. 血溶量增加　　　　　　　　　　B. 低钾血症

　　C. 高钾血症　　　　　　　　　　　D. 低氯血症

　　E. 低钠血症

19. 抢救淹溺后肺水肿患者,常用多少浓度的乙醇置于氧化湿化瓶内随氧吸入 （　　）

　　A. 10％～20％　　　　　　　　　　B. 20％～30％

　　C. 30％～40％　　　　　　　　　　D. 40％～50％

　　E. 50％～60％

20. 日常生活中最常见的电击方式为 　　　　　　　　　　　　　　　　　　（　　）

　　A. 单相触电　　　　　　　　　　　B. 二相触电

　　C. 跨步电压触电　　　　　　　　　D. 雷击

　　E. 三相触电

（吴玲玲　胡爱招）

项目三　院内急诊室的救护

任务一　心跳呼吸骤停患者的急诊救护

案例引入

　　某患者因被搅拌机进料斗压伤胸腹部,伴上腹部疼痛2小时入院,在急诊室行腹腔穿刺时患者突然心跳、呼吸停止,作为急诊室的护理人员,这时你要做什么? 怎么做?

救护过程

　　院内心肺复苏的程序和院外心肺复苏的程序一样,从评估到保持呼吸道通畅、人工呼吸到恢复循环功能、药物的使用,到最后的评价。但由于医院内有很多抢救仪器设备可以利用,不仅可提高抢救成功率,同时也能减少交叉感染,所以院内的心肺复苏主要是一些仪器设备的使用和配合以及抢救药物的应用和护理。

一、口咽通气导管的使用

　　口咽通气管的最大特点也是最大的优点是操作简单、实用、有效,稍加培训即可掌握,可以在几秒钟内或者瞬间完成操作,后即可进行有效的通气,因此可以由任何科室的医护人员实施,尤其适用于在手术室之外、没有麻醉医师、没有气管插管条件的情况下。

(一)评估有无口咽通气管使用的适应证

口咽通气管用于因舌后坠或呼吸道肌肉松弛而有气道梗阻危险的患者,但其使用仅限于没有咳嗽和呕吐反射的患者。

1. 昏迷患者。 防止舌后坠引起的气道梗阻。

2. 分泌物较多的患者。 便于吸出口咽部的分泌物。

3. 各种原因引起抽搐的患者。 防止舌头咬伤。

(二)置管的步骤

1. 物品准备。 吸引设备、口咽通气管、压舌板。

2. 患者准备。 取仰卧位。

3. 选择合适的口咽通气导管。 口咽通气管有多种型号,大小不等(见图3-1),在使用时要根据患者的具体情况选择合适的型号。具体方法有两种:一种是测量患者嘴角到耳垂连线的长度,据此选择合适的口咽通气管,另一种是测量门齿至下颌角的长度选择通气管。不管何种选法,合适的口咽管应该是:口咽通气管末端位于上咽部,将舌根与口咽后壁分开,使下咽部到声门的气道通畅。因此,较为安全的选择方法是:宁长勿短,宁大勿小,因为口咽管太短不能经过舌根,起不到开放气道的作用,口咽管太小容易误入气管。

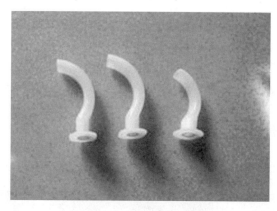

图3-1 各种口咽通气管

4. 置管方法。

方法一:传统法操作步骤(见图3-2)。

操作者站在患者前面,用举颏或手指交叉技术使患者张口,用压舌板将舌向前推开,放入口咽通气管,将通气管的咽弯曲沿舌面顺势送至上咽部,将舌根与口咽后壁分开。此法适用于昏迷患者。缺点:诱发呕吐、误吸。

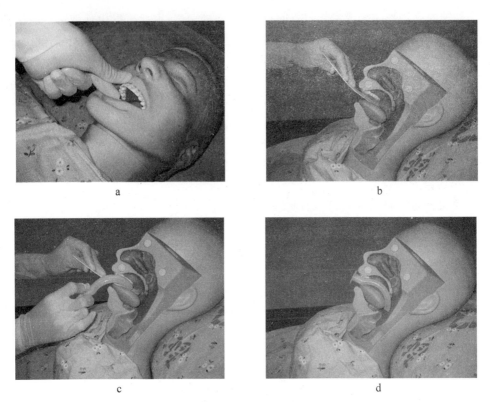

图 3 - 2　传统口咽通气管置管方法

方法二：改良法操作步骤(见图 3 - 3)。

操作者站在患者后面,把口咽管的咽弯曲部分向腭部插入口腔,当其内口接近口咽后壁时(已通过悬雍垂),即将其旋转 180°,借患者吸气时顺势向下推送,弯曲部分下面压住舌根,弯曲部分上面抵住口咽后壁。虽然后者比前者操作难度大,但在开放气道及改善通气方面更为可靠。此法儿童不宜,因为旋转时口咽管会损伤牙齿。

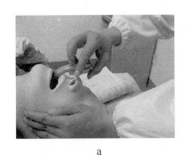
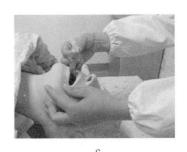

图 3 - 3　改良法口咽通气管置管方法

（三）注意事项

1. 管道的粗细。

2. 管道插入的长度——过长或过短都不行,甚至适得其反(见图 3 - 4—3 - 6)。

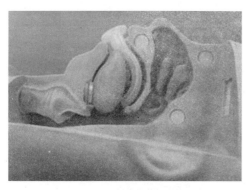

图 3-4　口咽通气管过短

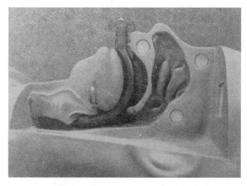

图 3-5　口咽通气管过长

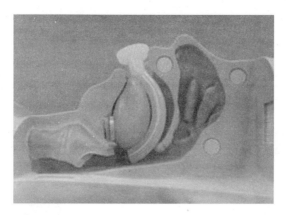

图 3-6　口咽通气管合适

　　口或鼻咽通气道是属于临时开放气道的措施,不能代替气管插管长时间使用。因为气管插管可以减少死腔量并且气管导管带有低压高容套囊可以防止呕吐误吸,这两点是口或鼻咽通气道所没有的功能,这是缺点。但是口或鼻咽通气道能非常及时地改善患者的通气和缺氧情况,可以为抢救患者生命赢得宝贵的时间。

二、简易呼吸皮囊的使用

　　简易呼吸皮囊又叫简易人工呼吸器,也称加压给氧气囊(AMBU)(见图 3-7),它是进行人工通气的简易工具。与口对口呼吸相比,使用简易人工呼吸器供氧浓度高,且操作简便。尤其是病情危急,来不及气管插管时,可利用加压面罩直接给氧,使患者得到充分氧气供应,改善组织缺氧状态。

　　（一）评估有无简易呼吸皮囊使用的适应证和禁忌证

　　1. 是否存在使用简易呼吸器的指征

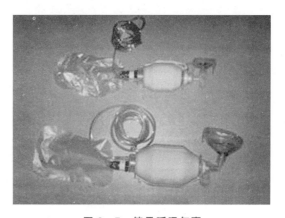

图 3-7　简易呼吸气囊

和适应证,如急性呼吸衰竭时出现呼吸停止或呼吸微弱经积极治疗后无改善,肺通气量明显不足者;慢性重症呼吸衰竭,经各种治疗无改善或有肺性脑病者,呼吸机使用前或停用呼吸机时,患者在运送过程中等。

2.评估有无使用简易呼吸器的禁忌证,如中等以上活动性咯血、心肌梗死、大量胸腔积液等。

（二）操作过程

1.有使用指征时,如患者原本就有氧气吸入,即一边安慰患者,一边调节氧气流量,让患者平卧头偏一侧,松开胸口被盖,解开衣领。

3.立即通知医生,拿呼吸囊。

4.连接面罩、呼吸囊及氧气,调节氧气流量10L/分以上(供氧浓度为40%~60%),使储气袋充盈。

5.开放气道,置枕头于患者肩部下面,使患者头后仰,托起下颌,清除上呼吸道分泌物和呕吐物,拉下患者胸部被盖便于观察。

6.操作者站于患者床头,左手用CE手法将面罩罩住患者口鼻,按紧不漏气(见图3-8)。如果情况紧急或拉不动床,也可以站在患者右侧,左手用面罩罩住患者口鼻,右手挤压呼吸囊(见图3-9)。若气管插管或气管切开患者使用简易呼吸器,将气囊的接口直接接气管插管和导管。

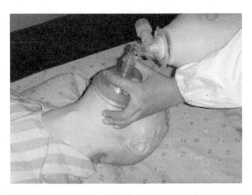

图3-8 站在床头的CE手法

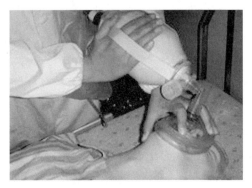

图3-9 站在右侧手法

7.单手挤压呼吸囊的方法。将气囊靠在左手臂,右手挤压呼吸囊,待呼吸囊重新膨起后开始下一次挤压。如果患者有自主呼吸,应尽量在患者吸气时挤压呼吸囊;如果有两人,则一人固定面罩,一人挤压呼吸囊(见图3-10)。

8.使用时注意潮气量、呼吸频率、吸呼比等。

（1）一般潮气量8~12ml/kg(通常成人400~600ml的潮气量就足以使胸壁抬起),以通气适中为好,有条件时测定二氧

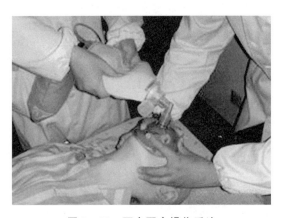

图3-10 两人配合操作手法

化碳分压以调节通气量,避免通气过度。

(2)呼吸频率。成人为 12～16 次/分,快速挤压气囊时,应注意气囊的频率和患者呼吸的协调性。在患者呼气与气囊膨胀复位之间应有足够的时间,以防在患者呼气时挤压气囊。

(3)吸呼时间比成人一般为 1:(1.5～2);慢性阻塞性肺部疾病、呼吸窘迫综合征患者频率为 12～14 次/分,吸呼比为 1:(2～3),潮气量略少。

9. 观察及评估患者。使用过程中,应密切观察患者对呼吸器的适应性,观察患者的胸腹起伏、皮肤颜色、两肺呼吸音、生命体征、氧饱和度读数、有无胃部胀气等。

(三)注意事项

1. 使用简易呼吸器容易发生的问题是由于活瓣漏气,使患者得不到有效通气,所以要定时检查、测试、维修和保养。

2. 挤压呼吸囊时,压力不可过大,约挤压呼吸囊的 1/3～2/3 为宜,亦不可时大时小时快时慢,以免损伤肺组织,造成呼吸中枢紊乱,影响呼吸功能恢复。

3. 发现患者有自主呼吸时,应按患者的呼吸动作加以辅助,以免影响患者的自主呼吸。

4. 对清醒患者做好心理护理,解释应用呼吸器的目的和意义,缓解其紧张情绪,使其主动配合,并边挤压呼吸囊边指导患者进行"吸——""呼——"动作。

5. 呼吸器使用后,呼吸活瓣、接头、面罩拆开,用肥皂水擦洗,清水冲净,再用 1:400 的消毒灵浸泡 30 分钟,凉水冲净、晾干,装配好备用。

6. 弹性呼吸囊不宜挤压变形后放置,以免影响弹性。

7. 若患者在复苏过程中已经建立了高级人工气道,这时胸外心脏按压和人工呼吸按照自身的频率进行,既胸外按压频率至少 100 次/分,呼吸皮囊按 8～10 次/分的频率进行,不需要有 30:2 的比例。

三、气管插管的配合护理

(一)评估有无气管插管的适应证和禁忌证

1. 适应证。 各种原因所致的呼吸衰竭;需心肺复苏以及气管内麻醉者;加压给氧;防止呕吐物、分泌物流入气管及随时吸除分泌物;气道堵塞的抢救;复苏术中及抢救新生儿窒息等。

2. 禁忌证。 明显喉头水肿或声门及声门下狭窄者、急性呼吸道感染者;主动脉瘤压迫气管;无法后仰(如疑有颈椎骨折)。

(二)术前准备

1. 口咽通气管、面罩、简易呼吸器、氧气、负压吸引设备、吸痰管、开口器、喷雾器、橡胶手套。

2. 喉镜及各型叶片、各型气管导管、管芯、牙垫、气管插管固定带、10ml 注射器、插管钳(见图 3-11)。

3. 使用镇静、麻醉、肌松、抗胆碱和鼻黏膜收缩药物,润滑剂,建立静脉通路。

4. 抢救车。

5. 连续心电、SpO_2、血压监测,$ETCO_2$(呼气末 CO_2 浓度)监测。

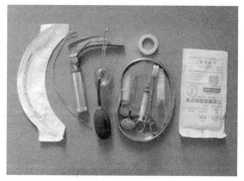

图 3-11　部分物品

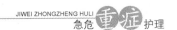

6. 要先向患者及家属交代清楚可能发生的意外,对插管的必要性和危险性取得患者及家属的理解和一致认识,患方签署知情同意书。

（三）操作步骤及配合

气管插管有经口和经鼻两种方式,以下以经口明视气管插管为例来说明。

1. 清除口、鼻、咽腔中的分泌物,取下义齿,检查有无牙齿松动,若松动明显可拔除。

2. 若选用清醒插管,可经环甲膜向气管内注入 1‰地卡因 1~2ml,并用喷雾器向咽喉部喷入 1‰地卡因进行表面麻醉,也可用 2‰~4‰利多卡因代替。对神志不清、下颌不松、牙齿紧闭者可予地西泮 10~20mg 静注,若仍下颌不松可予万可松 0.08~0.1mg/kg 或本可松、琥珀酰胆碱等。

3. 插管前如患者呼吸不佳、缺氧严重或用肌松剂者,可通过连接面罩的简易呼吸器正压高浓度氧人工呼吸后再行气管插管。

4. 患者仰卧,头垫高 10cm,后仰。术者右手拇、食、中指拨开上、下唇,提起下颌并启开口腔。左手持喉镜沿右口角置入口腔,将舌体稍向左推开,使喉镜片移至正中位,此时可见腭垂(悬雍垂)(见图 3-12)。

5. 沿舌背慢慢推进喉镜片使其顶端抵达舌根,稍上提喉镜,可见会厌的边缘。继续推进喉镜片,使其顶端达舌根与会厌交界处,然后上提喉镜,以撬起会厌而显露声门。

6. 右手以握笔式手势持气管导管,斜口端对准声门裂,轻柔地插过声门而进入气管内(见图 3-13)。放入牙垫于上、下唇之间。退出喉镜。听诊两肺有呼吸音,确定气管导管在气管内,且位置适当后,妥善固定导管与牙垫(见图 3-14)。

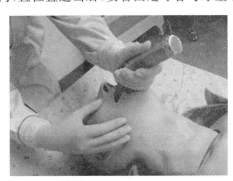
图 3-12 置入喉镜

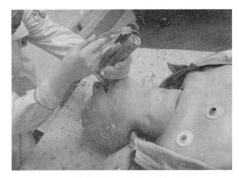
图 3-13 置入导管

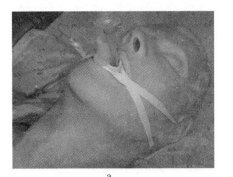
a

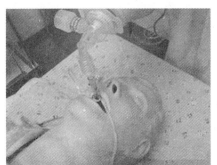
b

图 3-14 导管固定

7. 气管导管套囊注入适量空气(3~5ml),使导管与气管壁密闭,便于辅助呼吸或控制呼吸,并可防止呕吐物、口腔分泌物或血液流入气管。

(四)注意事项

1. 插管前,检查插管用具是否齐全适用,特别是喉镜是否明亮。选择合适的导管,一般男性选用 F36~40 号,女性可用 F32~36 号。

2. 气管插管时患者应呈中度或深昏迷,咽喉反射消失或迟钝;如嗜睡或浅昏迷,咽喉反应灵敏,应行咽喉部表面麻醉,然后插管。

3. 喉镜的着力点应始终放在喉镜片的顶端,并采用上提喉镜的方法。声门显露困难时,可请助手按压喉结部位,可能有助于声门显露,或利用导管管芯将导管弯成"L"形,用导管前端挑起会厌,施行盲探插管。必要时,可施行经鼻腔插管、逆行导管引导插管或纤维支气管镜引导插管。

4. 插管动作要轻柔,操作迅速准确,勿使缺氧时间过长,以免引起反射性心搏、呼吸骤停。

5. 插管后吸痰时,必须严格无菌操作,吸痰持续时间一次不应超过 15 秒,必要时于吸氧后再吸引。经导管吸入气体必须注意湿化,防止气管内分泌物稠厚结痂,影响呼吸道通畅。

6. 目前所用套囊多为高容低压,导管留置时间一般不宜超过 72 小时。72 小时后病情不见改善,可考虑气管切开术,气囊每 6 小时放气 1 次。

四、气管切开的配合护理

气管切开术(tracheostomy)是切开颈段气管前壁,使患者通过新建立的人工通道进行呼吸的一种手术。它可迅速解除或防止呼吸道梗阻,明显减少解剖死腔,维持有效通气量。由于置管后患者能够耐受,不影响进食,易于外固定及清除下呼吸道分泌物,是理想的人工气道,是危重患者抢救及呼吸监护中保证呼吸道通畅的重要方法。

(一)评估有无气管切开的适应证和禁忌证

1. 适应证。

(1)各种原因引起的喉梗阻和颈段气管阻塞及下呼吸道分泌物阻塞。

(2)需要长时间应用呼吸机辅助呼吸者。

(3)行气管内麻醉而又不能经口鼻插管者。

(4)气管异物不能经喉取出者。

2. 禁忌证。

(1)严重出血性疾病。

(2)气管切开部位以下占位性病变导致的呼吸道梗阻。

(二)术前准备

1. 用物准备。 ①气管切开包一个(内有治疗盘 1 个、注射器 1 支、7 号针头 2 个、刀柄 2 把、尖刀片和圆刀片各 1 片、气管钩 2 把、气管撑开钳 1 把、有齿镊子 2 把、无齿镊子 1 把、止血钳 4 把、尖及弯头手术剪各 1 把、拉钩 4 个、持针钳 1 把、三角缝针 2 个、洞巾 1 块、治疗巾 4 块、缝合线及纱布若干)。②气管套管。根据患者年龄选择不同内径的套管,一般小儿用 6~7mm,13~18 岁用 8mm,成年女性用 9mm,成年男性用 10mm。气管套管有合金制成,亦有塑料制品,由外管、内管和管芯三部分组成(见图 3-15),套管弯度与 1/4 圆周的弧度相同,套管内外配合良好,插入拔出灵活。目前多采用一次性气管套管(见图 3-16)。③ 其他物品:无菌手套、皮肤消毒用品、生理盐水、局部麻醉药物(2%利多卡因或普鲁卡因)、吸引器和吸痰管、氧气设备、吸氧管、照明灯及抢救药品。

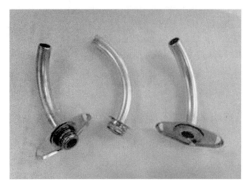

图 3-15　金属气管套管

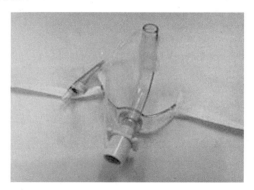

图 3-16　一次性气管套管

2. 患者准备。患者意识清楚,须向其说明手术的目的和必要性,并给予心理和行为支持,使其消除不良的心理反应,取得患者的配合。

(三)操作方法

1. 患者取仰卧位,肩部垫高,头后仰,以便气管向前突出,暴露手术野(见图 3-17)。如果患者不能平卧,可半卧位。小儿要注意固定头部。

2. 严格消毒颈正中及其周围皮肤,术者戴无菌手套,铺无菌孔巾。

3. 一般采用局部浸润麻醉。成人上始甲状软骨,下至胸骨上切迹。幼儿可沿胸锁乳突肌前缘及甲状软骨下缘,作"V"形切口麻醉。

4. 气管切开多采用直切口。术者用左手固定喉部,自甲状软骨下缘至胸骨上窝处,沿颈前正中线作一 3～5cm 长的切口,逐层暴露气管。切开第 3～4 或 4～5 气管软骨环,撑开气管切开口,吸出气管内分泌物及血液。

5. 插入大小合适、带有管芯的气管套管,立即取出管芯,如有内套管则放入内套管。证实气道通畅后,向气囊适量充气。气管套管插入后,用缚带将其牢固地系于颈部并打成死结。注意松紧适度,以防脱出(见图 3-18)。

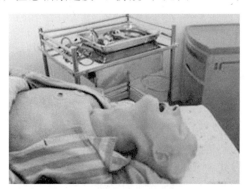

图 3-17　患者体位

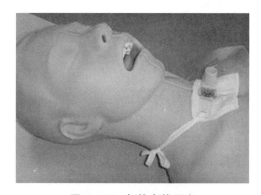

图 3-18　气管套管固定

6. 根据切口大小,可在切口上端缝合1～2针。套管周围填塞引流纱布条,用中间剪开的纱布在套管下两侧覆盖切口。

(四) 气管切开后的护理要点

1. 气管套管要固定牢固。松紧以能伸进一指为宜,过紧影响血液循环,过松套管容易脱出。由于最初几天切口窦道还未形成,套管滑出将造成再次置入困难,防止套管滑出尤为重要。

2. 患者床边应备一同号消毒气管套管、氧气筒、吸引器、吸引管、大弯止血钳、纱布、换药碗等,以备脱管时急用。套管一旦脱出,应立即将患者置于气管切开术的体位,用事先备好的止血钳等器械在良好照明下分开气管切口,将套管重新置入。

3. 保持套管清洁通畅。内套管每天清洗、消毒2～3次。手术20天后切口窦道形成,可更换外套管。充分湿化气道,及时清除气道中的痰液。吸痰时注意无菌操作,防止感染发生。

4. 保持气管切口处周围皮肤清洁干燥,常规一天2次更换伤口敷料。注意观察伤口有无红肿、分泌物增多等感染征象。

5. 一般情况下套管置入后,将呼吸机导管与套管口连接给予氧疗。停用呼吸机给氧时,不可将氧气导管直接插入内套管,可用"丁"字形管、氧罩、气切人工鼻等进行吸氧。

6. 并发症的观察与护理。

(1) 皮下气肿。是术后最常见的并发症,常与软组织分离过多、气管切口过长或皮肤切口缝合过紧有关。自气管切口逸出的气体可沿切口进入皮下组织间隙,多发生于颈部,出现颈部增粗,触之有捻发感。皮下气肿多在一周内消失,不需特殊处理。

(2) 气胸及纵隔气肿。暴露气管时过于向下分离,损伤胸膜后引起气胸。气胸明显伴呼吸困难者,应行胸腔穿刺抽除积气,必要时作胸腔闭式引流。过多分离气管前筋膜,气体自气管切口沿气管前筋膜进入纵隔,形成纵隔气肿。纵隔气肿轻者可自行吸收,积气较多时,可于胸骨上方沿气管前壁向下分离,使空气向上逸出缓解症状。

(3) 出血。伤口少量出血,可在伤口内放置明胶海绵,并于气管套管周围填入碘仿纱条压迫止血,或酌情加用止血药物。若出血较多,应在充分准备下检查伤口,结扎出血点。

7. 拔管护理。气管切开患者导管拔除前1～2天应放掉气囊的气体,应先堵塞导管外口,再正式拔管。堵管应逐渐由1/3到1/2直至全堵。堵管时要严密观察患者的呼吸,若出现呼吸困难,应及时除去堵管栓子。若全堵24小时后呼吸平稳,发音正常,即可拔管。拔管后可从造口处插入吸引管抽吸气管内分泌物,消毒气管切开窦道及伤口周围皮肤,伤口不必缝合,用凡士林纱条填塞窦道,再用无菌纱布覆盖伤口,并用胶布拉拢固定,间断换药直至伤口愈合。拔管后床边仍需准备气管切开包及抢救物品,以便病情反复时急救。

五、人工呼吸机的使用护理

呼吸机是进行机械通气的一种手段,它能维持呼吸道通畅、改善通气、纠正缺氧、防止二氧化碳在体内蓄积,为抢救提供有力的生命支持,使机体有可能度过基础疾病所致的呼吸功能衰竭,创造条件从疾病过程中恢复(见图 3-19)。

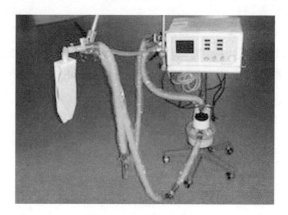

图 3-19 人工呼吸机

(一)评估有无呼吸机的临床应用指征和禁忌证

1. 呼吸机的临床应用指征。

(1)由于呼吸停止或通气不足所致的急性缺氧和二氧化碳气体交换障碍。

(2)肺内巨大分流所造成的严重低氧血症,外来供氧无法达到足够的吸入氧浓度。

(3)在重大外科手术后(如心、胸或上腹部手术),为预防术后呼吸功能紊乱,需进行预防性短暂呼吸机支持。

(4)在某些情况下,可暂时人为过度通气,以降低颅内压或在严重代谢性酸中毒时增加呼吸代偿。

(5)在某些神经、肌肉疾病中,由于肺活量受限,无法产生有效自主呼吸,可应用机械呼吸,增加通气,以避免肺不张和分泌物滞留。

(6)下述指标可作为呼吸机应用的标准:即呼吸频率>30 次/分,肺活量<10~15ml/kg,最大吸气压<-2.45kPa(-25cmH$_2$O),氧分压<7.98kPa(60mmHg)(面罩纯氧吸入时),二氧化碳分压>7.32kPa(55mmHg)(急性呼吸衰竭时)。可根据I型及Ⅱ型呼吸衰竭的病理生理特点,适当参考上述标准。有支气管胸膜瘘时可用高频通气。

2. 禁忌证。 有大量咯血、肺大泡、张力性气胸(未进行适当引流时)或在重症结核易出现播散等情况下,则应慎重应用。

(二)呼吸机与患者呼吸道的连接

1. 面罩或鼻罩。 适用于神志清楚、能合作的患者,短时应用主要进行间歇正压通气、连续气道正压通气或双水平正压通气。面罩和鼻罩的缺点是容易漏气,压迫过紧易产生疼痛;有时气体易进入胃肠道,引起腹胀和胃扩张;面罩无效腔较大,对二氧化碳的排出也有一定影响。

2. 气管内插管。 可使气道完全得到控制,避免引起误吸及胃膨胀。可与呼吸机连接,也可直接行气管内吸引,是紧急心肺复苏、呼吸衰竭抢救时保持气道通畅的简便可靠方法。它的主要优点是插入和拔出均较方便,为暂时性气道,避免了创伤性手术及其所具有的特殊并发症。

3. 气管切开术。 气管切开术有其优点,患者较舒适,心理适应较好,反应小,避免了咽部和上呼吸道的并发症,易于固定及再插入,也不会导致插入过深,患者可自由活动、进食、发音,可进行口腔护理及支气管镜检查,便于撤机等。其缺点有并发症重,可出现出血、皮下气肿、气管黏膜坏死、瘢痕形成狭窄,拔管后仍有开放通道,会减少咳嗽的有效性。

(三)呼吸机工作模式的选择

将呼吸机各种工作参数进行不同的组合,根据临床需要组成各种工作模式,以便临床工作者进行选择。

1. 控制通气(control ventilation)。采用时间切换方式,呼吸机控制患者的潮气量、频率和吸气时间与呼气时间比值,患者的自主呼吸不能触发送气。适用于呼吸完全停止或呼吸极微弱者。

2. 辅助通气(assist ventilation)。呼吸频率由患者控制,吸气由患者吸气动作所产生的气道内负压所触发,但输入气量则由机器的预定值提供,采用压力或流量触发形式,适用于有自主呼吸但通气不足者。

3. 控制/辅助通气 (control/assist ventilation)。同时具有上述两种模式功能,如患者自主呼吸能产生足够负压,则可产生吸气触发;反之,则由机器预定频率送气。当患者呼吸逐渐增强,由控制通气过渡到辅助通气时可采用此种方式。

4. 间歇指令通气(intermittent mandatory ventilation,IMV)和同步间歇指令通气(synchronized intermittent mandatory ventilation,SIMV)。呼吸机按预定频率定时触发或在一定时间内由气道内负压触发。在指令通气的间期,患者则在呼吸回路持续气流中自主呼吸。此法可避免通气过度,帮助患者撤机,且能改善通气与血流灌注比值,增加舒适感。

5. 压力支持通气(pressure support ventilation,PSV)。即患者通过呼吸机在自发吸气时,从呼吸机所设置的按需阀得到一个附加气流,接受气道内的正压支持。

6. 吸气时间与呼气时间比值倒置通气(inverse ratio ventilation,IRV)。

7. 每分指令量通气(mandatory minute ventilation,MMV)。作为呼吸机使用过程中便于呼吸机撤离的一种新概念,每分指令量通气是指患者通气量低于预定量时,即由呼吸机提供其不足量。呼吸机提供持续恒定的气流与每分钟所需的最小通气量相等,气流保存在恒压的气体贮存器中,患者按其需要呼吸,过多的气流则收集在气囊中。当气囊内气体达到预定值,呼吸机即触发,气囊内气体即加压提供潮气量。在使用微处理机以后,则可连续比较每分通气量与原预定值之差,然后通过指令通气弥补此差值。其优点是保证供给预定的每分通气量,不受患者自主呼吸及中枢调节的影响;使呼吸机撤离自动化,在患者从机械呼吸转向自主呼吸的过程中不必时刻调节控制。

8. 呼气末正压通气(positive end-expiratory pressure,PEEP)。指呼气末呼吸道开口处的压力仍维持高于大气压,它可增加功能残气量,使肺泡在呼气末不易陷闭,改善通气,提高动脉血氧分压。但由于增加气道内压,可使正常肺泡过度充气,造成无效腔增加,并易造成肺损伤,减少心排血量。因此,应正确了解其生理影响,合理应用。一般用于当吸入氧浓度达40%～50%,而 PaO_2 仍小于 7.98kPa(80mmHg),PEEP 可用于自发呼吸或机械呼吸时。用于自主呼吸时,称为呼气期气道正压。这时吸气时,气道压须降至大气压大小,故呼吸功能明显增大。因此,在自主呼吸时应提倡应用连续气道正压通气。

9. 连续气道正压通气(continuous positive airway pressure,CPAP)。整个自主呼吸周期

中,呼吸道开口处的压力均维持高于大气压。目前,CPAP用于治疗尚能维持适当自主呼吸的某些弥漫性肺功能不全患者,如ARDS,以增加其功能残气量(FRC),改善肺顺应性,也有用于治疗阻塞性睡眠呼吸暂停综合征者。

(四)呼吸机参数的调节

呼吸机治疗是非生理性的,为了减少它对呼吸及循环的不良影响,需要根据不同病理状态所致的呼吸动力学改变,合理选择各项参数。

1. 每分通气量。通常以呼出气量表示,一般为3.5～4.5L/分。但要注意呼吸无效腔,以了解实际肺泡通气量。一般通气量需较生理需要量高出20%～50%,通气量的调整最后需依据血二氧化碳水平。通气量应该逐渐增大,使血二氧化碳水平逐步下降,避免通气过度。

2. 潮气量和频率。通气量是由潮气量和呼吸频率的乘积所决定。通常潮气量为10～12ml/kg,呼吸频率在12～16次/分。为达到一定的通气量而又适合患者的实际生理需要,应根据患者的力学性质,选择不同的组合。如顺应性降低的患者,可选择频率稍快、潮气量较小的方式,避免通气压力增加过多。反之,对慢性阻塞性肺疾病患者则应选择潮气量大、频率慢的呼吸方式,避免气流进出过多、呼吸道内产生较多涡流使阻力增大,加重肺内通气分布不均。

3. 吸气时间与呼气时间比值。频率决定后,每次呼吸周期的时间也相应确定,此时需安排吸气时间与呼气时间比。考虑两者的关系,需兼顾呼吸及循环两方面的影响。原则是吸气时气体在肺内能均匀分布,又能充分排出,不增加心脏负荷。一般将吸气时间定为1,肺气肿时以1∶2～1∶2.5为宜,限制性疾病时则为1∶1或1∶1.5,心功能不全时可为1∶1.5,ARDS时则以1.5∶1～2∶1为宜(此时为反比呼吸,将呼气时间定为1)。

4. 通气压力。通气压力是近端呼吸道开口压,由潮气量、气道阻力和胸肺顺应性决定,不能反映肺泡内压。肺内病变较轻时,一般为$1.47～1.96kPa(15～20cmH_2O)$,通气压力增大后易产生循环改变。如需加大通气压力来维持适当的通气,则应减少吸气时间。

5. 触发灵敏度。吸气开始时一般按预置的频率所决定的时间启动呼吸机送气,如患者有自主呼吸时,则其吸气动作所产生的气道负压将启动吸气开始。触发灵敏度取决于所需的吸气强度。

6. 吸气流量及形态。吸气流量反映每单位时间气体容量的变化,吸气时间取决于吸气流量,后者保证在足够时间内吸入预定的潮气量。通常成人的吸气流量定在40～60L/分,但患者呼吸频率>25次/分时则需加大。在控制通气时,吸气时间由吸气流量和切换频率所决定。呼吸机送气的形态通常为匀速,但也可根据需要采用不同波形,如递升形、递降形等。

7. 氧浓度。呼吸机采用空气与氧混合装置,通过调节可决定吸入气的氧浓度。但长期高浓度吸氧可致氧中毒,因而当吸入氧浓度超过60%时,即应考虑改变压力进行供氧,而不是继续增加吸入氧浓度。

(五)呼吸机使用过程中的护理

1. 机械通气中的监护。

(1)监护患者生命体征,如心率、脉搏、呼吸、血压、神志等变化情况。

（2）呼吸机工作是否正常,观察各通气参数是否符合患者情况,是否需要调节。

（3）使用前及使用中定期测定动脉血气分析、电解质及肾功能等,如有异常,应立即分析原因,及时处理。

2. 机械通气中的护理。 注意呼吸道湿化、吸痰,每 30～60 分钟注入生理盐水 3～5ml,并吸引痰液。严格无菌操作,加强患者营养等。

3. 呼吸机使用过程中常见报警原因分析。

（1）气道高压报警。有管道和气道因素,如管道受压、扭曲、积水;气管套管痰痂形成,套管顶端贴壁;气道分泌物增加,痰栓形成;支气管痉挛等。也有肺和胸腔因素,如肺泡、肺间质渗出增加,感染加重;胸腔积液,气胸,反常呼吸等。最后还要考虑人机对抗因素,如咳嗽、自主呼吸与呼吸机不协调等原因。

（2）气道低压报警。管道和气道因素包括管道漏气、连接部位脱落、气管套管气囊损坏。

（3）通气不足报警。管道和气道因素包括管道漏气、连接部位脱落、气管套管气囊损坏,较气道低压报警敏感。人机对抗因素也可引起。

（4）呼吸频率过快报警。常见原因有人工气道不适应,恐惧心理;咳嗽;呼吸模式、参数设置不当;发热、耗氧增加;支气管痉挛、气胸、胸腔积液;心功能不全、容量不足;病情加重,缺氧。其他报警未及时处理均可导致呼吸频率加快。

（5）吸氧浓度报警。供氧气源压力不足,氧气探头故障。

（6）呼吸机工作压力不足报警。压缩泵工作故障或压缩空气气源压力不足。

（六）机械呼吸的并发症观察和护理

1. 气管插管、套管有关的并发症。 气管插管及气管套管(统称气管导管)是呼吸道连接呼吸机的重要一环,直接影响呼吸机的工作和效果,有时甚至会危及患者生命。

（1）气管导管阻塞。

（2）导管脱出。

（3）喉损伤。

（4）气管黏膜损伤。

（5）皮下气肿。

2. 机械通气治疗所致的并发症。 主要因呼吸机参数调整不当引起。

（1）通气不足。

（2）通气过度。

（3）低血压。

（4）气压伤。

（5）其他脏器的损害,如肾、肝、肠道损害。

3. 氧中毒。 长时间使用呼吸机可能产生严重的并发症,表现为肺顺应性进行性下降,在吸入纯氧情况下,PaO_2 不断下降,$PaCO_2$ 不断上升。吸入湿化纯氧,在 6～24h 开始呼吸增快、肺活量降低,连续应用纯氧 48 小时,可能出现不可逆出血性肺水肿和肺实变、肺毛细血管壁和肺泡上皮细胞改变,严重分流所致缺氧时,此种变化则可推迟。全身氧中毒则主要根据动脉血 PaO_2。$PaO_2 > 66.5～79.8kPa$ 是有害的,成人当 $PaO_2 > 133kPa$(高压氧时)才会引起脑损伤,早产儿 $PaO_2>13.3kPa$ 即可引起视网膜血管损害。

4. 呼吸道感染。由于人工气道的建立,使气管直接向外开放,失去正常防御功能,病原体可直接进入下呼吸道,吸气正压可将气管分泌物推向细支气管或肺泡,导致感染的播散和加剧,再加上如护理操作不当、吸入气体未适当湿化、分泌液黏稠,使纤毛运动功能减弱、咳嗽反射减弱、吸引不及时、未变动体位等均可造成呼吸道感染。所以,应经常变动体位,滴入生理盐水进行气道湿化,加压送气使液体分布均匀,必要时行支气管冲洗及吸引。

(七)呼吸机的撤离

从机械通气撤离到自主呼吸的恢复是一门临床艺术,需要根据临床情况,具体对待。

1. 机械呼吸撤离的时机和基本条件。当患者急性症状得到控制、病情趋向稳定后,即应对照该患者最初应用呼吸机的指征、肺部和全身的原始状态,以及患者的生理储备能力,创造条件,选择时机,及时或渐进式地实施撤机过程。

(1)开始撤离的基本条件。

1)使用呼吸机的原发病因消失,如炎症控制、窒息解除等。

2)全身状态改善,血细胞比容、血浆蛋白及电解质接近正常,静脉及其他途径营养状况适当。

3)循环状态稳定,停用静脉升压药或强心药,在自主呼吸时心率虽增加但低于 120 次/分,无严重心律失常。

4)X 线胸片显示肺部病情好转,无明显肺水肿、肺不张或气胸、胸腔积液等。

5)无明显腹胀,不会导致影响吸气肌的效能。

6)气道管理良好,痰液清除较理想,并有自主咳嗽动作。

7)患者对口头命令有反应,情绪稳定,对撤机有一定思想准备,能努力配合。

8)呼吸中枢驱动完整,患者在辅助/控制通气模式下,能自行触发呼吸,或在 SIMV 模式下,在指令通气期间有自主呼吸出现。

9)12 小时内未使用肌肉松弛剂及镇静剂,以免影响中枢驱动和肌肉收缩力。

(2)预测撤机的常用指标。

1)气体交换:$PaO_2 \geqslant 7.98kPa(FiO_2 \leqslant 35\%)$,肺泡气动脉氧分压差 $A\text{-}aDO_2 < 46.55kPa$ $(FiO_2=10\%)$,$PaO_2/FiO_2>26.6kPa$。

2)呼吸泵:潮气量(VT)$>10\sim15ml/kg$,肺活量(VC)$>1L$,每分通气量(VE)$<10L/$分,每分最大通气量(MVV)$\geqslant 2\times VE$,功能残气量(FRC)$>50\%$预计值,死腔/潮气量(VD/VT)<0.6,最大吸气负压(MIP)$<-2.94kPa(-30cmH_2O)$。

3)传统的撤离呼吸机指标:自主呼吸频率<25次/分,VT$>250ml$,VE$<10L/$分,$PaO_2>7.98kPa(FiO_2$ 为 40%时)等。

2. 撤机准备。

(1)改善呼吸中枢驱动,停用抑制呼吸中枢的药物,纠正代谢性碱中毒。

(2)补充营养,避免肌肉废用,纠正贫血状态(Hb$>120g/L$),保持血清磷、钙、钾、镁正常水平。

(3)应用支气管扩张剂,改善呼吸道阻塞和呼吸负荷,减少呼吸做功,氨茶碱等还可改善膈肌收缩。

（4）改善充血性心力衰竭,改善肺顺应性和氧合状态。

（5）改善血容量状态和心室功能,减少心脏对呼吸支持的需求。

（6）控制感染,改善代谢状态,不要应用过多的糖类能量来源。

3. 撤机时呼吸机参数的调整。

（1）加快吸气流量（＞60L/分）,减少呼吸做功。

（2）减少触发负压,约－196.12～－98.06Pa（－2～－1cmH$_2$O）。

（3）降低 FiO$_2$ 为 40%,但保持 PaO$_2$≥7.98kPa,撤机前 FiO$_2$ 则增 50%。

（4）每分通气量应使 PaCO$_2$ 达到正常水平,此时肾脏将碳酸氢盐调整到低水平,撤机时由于通气过低而造成呼吸性酸中毒,导致撤机失败。

（5）PEEP 减至 98.06～490.3Pa（2～5cmH$_2$O）。

（6）减少呼气延迟。

（7）每天减少潮气量 50ml,达到其预期自主呼吸状态。

完成上述准备后,在半卧位下进行撤离。开始撤离的时间不要放在下午,且必须在有经验的医生、护士指导下进行,密切观察生命体征和进行血气分析。

4. 撤离技术。

在肺部正常、机械通气仅进行数小时者可立即停用呼吸机,用 T 字管供给温暖、湿化、氧浓度为 50% 的混合空气。对较长期应用呼吸机的患者则需经历逐渐恢复自主呼吸的撤离过程,一般需要数天到数周。

六、体外非同步电除颤的配合护理

对一个室颤患者来说,能否成功地被除颤,使其存活,决定于从室颤发生到首次电除颤治疗的时间。还要注意标准除颤器的使用,需选择适当的能量,以便能产生足够穿过心肌的电流,而达到除颤的效果,同时要尽量减少电流对心肌的损伤。成人的体形与除颤所需能量间无明确关系,但与经胸壁电阻抗的大小有一定的关系。

（一）评估有无除颤的适应证和禁忌证

1. 适应证。

（1）室颤。

（2）无脉性室速。

（3）尖端扭转性室速。

2. 禁忌证。

（1）洋地黄过量。

（2）电解质紊乱,特别是低钾血症。

（3）伴有病态窦房结综合征或高度房室传导阻滞者。

（4）三个月内有栓塞史者。

（5）甲亢引起的心律失常,原发病尚未控制或伴有急性感染、风湿活动、明显心力衰竭者。

2005 年《ECC 及 CPR 治疗建议国际会议共识》指出:"有除颤心律表现者应首选除颤。对于没有除颤心律表现者,在除颤前推荐做 CPR 1.5～3 分钟。强调只除颤 1 次,立即行 CPR,因为除颤浪费时间,导致胸外有效按压中断。仅给 1 次,然后继续做胸外按压。"其中有三处重点：① 在 AED 示知"建议除颤"时首选除颤;② 否则(无除颤心律,多为心电直线)先做 5 个周期 CPR 再考虑除颤;③ 强调一次除颤后不做生命评估,马上接着做 CPR,5 个周期后再评估。

(二) 除颤用物准备和患者准备

1. 除颤器(见图 3 - 20)、导电膏/盐水纱布。

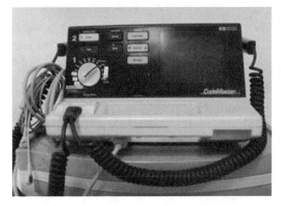

图 3 - 20　除颤仪

2. 电除颤时尚需配备各种抢救和心肺复苏所需要的器械和药品,如氧气、吸引器、气管插管用品、血压和心电监测设备,及配有常规抢救药品的抢救车等,以备急需。

3. 患者准备。放好体位,去除胸前衣物,暴露皮肤。

(三) 体外非同步电除颤的操作步骤及配合 (见图 3 - 21)

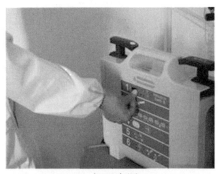
a.打开电源

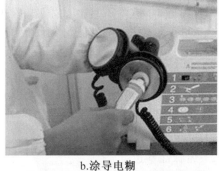
b.涂导电糊

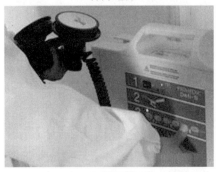
c.能量选择

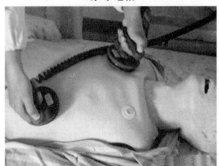
d.放电

图 3 - 21　体外非同步除颤操作步骤

1. 做好心电监护,明确除颤指征。

2. 患者平卧于硬板床。

3. 打开除颤器电源开关,选择按钮应置于"非同步"位置。

4. 将电极板涂好导电膏或将盐水纱布放于患者胸壁上。

电极放置的标准部位,是一个电极置于胸骨右缘锁骨下方,另一个电极置于左乳头的外侧,电极的中心在腋中线上。其他电极放置方法是将心尖电极放于心前区左侧,另一个电极(胸骨电极)放在心脏后面、左肩胛下角区;或两个电极分别放在胸部侧壁。必须注意,电极应该很好地分隔开,其间的导电胶等物质不能在胸壁上流出接触。

5. 能量选择根据除颤仪的不同而有所不同,目前生产的除颤仪以双相波除颤仪为多,使用直线双相波型除颤仪首次除颤能量为120J,使用双相方形波除颤仪时能量为150~200J,如不清楚厂家提供的除颤能量范围,则可选择200J,后续除颤能量相同或选择更高能量。使用单相波除颤仪时除颤能量为360J。婴儿与儿童合理的除颤能量是2~4J/kg。首剂量可先考虑2J/kg,后续电击能量为4J/kg或更高级别能量,但不能超过10J/kg或成人剂量。按下充电按钮,此时会听到连续的充电声而不是蜂鸣声。

6. 将电极板放于患者的胸壁上,优化与患者的接触。

7. 操作者放好电极后说"我准备好了",然后问周围的人"大家都准备好了吗",然后再强调一下"我开始除颤了"。也就是说除颤时一定要注意安全,包括:除颤者的安全,周围人的安全,患者的安全。还要注意,除颤时电板一定要紧压在胸壁上,同时进行放电。以免造成胸壁灼伤。

8. 评价除颤效果。电除颤后立即继续CPR,经过5组CPR后,检查心律,有指征时再次给予电除颤。

9. 解除除颤时,按解除按钮。如30秒未执行除颤电击,除颤器将自动解除。

10. 操作完毕,关闭电源,复原按钮,清理电极板,按规定位置准确摆好。

(四)电除颤的注意事项

1. 保证操作中的安全,患者要去除义齿。

2. 导电物质涂抹均匀,避免局部皮肤灼伤。

3. 掌握好手柄压力。

4. 保持电极板的清洁、间隔>10cm。

5. 避开溃烂或伤口部位。

6. 避开内置式起搏器部位。

7. 误充电须在除颤器上放电。

8. 尽量避免高氧环境。

9. CPR过程中除颤时,应在患者呼气终时放电除颤,以减少跨胸动电阻抗。

(五)观察有无电除颤的并发症

1. 皮肤灼伤。 可见局部红斑,尤其是操作时按压不紧、导电糊不足时尤为明显。通常无需特殊处理。

2. 心律失常。 多数除颤后即刻出现心律失常,主要有各种期前收缩(早搏)和逸搏,无需特殊处理。但如出现室早频发呈二联律或短阵室性心动过速(CT),可静注利多卡因治疗。

3. 心肌损害。 临床表现为局部性 ST 段抬高,血清 GOT、LDH、CK 轻度升高,血沉上升,低热,血压暂时性轻度下降等。心肌损害的程度与除颤能量、电极面积及两电极安置的距离有关。因此,应避免使用不必要的高能量,宜用适当的电极,并避免两电极距离过近。

4. 呼吸抑制。 通常持续 1～2 分钟,予以人工呼吸可迅速恢复。

5. 急性肺水肿。 常在电击后 1～3 小时内发生,可能是经电击后虽恢复了窦性心律,但左心房、室功能不全所致。按急性左心衰竭处理。

七、复苏药物的应用护理

早期复苏固然强调开放气道和心脏按压,但是,准确、迅速、合理地应用急救复苏药物也是提高复苏成功率和生存率的重要手段。

(一)复苏药物给药途径选择

1. 给药途径分类。 静脉内给药是最常用的给药途径,包括中心静脉和外周静脉;骨髓腔内给药也是较好的给药途径,多用于儿童,儿童常穿刺胫骨,成人可以穿刺髂骨,不但可以给药,也可以用液体复苏;经气管插管给药目前不推荐为首选给药途径;心内给药现在已摒弃不用。

2. 建立静脉通道。 静脉通道分为两种:一是周围静脉通道,优点是方便、不需中断心脏按压、并发症少。缺点是药物峰值低,循环时间较长。应采用"弹丸式"推注。最常用的外周静脉是肘正中静脉,不要选择如手部远端的静脉。二是中央静脉通道,优点是药物作用起效快,可作血流动力学监测,缺点是技术及时间要求高。只是在周围静脉通道无法建立又有充足的时间时,考虑中心静脉穿刺。

3. 用药途径选择。 静脉或骨髓内途径(IV/IO)给药作为首选。但要注意,静脉通道的建立在早期不是非常必要的,首先着眼于 CPR 和电除颤是非常关键的,只有在良好的 CPR 和电除颤的基础上再考虑建立静脉通道,然后给复苏药物。给药一般先给肾上腺素 1mg,然后再给 20ml 的生理盐水静脉推注,弹丸式推注才能保证好的效果。在静脉作为首选给药途径时骨髓腔给药也是适应的。当 IV/IO 通路无法建立时,可选择气管内给药。可以给利多卡因、肾上腺素、阿托品、纳洛酮和血管加压素等药。但是目前多数药物气管内给药的剂量还不清楚,一般建议是静脉给药的 2.5 倍。因为现代研究气管内给药不如静脉和骨髓腔内给药效果好,如果是肾上腺素通过气管内给药其 β 作用可能会增强,可能引起低血压,对复苏是不利的,这就是目前不推荐气管内给药的原因之一。

(二)复苏药物给药时间选择

复苏药物应在检查心律后和进行 CPR 时给药,也可在除颤器充电时,或在释放电击后进行 CPR 时给药。原则是给药时不应中断 CPR。要做到给药不影响 CPR,一般在下次检查心律前,急救人员应准备下次给药,以便检查心律后尽快给药。

(三)复苏药物分级和选择

1. 复苏药物证据分级。 目前复苏药物分五级:Ⅰ级,肯定推荐,安全;Ⅱa级,可接受和有益的,有较好的证据支持;Ⅱb级,可接受和有益的,一般性证据支持;Ⅲ级,不可接受无益,可能有害;不能确定级,研究处于初始阶段,效果不能确定。

2. 常用复苏药物分级。 肾上腺素Ⅱb级、血管加压素属不能确定级,阿托品属不能确定级,胺碘酮属Ⅱb级,利多卡因属不能确定级,镁剂在用于尖端扭转性室速时属Ⅱa级。

3. 复苏药物的选择。 心脏骤停时复苏药物的使用,在建立静脉通道、骨髓腔通道及气管通道后就可以考虑用复苏药,给药时间一般选在第一次或第二次电击后给血管收缩药物。可每3～5分钟反复给予肾上腺素,也可给予单剂量血管加压素代替第一或第二剂量肾上腺素。

VF/VT时抗心律失常药物使用,在2～3次电击、CPR和使用血管收缩药物后仍持续室颤(VF)或无脉搏室速(VT)时,应考虑使用抗心律失常药,最常用也是比较推荐用的是胺碘酮,如无胺碘酮,可考虑使用利多卡因。

(四) 常用的复苏药物

1. 肾上腺素。 适用于VF/无脉性VT以及心脏停搏和电机械分离(PEA)。用药方法多采用标准剂量肾上腺素即1mg,每3～5分钟静注或骨髓腔内注射。随后再给约20ml的生理盐水推注。大剂量的肾上腺素可用到0.1～0.2mg/kg,对复苏没有更好的效果,目前不推荐。如果没有静脉和骨髓腔内通道,气管内给药的剂量为2～2.5mg,并用10ml注射用水或生理盐水稀释。

2. 血管加压素。 适用于VF/无脉性VT以及心脏停搏和PEA,可替代第一或第二剂肾上腺素。用药方法为40U通过静脉或骨髓腔途径给药。

3. 阿托品。 可用于心脏停搏、无脉性电活动和缓慢的心律失常。用药方法1.0mg静注,若心脏停搏或无脉性电活动持续存在,每3～5分钟重复1.0mg,至总量3mg。

4. 胺碘酮。 当CPR2～3次、除颤以及给予肾上腺素或血管加压素后,如VF/无脉性VT仍持续,可考虑给予抗心律失常药物如胺碘酮。用药方法为首剂300mg静推或骨髓腔内注射,可追加150mg/次。

5. 利多卡因。 利多卡因在心脏骤停时可作为胺碘酮的替代药物。用于VF/无脉性VT。心脏骤停患者,起始剂量为静注1.0～1.5mg/kg,如VF/无脉性VT仍持续存在,可每隔5～10分钟追加0.5～0.75mg/kg,最大量为3mg/kg。

6. 镁剂。 适用于尖端扭转性室速。用药方法1～2g镁加入10ml5%GS液中5～20分钟内静脉或骨髓腔内注射;如果尖端扭转性室速患者脉搏存在,可将1～2g镁加入50～100ml5%GS液中5～60分钟内缓慢静脉滴注。

7. 碳酸氢钠。 原有代谢性酸中毒、高钾血症、抗抑郁药物过量可早用,胸外按压、除颤、建立人工气道、辅助呼吸、血管收缩剂无效,抢救10分钟后,才考虑应用碳酸氢钠。用药方法:1mmol/kg起始量,根据血气分析结果调整碳酸氢钠的用量。

八、复苏终止指标

第一个就是复苏成功,转入复苏后的生命支持,如脑复苏、脏器支持阶段。第二种情况就是复苏失败,失败标准一是心脏死亡:经30分钟BLS(基本生命支持)和ACLS(高级生命支持)抢救,心脏毫无电活动,可考虑停止复苏术。在临床上判断往往以30分钟为一个时间的界线,30分钟是目前比较常规的抢救时间,在这方面目前还有争议。二是脑死亡:目前我国尚无明确的"脑死亡"诊断标准,故需慎重执行,以避免医疗纠纷。即使脑死亡明确,能否放弃抢救,在我国出于伦理学考虑,也应征求患者家属的意见后方可执行。所以我国目前采用心脏死亡作为终止复苏的指标。

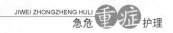

背景知识

一、简易呼吸器的装置和原理

（一）性能与装置

简易呼吸器具有结构简单、操作迅速方便、易于携带、可随意调节、不需用电动装置、通气效果好等优点。主要由面罩、单向阀、弹性呼吸囊、氧气储气阀、氧气储气袋和氧气导管等组成（见图3-22）。

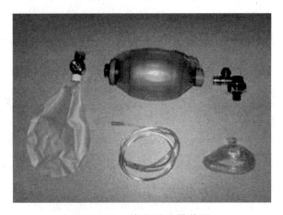

图 3-22　简易呼吸器装置

（二）基本原理

氧气进入球形气囊和贮气袋，人工按压气囊打开前方活瓣，将氧气压入与患者口鼻贴紧的面罩内或气管导管内，以达到人工通气的目的。

二、体外除颤的原理和目的

（一）体外除颤的原理

心脏电复律指在严重快速型心律失常时，外加的高能量脉冲电流通过心脏，使全部或大部分心肌细胞在瞬间同时除极，造成心脏短暂的电活动停止，然后由最高自律性的起搏点（通常为窦房结）重新主导心脏节律的治疗过程。在心室颤动时的电复律治疗也常被称为电击除颤。

（二）体外除颤的目的

强迫心脏在瞬间几乎全部处于除极状态，造成瞬间停搏，使心肌各部分的活动相位一致，这样就可能让自律性最高的窦房结重新起搏心脏，控制心搏转复为窦性心律。

（三）早期电除颤理由

1. 心脏骤停时最常见的心律失常是心室颤动。

2. 治疗室颤最有效的方法是电除颤。

3. 未行转复室颤数分钟内就可能转为心脏停搏。

4. 成功除颤的机会转瞬即逝。

5. 基本 CPR 技术并不能将室颤转为正常心律。

TUO ZHAN ZHI SHI
拓展知识

体外心肺复苏与非同步电除颤的关系

《2005 AHA 国际心肺复苏与心血管急救指南》（以下简称《指南》）提倡体外心肺复苏（CPR）与电除颤联合使用,并称之为"关键性联合"。发生呼吸心跳骤停者应接受体外 CPR,使心和脑保持获得少量氧供。研究显示,如果在从目击院外心搏骤停到给予电除颤这段时间给予 CPR,则患者的生存率大约提高两倍。急救医务人员或经过急救培训的现场人员,不能因为等待除颤仪而忽视胸外心脏按压的质量。除颤仪到达现场后立即给予体外非同步电除颤。根据《指南》的要求,发生室颤(或无脉性室性心动过速)时,推荐采用"1 次放电＋5 组 CPR"方案。这与旧版指南的要求"连续 3 次放电＋CPR"是不同的。采用"1 次放电＋5 组 CPR"方案的理由是,一方面,目前使用的双相波除颤仪效能高;另一方面,如果首次电除颤失败,那么 CPR 可以维持最低的心肌灌注,从而使随后进行的电除颤成功的可能性增加。一组 CPR 包括 30 次胸外心脏按压和 2 次人工呼吸,胸外按压的频率为 100 次/分,故 5 组 CPR 大约需要 2 分钟的时间。这与旧版标准也是不同的。

根据"1 次放电＋5 组 CPR"方案,医生在实施体外非同步电除颤之后,不要立即检查心律和脉搏,检查应在继续进行 5 组 CPR 之后进行。这样做的好处是尽量减少对胸外心脏按压的干扰,而且两项随机试验也表明,中断胸外按压使室颤转复的可能性降低。

（胡爱招　杜菊媛）

任务二　创伤患者的急诊救护

案例引入

车祸患者经过现场急救,马上被救护车送入医院急诊室进行抢救。作为急诊室护士,该怎么做?

救护过程

一、创伤患者的伤情评估

创伤患者入院后首先是快速评估伤情,包括生命体征、CRASH PLAN 检诊措施;实施紧急救命操作,包括基础生命支持(BLS)和高级生命支持(ALS)。应强调的是严重创伤伤情评估要

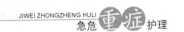
求在 1 分钟之内,内容包括受伤机制、发现或怀疑的损伤、生命体征和已给予的治疗。

(一) 检查方法(CRASH PLAN)

为避免漏诊和检诊无序,创伤患者的检查可以概括为 CRASH PLAN,即循环(cardiac)、呼吸及胸部(respiration)、腹部(abdomen)、脊柱脊髓(spinal)、头(head)、骨盆(pelvis)、四肢(limb)、动脉(arteries)和神经(nerve)等多系统多部位,参见本书"院前急救"部分。

(二) 评估有无致命损伤

除颅脑伤、腹部和四肢损伤导致的大出血外,能立即危及生命的损伤包括头颅、颈部和胸腹部损伤,多数可以通过体格检查发现。

如颈部检查出现:① 气管移位,提示张力性气胸;② 颈部有伤口,则可能威胁气道和循环;③ 颈部皮下气肿提示气道破裂或气胸;④ 喉不完整则气道危险很大;⑤ 扩张的颈静脉提示张力性气胸或心脏压塞。

胸部检查如出现以下情况提示伤情严重:① 气道梗阻症状;② 张力性气胸;③ 开放性气胸;④ 大量血胸;⑤ 心脏压塞;⑥ 浮动胸壁。

(三) 检查次数——3 次检查

为避免漏诊,对创伤患者应进行 3 次检查。

1. 初次检查。 重点是气道、呼吸和循环等威胁生命的损伤。

2. 第 2 次检查。 有助于明确身体各部位明显的损伤。

3. 第 3 次检查。 从头顶到脚趾的检查。其中前两次均在急诊室内紧急状态下完成,第三次检查可在急诊科、ICU 或病房进行,常能发现在急诊科内遗漏的微小的损伤(有时是大的损伤),这些小的骨折和韧带损伤等常是长期功能障碍的主要原因。

(四) 配合各种辅助检查

1. 穿刺检查。 胸腔、腹腔穿刺等是简便、快速的诊断方法,有利于快速明确胸腹腔出血、积气等,急诊室护士要熟悉这些操作的用物准备和流程,做好配合护理。

2. 影像学检查。 包括急诊室 B 超、X 线、CT 等,对于严重创伤患者均应由医护人员陪同完成影像学检查,注意运送和病情观察。

二、创伤患者的急诊救护措施

可按 VIPCO 程序,即保证患者有通畅的气道和正常的通气和给氧(ventilation),在纠正缺氧时快速建立多条液体通道(infusion),监护心脏搏动,维护心脏功能(pulsation),控制出血(control bleeding)和手术(operation)。

(一) 维持气道通畅

上呼吸道梗阻可致严重通气功能障碍,是严重创伤患者早期死亡的主要原因之一。在昏迷患者中,梗阻原因以舌根后坠及异物、血凝块、黏稠痰液或呕吐物堵塞最为常见;清醒患者多因颌面部、咽喉部损伤或喉部水肿所致。针对以上原因处理方法包括:

1. 无创方法。 清理口腔异物,手法畅通气道;头颈部轴线制动;徒手盲探或喉镜引导插入导管等。

2. 有创方法。 具体内容见心跳呼吸骤停患者的急救救护。

(1) 气管插管(经口、经鼻)。

（2）环甲膜穿刺\环甲膜切开术。需要紧急控制气道的可选择应用。但 12 岁以下儿童不推荐，以免术后气管塌陷或狭窄。

（3）气管切开术。

（二）呼吸功能维持

1. 呼吸复苏。具体内容见心跳呼吸骤停患者的急诊救护。

2. 呼吸功能维护。

（1）吸氧。任何严重创伤患者均应给予高流量氧气吸入。

（2）处理气道压迫、胸部创伤、头颈部伤等。

（3）纠正由于低血容量导致的组织缺血缺氧。

（三）维持循环功能

1. 心脏复苏。复苏措施包括胸外心脏按压、开胸心脏按压、药物和除颤治疗等。具体内容见心跳呼吸骤停患者的急诊救护。

2. 确定性止血。首先应控制易于发现的外出血；存在胸腹腔内严重出血时，应紧急手术止血，只有控制出血后复苏才能有效。如果确定要急诊手术，急诊室护理人员在积极救治的同时快速做好急诊术前准备。

3. 容量复苏。

（1）早期容量复苏的目标是在出血控制之前，在合适的血压与出血之间寻求平衡，即把血压维持在刚好能对生命器官维持有效血供的水平。一般收缩压维持在 80～90mmHg、平均压维持在 50～60mmHg，老年人或高血压患者的收缩压维持在 100mmHg；心率<120 次/分；尿量>0.5ml/（kg·h）；血细胞比容（HCT）25%～30%，Hb 80～90g/L，血小板计数>50000×10^9/L，剩余碱（base excess，BE）>－5，血清乳酸浓度<1.6mmol/L；中心体温>35℃，脉搏血氧饱和度（SpO$_2$）>96%；患者能准确听从指令。

（2）早期容量复苏注意事项包括应尽快开放多条快速静脉通道；对严重创伤和失血性休克患者所有液体应加温输注；进行动脉穿刺置管，以便血气分析和有创动脉监测；必须快速诊断和控制活动性出血，必要时迅速实施损害控制性手术。

（3）容量复苏具体措施。

1）在院前和控制出血前应根据出血情况复苏，在控制出血后应充分、足量复苏，必要时建立 2～3 个静脉通道补液，快速输注等渗盐水或平衡盐液 1500～2000ml，然后再补适量的全血或血浆及其代用品，并监测 CVP、尿量和 PAWP 等，以指导补液速度和量。及时开放静脉通道是容量复苏的关键，严重创伤休克患者需要开放中心静脉通道，后面我们有深静脉置管内容的专门介绍。

2）血管活性药物应用。在快速大量输液输血的基础上，患者血压仍很低，随时有可能因冠状动脉供血不足而发生心跳骤停。为了争取时间挽救患者的生命，使用血管收缩药物暂时提升血压是有益的。常用药物有阿拉明、多巴胺等。

（4）复苏效果评估。除了评估患者的生命体征外，尿量是一个敏感指标，成人尿量超过30～50ml/h 说明液体复苏足够，如果达不到，应怀疑未充分纠正低血容量，或仍然存在大出血，此时应再次评价是否存在心脏压塞、张力性气胸和急性心源性休克。此外，还有中心静脉压的监测也是一个客观指标，在后面我们专门有中心静脉压的监测内容。

(四) 紧急手术

手术是创伤救治的决定性措施,也是控制出血最有效的手段。手术救治的主要目的是控制出血、修复或切除受损的组织和器官及血肿清除和减压,如开颅探查血肿清除及去骨瓣减压等,以达到挽救生命和最佳功能恢复的目的。决定急诊手术后护士要进行急诊术前准备,具体内容见《围手术护理技术》。

常见紧急手术:

(1) 开颅探查颅内血肿清除术或去骨瓣减压术等。

(2) 开胸探查止血、胸腔闭式引流术、心脏穿透伤的修补及心包引流和减压术、肺裂伤缝合术等。

(3) 开腹探查脾切除术、肝修补术、肠切除肠吻合术等。

(4) 四肢长骨骨折的内固定术和外固定术等。

(5) 血管吻合术。

(6) 创伤的介入止血治疗。

三、深静脉穿刺置管的配合护理

(一) 准备置管所需物品

治疗盘内放皮肤消毒剂、棉签、注射器及针头、无菌手套、各种试管。若行颈静脉内插管术,应备穿刺套管针、硅胶管、无菌巾、洞巾、输液装置、局部麻醉药和肝素稀释液。

(二) 选择中心静脉置管的途径

中心静脉置管的途径有多种,如经股静脉穿刺的下腔静脉置管、经颈外或颈内静脉穿刺的上腔静脉置管及经锁骨下静脉穿刺的上腔静脉置管等。经股静脉穿刺法限制了患者下肢活动,且腹股沟区皮肤易受污染;经颈静脉穿刺法由于颈部导管固定较困难等原因,该两种方法不宜长期保留固定。

(三) 置管步骤和配合(以锁骨下静脉穿刺为例)

1. 患者去枕平卧位,头偏向对侧,肩背部垫一小枕,有利于两肩后展(见图 3 - 23)。

2. 颈、胸、肩部常规皮肤消毒(见图 3 - 24)。

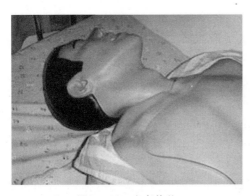
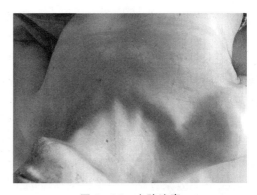

图 3 - 23 患者体位　　　　　　　图 3 - 24 皮肤消毒

3. 打开无菌穿刺包,铺无菌巾,戴手套。

4. 抽取 1% 利多卡因 5ml 作局部浸润麻醉。

5. 取出深静脉穿刺套管,抽取肝素稀释液,注入留置管使其充盈。

6. 选择穿刺点,锁骨中点下缘下方约 1cm,再偏外侧 1cm 处,方向指向胸锁乳突肌胸骨头与锁骨形成的夹角平分线上 1cm 处(见图 3 - 25)。

7. 针刺入约 3～4cm 后抽回血,见回血后置入导丝,退出穿刺针,用扩张器扩张皮下组织后退出。最后置入中心静脉导管,深为 12～15cm,局部进行固定,外表覆盖纱布封闭或用一次性贴膜封闭(见图 3 - 26)。

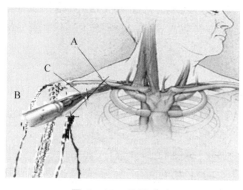

图 3 - 25　进针角度

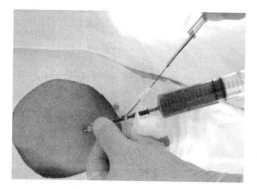

图 3 - 26　置入导管

(四)置管注意事项

1. 充分熟悉相关部位的解剖关系,如锁骨下静脉的走行及与锁骨下动脉、锁骨、第一肋骨及胸膜等位置之间的解剖关系,根据解剖特点进行操作。

2. 对于桶状胸、肺气肿、胸壁畸形等患者,锁骨下静脉穿刺应慎重,必要时改为其他途径置管。

3. 强调体位的安置,便于定位及操作。

4. 如一侧穿刺不成功,可改为对侧穿刺,禁忌在原穿刺点反复穿刺,以避免误伤动脉以及发生血肿、气胸。

5. 物品准备齐全,避免穿刺过程中来回取物。

6. 穿刺方法一定要准确,防止盲目乱穿出现并发症。

7. 整个操作过程必须严格无菌,防止污染而发生感染。

8. 穿刺置管入上腔静脉后,必须关闭调节夹,防止空气进入形成空气栓塞。

9. 穿刺成功后如导引钢丝放置不顺利,可慢慢旋转穿刺针,使针的斜面朝心脏方向,针稍稍退出后再置入导丝或稍前进再置入,切勿硬性插入,防止血管神经损伤、血肿形成等。

10. 意识不清或躁动不安者不宜施行。

11. 每次穿刺完成后,应密切观察患者呼吸及胸部变化,必要时摄胸片,以排除有无气胸发生。

(五)深静脉置管留置期间的护理

1. 妥善固定和密切观察。置管后应给予妥善固定,必要时用线将导管缝于皮肤上。定时巡视,注意观察穿刺处有无渗血,导管有无回血、滑脱,敷贴是否脱落等等,如出现相关问题应及时给予处理。如无特殊,常规第一个 24 小时更换敷料,以后隔日更换敷料 1 次;揭去敷料时应顺着导管的方向往上撕,以免将导管拔出。

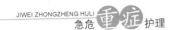
2．嘱患者穿脱衣服时动作尽量轻柔，行颈内静脉或锁骨下静脉置管的，要避免头部过度扭转，以免将留置导管拔出；每次洗澡或洗头时应避免弄湿敷贴，如不慎弄湿，要报告护士及时更换。

3．严格无菌操作规程。病室要保持清洁，每日用紫外线消毒 1～2 次，置管期间注意保持穿刺部位干燥、清洁，穿刺部位及周围皮肤应每次用 2％碘伏或碘酊、75％酒精消毒 1 次，并盖以无菌敷料。

4．连续输液者，应每日更换输液器 1 次。肝素帽至少每周更换 1 次，预防感染发生。

5．正确封管。每次用药后一般要用 2％肝素钠稀释液 5 ml 正压封管，长期输脂肪乳类的要冲管，不输液时每天也都要封管并夹管，以防堵塞。

6．并发症的观察及处理。

（1）空气栓塞。这是最严重也最容易发生的并发症。输液时护士应加强巡视，及时更换液体，以免药液滴尽后空气进入血管，引起空气栓塞。同时，向患者及家属交代有关注意事项，取得患者的合作。

（2）感染。如不严格执行无菌操作，穿刺处会出现红、肿、痛等局部感染，甚至出现全身感染。

（3）出血。严密观察穿刺部位的敷贴有无渗血，局部有无肿胀、疼痛等。由于长期留置导管，肝素封管次数较多，加上有些患者的肝功能差，凝血功能低下，可能引起穿刺处出血或渗血，应定期检查出、凝血时间和血液黏稠度，并密切观察局部皮肤、黏膜有无淤点、淤斑，牙龈有无出血，避免摔伤。消毒穿刺处时切不可强行将结痂脱掉，以免引起出血。

（4）导管堵塞。造成导管堵塞的原因较为复杂，通常与静脉高营养输液后导管冲洗不彻底，或封管液选择、用量以及推注速度选择不当，或患者的凝血机制异常等有关。因此，每次输液完毕应正确封管，要根据患者的具体情况，选择合适的封管液及用量，并注意推注速度不可过快。

（5）静脉炎。静脉炎多为机械性静脉炎，其症状为穿刺部位血管红、肿、热、痛，触诊时静脉如绳索般硬、滚、滑、无弹性。出现机械性静脉炎，给予拔管后，局部用微波照射治疗 5～7 天后症状可消失。

四、中心静脉压的监测

中心静脉压（central venous pressure，CVP）是指右心房及上、下腔静脉胸腔段的压力。它可判断患者血容量、心功能与血管张力的综合情况，有别于周围静脉压。周围静脉压受静脉腔内瓣膜与其他机械因素的影响，故不能确切反映血容量与心功能等状况。

（一）评估有无中心静脉压监测的适应证和禁忌证

1．中心静脉压（CVP）测定常用于以下情况。

（1）区别低血容量性循环障碍和非低血容量性循环障碍。

（2）患者血压正常，鉴别少尿或无尿的原因是血容量不足还是肾功能衰竭。

（3）作为指导输液量和速度的参考指标。

（4）紧急情况下，可利用其静脉通道进行输液。

2．禁忌证。

（1）出血体质。

（2）穿刺或切开部位感染。

（二）术前准备

2mm 直径的无菌医用塑料导管或硅胶管、中心静脉压测压装置、静脉切开包及手套、治疗盘（碘酒、酒精、注射用生理盐水、输液装置、局部麻醉药及胶布等）。

（三）操作方法

1. 患者仰卧，选好插管部位，常规消毒皮肤，铺无菌洞巾。

2. 局部麻醉后静脉插管方法有：

（1）经皮穿刺法。较常采用，经锁骨下静脉或头静脉插管至上腔静脉；或经股静脉插管至下腔静脉。

（2）静脉剖开法。现仅用于经大隐静脉插管至下腔静脉。

插入深度：经锁骨下静脉者约 12～15cm，余约 35～45cm。一般认为上腔静脉压较下腔静脉压更精确，因腹内压增高时下腔静脉压不够可靠。

3. 测压装置有输液管，其上接输液瓶，在其下接一个三通管（见图 3-27）（或 Y 形），一端接静脉导管（或硅胶管），另一端接带有刻度的测压玻璃管（见图 3-28），固定在输液架上，保持测压管的"0"点与患者右心房在同一水平。

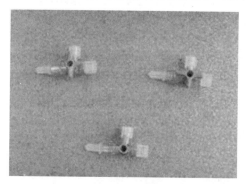

图 3-27　三通

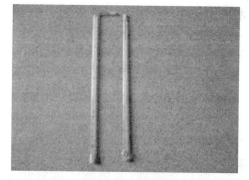

图 3-28　测压管

4. 测压时，先将输液管与测压管相通，待液体充满测压管后，用夹子夹紧输液胶管，再使静脉导管（或硅胶管）与测压管相通，可见测压管内液面下降，至液面稳定时，所指刻度数即为中心静脉压。

5. 测毕，用夹子夹闭测压管，松开输液管上的夹子，即可继续输液，可根据需要反复测量中心静脉压。

（四）注意事项

1. 如测压过程中发现静脉压突然显著波动性升高，提示导管尖端进入右心室，因心室收缩时压力明显升高所致，应立即退出一小段后再测。

2. 如导管阻塞无血液流出，需用输液瓶中液体冲洗导管或变动其位置。为防止血栓形成，应定时用肝素稀释液冲洗导管。

3. 测压管留置时间，一般不超过 5 天。时间过长易发生静脉炎或血栓性静脉炎，故留置 3 天以上时，需用抗凝剂冲洗，以防血栓形成。

（五）判断中心静脉压的监测意义

1. CVP 正常值为 5～12cmH$_2$O，降低与增高均有重要临床意义。

2. 如休克患者 CVP $<5cmH_2O$ 表示血容量不足,应迅速补充血容量;在补充血容量后,患者仍处于休克状态,而 $CVP>10cmH_2O$,则表示容量血管过度收缩或有心力衰竭的可能,应控制输液速度、输液量或采取其他相应措施。少数重症感染患者虽 $CVP<10cmH_2O$,也有发生肺水肿的可能,应予注意。

3. 若 $CVP>15\sim20cmH_2O$ 表示有明显心力衰竭,且有发生肺水肿的危险,应暂停输液或严格控制输液速度,并快速给予洋地黄制剂和利尿药或血管扩张剂。

4. 如有明显腹胀、肠梗阻、腹内巨大肿瘤或腹部大手术时,利用股静脉插管测量的 CVP 可高达 $250cmH_2O$ 以上,这不能代表真正的 CVP。

必须指出,评价中心静脉压高低的意义,应当从血容量、心功能及血管状态三方面考虑。当血容量不足而心功能不全时,中心静脉压可以正常,故需要结合临床,综合判断。具体见表 3-1。

表 3-1　中心静脉压、血压与补液的关系

中心静脉压	血　压	原　因	输液调节及药物处理
低	低	血容量不足	加快输液
低	正常	血容量相对不足	适当输液
高	低	心功能不全	减慢输液、使用强心药
高	正常	静脉过度收缩	适当应用扩血管药物
正常	低	血容量不足或心功能不全	补液试验

补液试验:在 15 分钟内快速静脉输入 5%GNS 250ml,若中心静脉压升高而血压不变,为心功能不全;倘若血压升高而中心静脉压不变表示血容量不足。

五、伤口的处理(清创术的配合护理)

清创术,是对新鲜开放性污染伤口进行清洗去污、清除血块和异物、切除失去活性的组织、缝合伤口,使之尽量减少污染,甚至变成清洁伤口,达到一期愈合,有利于受伤部位的功能和形态的恢复。

开放性伤口一般分为清洁、污染和感染 3 类。严格地讲,清洁伤口是很少的,意外创伤的伤口难免有程度不同的污染;如污染严重,细菌量多且毒力强,8 小时后即可变为感染伤口。头面部伤口局部血运良好,伤后 12 小时仍可按污染伤口行清创术。

(一)评估是否适合实行清创术

8 小时以内的开放性伤口应行清创术,8 小时以上而无明显感染的伤口,如伤员一般情况好,亦应行清创术。如伤口已有明显感染,则不作清创,仅将伤口周围皮肤擦净,消毒周围皮肤后,敞开引流。

(二)术前准备

1. 清创前须对伤员进行全面评估,如有休克,应先抢救,待休克好转后争取时间进行清创。

2. 如颅脑、胸、腹部有严重损伤,应先予处理。如四肢有开放性损伤,应注意是否同时

合并骨折,X线片协助诊断。

3. 根据患者的具体情况应用止痛药物。

4. 进行环境准备和物品准备,包括检查清创包的消毒日期;准备引流条或橡皮膜、外用生理盐水、纱布、棉垫、绷带、胶布、75%酒精、麻醉药物、手套、消毒液等等。

5. 患者准备。包括解释目的和必要性,取得配合,必要时签署同意书。如头皮创伤则需先剪去伤口周围头发,如肢体创伤需先脱去或剪去衣物等;询问有无药物过敏史等。

6. 医护人员准备。洗手、戴口罩等。

(三)清创步骤和配合

1. 清洗去污。分清洗皮肤和清洗伤口两步。

(1)清洗皮肤。用无菌纱布覆盖伤口,再用汽油或乙醚擦去伤口周围皮肤的油污。术者洗手、戴手套,更换覆盖伤口的纱布,用软毛刷蘸消毒皂水刷洗皮肤,并用外用生理盐水冲净。然后换另一只毛刷再刷洗一遍,用消毒纱布擦干皮肤。

(2)清洗伤口。去掉覆盖伤口的纱布,以生理盐水冲洗伤口,用消毒镊子或小纱布球轻轻除去伤口内的污物、血凝块和异物。

2. 清理伤口。施行麻醉,擦干皮肤,消毒皮肤,铺盖消毒手术巾准备手术。术者更换手套后即可清理伤口。对浅层伤口,可将伤口周围不整皮肤缘切除0.2~0.5cm,切面止血,消除血凝块和异物,切除失活组织和明显挫伤的创缘组织(包括皮肤和皮下组织等),并随时用无菌盐水冲洗。对深层伤口,应彻底切除失活的筋膜和肌肉(肌肉切面不出血,或用镊子夹镊不收缩者,表示已坏死),但不应将有活力的肌肉切除,以免切除过多影响功能。为了处理较深部伤口,有时可适当扩大伤口和切开筋膜,清理伤口,直至比较清洁和显露血循环较好的组织。

如同时有粉碎性骨折,应尽量保留骨折片;已与骨膜游离的小骨片则应予清除。

浅部贯通伤的出入口较接近者,可将伤道间的组织桥切开,变两个伤口为一个。如伤道过深,不应从入口处清理深部,而应从侧面切开处理伤道。

伤口如有活动性出血,在清创前可先用止血钳钳夹,或临时结扎止血。待清理伤口时重新结扎,除去污染线头。渗血可用温盐水纱布压迫止血,或用凝血酶等局部止血剂止血。

3. 修复伤口。清创后再次用生理盐水清洗伤口。再根据污染程度、伤口大小和深度等具体情况,决定伤口是开放还是缝合,是一期还是延期缝合。未超过12小时的清洁伤口可一期缝合;大而深的伤口,在一期缝合时应放置引流条;污染重的或特殊部位不能彻底清创的伤口,应延期缝合,即在清创后先于伤口内放置凡士林纱布条引流,待4~7日后,如伤口组织红润,无感染或水肿时,再作缝合。

头、面部血运丰富,愈合力强,损伤时间虽长,只要无明显感染,仍应争取一期缝合。

缝合伤口时,不应留有死腔,张力不能太大。对重要的血管损伤应修补或吻合;对断裂的肌腱和神经干应修整缝合。显露的神经和肌腱应以皮肤覆盖;开放性关节腔损伤应彻底清洗后缝合;胸腹腔的开放性损伤应彻底清创后,放置引流管或引流条。

(四)注意事项

1. 伤口清洗是清创术的重要步骤,必须反复用大量生理盐水冲洗,务必使伤口清洁后再作清创术。选用局麻者,只能在清洗伤口后麻醉。

2. 清创时既要彻底切除已失去活力的组织,又要尽量保留存活的组织,这样才能避免伤口感染,促进愈合,保存功能。

3. 组织缝合必须避免张力太大,以免造成缺血或坏死。

(五)清创后处理

1. 根据患者情况输液或输血、应用抗生素,防止伤口感染,促使炎症消退。

2. 注射破伤风抗毒素,如伤口深、污染重,应同时肌肉注射气性坏疽抗毒血清。

3. 抬高伤肢,促使血液回流,注意保持伤口的清洁干燥,观察伤肢血运、伤口包扎松紧是否合适,伤口有无出血等。

4. 告知患者伤口换药的时间和地点,伤口有引流条者根据引流物情况,在术后 24～48 小时内拔除。

5. 伤口出血或发生感染时,应及时就医。

BEI JING ZHI SHI

背景知识

一、创伤的修复过程

创伤愈合可分为两种基本形式,一是由结构与功能相同的组织再生来完成,修复后的组织与原来的完全相同或基本相同,称为完全再生(修复),如肝脏、骨骼;二是由成纤维细胞、毛细血管构成的肉芽组织充填伤口,继而转变为瘢痕组织,称为不完全再生(修复),这是创伤愈合常见的形式。胎儿创伤愈合不同于成人,伤口愈合中无炎症反应和瘢痕形成,损伤的组织可完全再生。

(一)创伤愈合的类型

1. 一期愈合(原发愈合)。为切缘对合良好的闭合性伤口,如缝合的清洁皮肤切口,肉芽组织少,形成极小的瘢痕,愈合后功能良好。

2. 二期愈合(瘢痕愈合)。多发生于组织创面范围较大、坏死组织较多、伤口感染明显,初期外科处理不及时或不正确的伤口,需经肉芽组织填充组织缺损,瘢痕化明显,是该期愈合的重要特征。

(二)创伤修复的过程

可分为三个阶段。

1. 炎症期。损伤组织的止血与炎症反应是此期的重要特征,由于凝血和炎症反应,损伤组织中沉积的纤维蛋白和糖蛋白、玻基结合素、纤维结合蛋白为修复细胞移行进入损伤部位提供了临时性基质,血小板脱颗粒和移入损伤组织的巨噬细胞释放各种因子,启动了修复细胞的迁移和增殖。

2. 增殖期。成纤维细胞、血管内皮细胞在血小板、巨噬细胞释放的生长因子刺激下,迁移进入伤口,这一进程在伤后 2～3 天已较明显。成纤维细胞和由内皮细胞分化和移行形成的毛细血管网构成肉芽组织,充填组织裂隙。位于伤缘、表皮基底层和皮肤附属器的上皮细胞,也以每天 1mm 的速度迁移,一期愈合的伤口在伤后 24～48 小时形成上皮层。

在各种生长因子的刺激作用下,迁移至损伤组织的成纤维细胞开始合成并释放胶原蛋白、粘连蛋白和蛋白多糖等细胞间质成分。胶原蛋白在细胞外形成胶原纤维,随着细胞间质胶原纤维的增加,以及成纤维细胞和毛细血管减少,肉芽组织最终转化为瘢痕组织。伤后4～5天肉芽组织中出现肌成纤维细胞,这是由成纤维细胞、平滑肌细胞以及血管周细胞分化而来,肌成纤维细胞收缩使伤口面积缩小。

3. 重塑期。最初形成的瘢痕组织由于胶原过多、排列紊乱,因而硬度和张力都不适应生理需要,需要经过较长时间的改建、重塑,胶原酶和其他酶降解多余的胶原纤维,最终形成按应力方向排列的胶原纤维束,这一过程将持续12～18个月,但瘢痕组织难以恢复到未损伤组织的强度和弹性。

（三）影响创伤修复的因素

1. 感染。损伤组织感染后,细菌的外毒素、内毒素和蛋白水解酶都可损伤细胞和基质,使局部组织成为化脓性病灶,肉芽组织生长缓慢。严重贫血、低蛋白血症、血管疾患、糖尿病等代谢疾病以及全身免疫功能抑制,可造成感染发生和加重。引起感染的局部因素包括伤道内异物存留,残存的坏死组织、血肿与凝血块,关闭伤口后形成的死腔等。

2. 血液循环障碍。损伤组织氧分压低于30mmHg时,成纤维细胞合成和分泌胶原蛋白的功能被抑制。休克、伤前患有闭塞性脉管炎、静脉曲张、闭塞性动脉硬化症、结节性多动脉炎等周围性血管疾患和静脉功能不全,以及伤口包扎过紧都可能引起局部灌流障碍,组织修复延迟。

3. 营养状况。营养不良者伤口愈合延缓。维生素C以及铁、钙、镁、锌等离子的缺乏,影响胶原和其他蛋白合成。

4. 免疫抑制。艾滋病患者免疫功能缺陷,组织创伤后易发生感染或出现Kaposi肉瘤。糖尿病、肝硬化、尿毒症、白血病时,机体免疫功能被抑制,影响组织愈合过程。

5. 药物及其他物理、化学因素。糖皮质激素、消炎痛等抑制炎症反应的药物、细胞毒性药物、放射线均可抑制创伤性炎症反应和修复细胞合成蛋白。

二、伤口拆线时间

清创术后患者伤口愈合良好者,面颈部4～5日拆线;下腹部、会阴部6～7日;胸部、上腹部、背部、臀部7～9日;四肢10～12日,近关节处可延长一些,减张缝线14日方可拆线;伤口术后有红、肿、热、痛等明显感染者,应提前拆线。

遇有下列情况,应延迟拆线:

1. 严重贫血、消瘦、轻度恶病质者。
2. 严重失水或水电解质紊乱尚未纠正者。
3. 老年患者及婴幼儿。
4. 咳嗽没有控制时,胸、腹部切口应延迟拆线。

（徐旭红　杜菊媛）

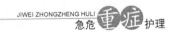

任务三　中毒患者的急诊救护

案例引入

　　患者1小时前与家人争吵后自服农药1瓶,具体药名和药量不详,家人发现后急送来院,如果你是急诊科护士,如何配合医生进行抢救?

救护过程

一、有机磷农药中毒患者的急诊救护

(一)评估有机磷类农药中毒的病因和临床表现

1. 病因。有机磷农药中毒可以通过呼吸道、消化道及皮肤三种途径进入人体,很明显,该患者有机磷农药是通过消化道进入人体的。有机磷农药进入人体后,通过血液、淋巴液很快运送至全身各个器官,其中以肝脏最多,肾、肺、骨次之,肌肉及脑组织中含量少。其毒理作用是抑制人体内胆碱酯酶的活力,使胆碱酯酶失去分解乙酰胆碱的能力,使乙酰胆碱在体内过多积累。中毒原因主要是中枢性呼吸衰竭,呼吸肌瘫痪而窒息;支气管痉挛、支气管腔内积储黏液、肺水肿等加重呼吸衰竭,促进死亡。

2. 有机磷农药中毒的症状。根据病情可分为轻、中、重三类。

(1)轻度中毒症状。头痛、头昏、恶心、呕吐、多汗、无力、胸闷、视力模糊、胃口不佳等。

(2)中度中毒症状。除上述轻度中毒症状外,还出现轻度呼吸困难、肌肉震颤、瞳孔缩小、精神恍惚、行走不稳、大汗、流涎、腹痛腹泻等。

(3)重度中毒症状。除上述轻度和中度中毒症状外,还出现昏迷、抽搐、呼吸困难、口吐白沫、肺水肿、瞳孔缩小、大小便失禁、惊厥、呼吸麻痹等。

3. 实验室检查。

(1)全血胆碱酯酶(CHE)活力测定,是诊断中毒程度的重要指标。轻度中毒,血胆碱酯酶活力为50%～70%;中度中毒,血胆碱酯酶活力为30%～50%,轻度中毒,血胆碱酯酶活力为30%以下。

(2)尿中有机磷杀虫药分解产物测定。对硫磷和甲基对硫磷在体内氧化分解生成对硝基酚由尿排出。敌百虫中毒时尿中出现三氯乙醇。

(二)急诊救护

　　迅速清除毒物。对通过呼吸道途径进入者应马上将其带离现场,到空气新鲜地方。对通过皮肤进入体内患者应立即清除毒物,冲洗皮肤或眼睛、脱掉污染的衣裤等。对经消化道中毒者应立即采取引吐、洗胃、导泻等急救措施,该患者就主要采用这些急救措施。

1. 催吐。神志清醒的患者,只要胃内尚有毒物,都可进行催吐。催吐是排出胃内毒物

的最好办法,并可加强洗胃的效果。

（1）方法。

① 用硬羽毛、压舌板、匙柄、筷子、手指等搅触咽弓和咽后壁使之呕吐。此法简单易行,奏效迅速,亦能在家庭中应用。如因食物过稠不能吐出、吐净,可嘱患者先喝适当的温清水或盐水,然后再促使呕吐,如此反复行之,直至吐出液体变清为止。

② 口服温盐水或 1∶2000 高锰酸钾 100～300ml 口服,可刺激胃黏膜引起呕吐。

③ 硫酸铜或硫酸锌 0.3～0.5g,溶于 150～250ml 温水中口服,若 15～30 分钟不发生呕吐,可再服一次。碘酊 0.5ml 加水 500ml 口服。

④ 阿扑吗啡用于不能口服催吐药物的中毒者。成人皮下注射 3～5mg,可引起呕吐。

（2）注意事项。

① 口服催吐药物后,仍不发生呕吐时,可用硬羽毛、压舌板或手指刺激咽部,促使呕吐。

② 当呕吐发生时,患者头部应放低,危重患者可将头转向一侧,以防呕吐物吸入气管,发生窒息或引起肺炎。

③ 服腐蚀性毒物的中毒者不宜催吐。有严重心脏病、动脉瘤、食管静脉曲张、溃疡病等不宜催吐。

2. 洗胃和导泻。洗胃是抢救服毒者生命的关键。一般服毒者,除吞服腐蚀剂(强酸、强碱等)者外,一律要在 6 小时内迅速、彻底洗胃,超过 6 小时以上者,也要争取尽可能洗胃。通常根据吞服的毒物,选择 1∶5000 高锰酸钾溶液、2％碳酸氢钠溶液、生理盐水或温开水,最后加入导泻药(一般为 25％～50％硫酸镁),以促进毒物排出。合并门脉高压食管静脉曲张及上消化道出血的患者,不宜强行洗胃。具体内容见后面的洗胃术。

（三）药物应用

及时正确应用解毒药,常用的有机磷解毒剂包括抗胆碱剂和胆碱酯酶复能剂。

1. 抗胆碱剂。阿托品是目前抢救有机磷农药中毒最有效的解毒剂之一,但对晚期呼吸麻痹无效。采用阿托品治疗必须早、足、快、反复。

在使用阿托品的过程中护理人员要严密观察病情,判断是否出现阿托品化或阿托品中毒。两者的主要区别见表 3－2。

表 3－2　阿托品化和阿托品中毒的区别

观察指标	阿托品化	阿托品中毒
神经系统	意识清楚或模糊	谵妄、幻觉、双手抓空、昏迷
皮　肤	颜面潮红、干燥	紫红、干燥
瞳　孔	由小扩大后不再缩小,对光反应存在	极度扩大,对光反应迟钝或消失
体　温	正常或轻度升高	高　热
心　率	增快≤120 次/分,脉搏快而有力	心动过速,甚至有室颤发生,可有尿潴留

2. 胆碱酯酶复能剂。常用的有解磷定、氯磷定、双复磷。中毒后 24 小时内用足量,并要维持 48 小时,在治疗过程中要严格掌握用量,用药过量会产生药物中毒,复能剂对肾功能有一定损害,对患有肾病者应慎用。

3. 中草药治疗。可用绿豆、甘草各一两煎水服。也可用曼陀萝 0.3～0.9g 煎水服。还可用金鸡尾和金银花各四两、甘草二两煎水服。

(四)对症处理

对呼吸困难者输氧,严重时进行人工呼吸;对脑水肿者,应快速给脱水利尿药物,并服用保护脑细胞药物;在大量出汗脱水时,应补充盐水,注意电解质平衡;有机磷中毒时禁止使用吗啡、茶碱等。

(五)做好患者的口腔护理、饮食护理和心理护理等

(六)在抢救过程中做好患者和家属的心理抚慰工作

二、一氧化碳中毒患者的急诊救护

(一)评估一氧化碳中毒的原因和临床表现

1. 一氧化碳中毒亦称煤气中毒。一氧化碳是无色、无臭、无味的气体,故易于被人忽略而致人体中毒。常见于家庭居室通风条件差的情况下,煤燃烧产生的煤气或液化气管道渗漏时,也见于工业生产煤气以及矿井中的一氧化碳吸入而致中毒。

2. 临床表现。

(1)轻度中毒患者可出现头痛、头晕、失眠、视物模糊、耳鸣、恶心、呕吐、全身乏力、心动过速、短暂昏厥。血中碳氧血红蛋白含量达 10%～20%。

(2)中度中毒除上述症状加重外,口唇、指甲、皮肤黏膜出现樱桃红色,多汗、血压先升高后降低、心率加速、心律失常、烦躁、一时性感觉和运动分离(即尚有思维,但不能行动)。如症状继续加重,可出现嗜睡、昏迷。血中碳氧血红蛋白约在 30%～40%。经及时抢救,可较快苏醒,一般无并发症和后遗症。

(3)重度中毒患者迅速进入昏迷状态。初期四肢肌张力增加,或有阵发性强直性痉挛,晚期肌张力显著降低,患者面色苍白或青紫、血压下降、瞳孔散大、最后因呼吸麻痹而死亡。血中碳氧血红蛋白浓度高于 50%,经抢救存活者可有严重合并症及后遗症。

3. 实验室检查。

(1)血液碳氧血红蛋白浓度测定。

(2)脑电图检查。可见低幅慢波,与缺氧时脑病进展相平行。

(3)头部 CT 检查。脑水肿时可见病理性密度减低区。

(二)急诊救护

1. 改善组织缺氧,保护重要器官。

(1)立即将患者移至通风、空气新鲜处,解开领扣,清除呼吸道分泌物,保持呼吸道通畅。

(2)吸氧。以加速碳氧血红蛋白的解离。鼻导管吸氧的氧流量为 8～10L/分。有条件者行高压氧治疗,效果最佳。

(3)保护心脑等重要器官。可用细胞色素 C30mg 静脉滴注(用前做皮肤试验),或将三磷酸腺苷 20mg、辅酶Ⅰ(辅酶 A)50U、普通胰岛素 4U 加入 25%葡萄糖溶液 250ml 中静脉滴注。

(4)有脑血管痉挛、震颤性麻痹者,可用阿托品或 654-2 静脉注射。

2．防治脑水肿。脑水肿多出现在中毒后 2～4 小时,应用高渗脱水剂,如 20％甘露醇与高渗葡萄糖液交替静脉滴注或并用利尿剂及地塞米松。

3．纠正呼吸障碍。可应用呼吸兴奋剂如洛贝林等,重症缺氧、深昏迷 24 小时以上者可行气管切开,呼吸停止者立即人工呼吸,必要时气管插管、加压给氧、使用人工呼吸器。

4．纠正低血压。发现休克征象者立即进行抗休克治疗。

5．对症处理。惊厥者应用苯巴比妥、地西泮(安定)镇静。震颤性麻痹服苯海索(安坦) 2～4mg,3 次/天。瘫痪者肌注氢溴酸加兰他敏 2.5～5mg,口服维生素 B 族和地巴唑,配合针灸按摩疗法。

6．预防感染。对长期昏迷者给以抗生素治疗。

7．其他治疗。如高压氧疗法、放血疗法等。

三、安眠药中毒患者的急诊救护

(一)评估安眠药中毒的病因和临床表现

1．病因。安眠药种类较多,以鲁米那、速可眠、氯丙嗪、地西泮、奋乃静等最常用,中毒主要源于服用过量或一次大量服用。安眠药对中枢神经系统有抑制作用,少量服用可催眠,过量则可致中毒。安眠药的急性中毒症状因服药量的多少、时间、空腹与否,以及个体体质差异不同而轻重各异。

2．安眠药中毒的临床表现。安眠药中毒根据临床表现可分为三度:

(1)轻度中毒。嗜睡,出现判断力和定向力障碍、步态不稳、言语不清、眼球震颤、各种反射存在,体温、脉搏、呼吸、血压正常。

(2)中度中毒。浅昏迷,用强刺激可唤醒不能答问,很快又进入昏迷,腱反射消失,呼吸浅而慢,血压仍正常,角膜反射,吞咽反射存在。

(3)重度中毒。深昏迷,早期四肢肌张力增强、腱反射亢进、病理反射阳性,后期全身肌肉弛缓、各种反射消失、瞳孔对光反应存在、瞳孔时而散大时而缩小、呼吸浅而慢不规则或呈潮式呼吸、脉搏细速、血压下降。

3．实验室检查。取患者的胃内容物、血、尿样送检作镇静催眠药定性或定量检查。三环抗抑郁药可用气相色普法检测血浆浓度,超过 1000ng/ml 可出现昏迷。

(二)安眠药中毒的急诊救护

1．可刺激咽反射引起呕吐,或以 1∶5000 高锰酸钾溶液或清水洗胃,洗胃后给硫酸镁或甘露醇导泻。

2．保持呼吸道通畅,给予吸氧,呼吸衰竭者应用呼吸兴奋剂,必要时行气管插管。

3．静脉输液稀释血液中的毒物浓度,并促使排泄。如尿量过多应补钾,也可使用 5％碳酸氢钠碱化尿液。

4．苏醒剂的应用。

(1)美解眠 50mg 稀释于 10％葡萄糖 10ml 中静脉注射,或以 200～300mg 稀释于 10％葡萄糖 250ml 中缓慢静脉滴注。

(2)盐酸钠洛酮 0.8～2.0mg 静脉推注,必要时重复给药。

5．适当给予甘露醇或速尿利尿,减轻颅内压。

6. 病情较重昏迷无尿者可用肾透析疗法治疗。

7. 做好基础护理,自杀者做好心理护理,防止再度自杀。

四、酒精中毒患者的急诊救护

(一)评估酒精中毒的病因和临床表现

1. 饮酒史。

2. 临床表现。急性酒精中毒表现为一次大量饮酒后引起精神错乱、兴奋夸张、失去控制力,甚至表现出攻击行为,是一种暂时性的神经、精神功能障碍,是临床上较为常见的中毒之一。根据临床表现,急性中毒分为兴奋期、共济失调期和抑制期。

(1)兴奋期。主要表现为不同程度的欣快感、兴奋、躁狂、情绪不稳定和易激惹、易感情用事,可有行为上的失控或攻击行为。

(2)共济失调期。表现为行为上不稳定、共济失调、语无伦次、口齿含糊不清和行为失控。可有脑电图异常、面部潮红、心率增加、血压增高或降低,可伴有呕吐、嗜睡。

(3)抑制期。患者处于昏睡或昏迷状态,皮肤湿冷、体温降低、呼吸慢而有鼾声、瞳孔可散大、心率较快、血压下降。此种情况如果持续 8～12 小时,就有可能发生肺炎、呼吸衰竭、颅内压升高以及电解质紊乱等严重并发症,甚至有死亡的危险。

急性酒精中毒后的表现同血中酒精浓度有直接关系。血中酒精浓度上升速度越快,浓度越高,机体反应就愈严重,中毒程度也愈深。

3. 实验室检查。

(1)血清乙醇浓度。急性中毒时呼气中乙醇浓度与血清乙醇浓度相当。

(2)动脉血气分析。急性中毒时可见轻度代谢性酸中毒。

(3)血清电解质浓度。急慢性酒精中毒时可见低血钾、低血镁和低血钙。

(4)血清葡萄糖浓度。急性酒精中毒时可见低血糖症。

(二)酒精中毒的急诊救护

对酒精中毒不采取洗胃措施,因醉酒、应激本身对胃黏膜有一定程度的损伤,可引起急性胃黏膜病变,严重的可引起穿孔。患者自行呕吐时要注意保持呼吸道通畅。

1. 催吐。直接刺激患者咽部进行催吐,使胃内容物呕出,减少乙醇的吸收。已有呕吐者可不用。

2. 保持呼吸道通畅。患者饮酒后有不同程度的恶心、呕吐、意识障碍。应取平卧位头偏向一侧,及时清除呕吐物及呼吸道分泌物,防止窒息。要观察呕吐物的量和性状,分辨有无胃黏膜损伤情况。特别是饮红酒的要注意鉴别,必要时留呕吐物标本送检。必要时可以吸氧。

3. 严密观察病情。对神志不清者要细心观察意识状态、瞳孔及生命体征的变化,并做好记录。特别是有外伤史的患者,要加强意识、瞳孔的观察,必要时行颅脑 CT 检查。

4. 按医嘱尽快使用药物。首先用纳洛酮(0.8～2.0mg)促醒;用 10% GS 500ml ＋10% KCl 10ml＋维生素 C 3.0g 快速静点;常规应用保护胃黏膜药物;注意维持电解质、酸碱平衡。

5. 安全防护。患者多数表现烦躁、兴奋多语、四肢躁动,应加强巡视,使用床栏,必要时给予适当的保护性约束,防止意外发生。做好患者的安全防护外,还要防止伤害他人(包括医务人员）。所以在护理酒精中毒的患者时，要做好自身的防护。

6. 注意保暖。 急性酒精中毒患者全身血管扩张，散发大量热量，有些人甚至出现寒战。此时应采取适当提高室温、加盖棉被等保暖措施，并补充能量。及时更换床单、衣服，防止受凉诱发其他疾病。

7. 心理护理。 大多数患者清醒后常因饮酒入院有损面子或入院导致经济损失表现为后悔，同时又怕家人埋怨。护理人员要根据患者不同的心理状况及时与患者陪护人员进行思想交流。

8. 健康教育。 在患者清醒及情绪稳定后向其及家属宣传酒精及代谢产物乙醛可直接损伤肝细胞。一次过量饮酒的危害不亚于一次轻型急性肝炎，经常过量则会导致酒精性肝硬化。而且一般酗酒常在晚餐发生，导致的严重后果是——酒后驾车和晚上视线不好易造成交通事故，身心受伤甚至危及他人的生命。

五、洗胃术

洗胃术是指通过一定的措施将液体灌入胃腔内，混合胃内容物后再抽出，如此反复多次，其目的是清除胃内未被吸收的毒物或清洁胃腔，为胃部手术、检查作准备。对于口服急性中毒患者，洗胃是一项极其重要的抢救措施。洗胃法有三种，即催吐洗胃法、胃管洗胃法及剖腹胃造口洗胃法。常用的是前两种，分别介绍如下。

（一）催吐洗胃术

呕吐是人体排除胃内毒物的本能自卫反应。因催吐洗胃术简便易行，对于服毒不久且意识清醒的急性中毒患者是一种有效的现场自救、互救措施，但对于服腐蚀性毒物、石油制品及食管静脉曲张、上消化道出血等患者不宜采用。

1. 适应证。

（1）意识清醒能很好配合的口服急性中毒者。

（2）口服毒物时间不久（2小时以内效果最好）。

（3）在现场自救无胃管时。

（4）不存在有禁忌证的患者。

2. 禁忌证。

（1）意识障碍者。

（2）抽搐、惊厥未控制者。

（3）不能很好配合的患者。

（4）腐蚀性毒物及石油制品等急性中毒者。

（5）合并有上消化道出血、主动脉瘤、食管静脉曲张的患者。

（6）孕妇及老年人。

3. 操作方法。

（1）做好患者思想工作，具体说明要求和方法，以取得配合，有利于操作顺利进行。

（2）患者取坐位，频繁口服大量洗胃液约400～700ml，以患者感觉胀饱为度。

（3）随即取压舌板或竹筷子（均用纱布包裹）刺激患者咽后壁，即可引起反射性呕吐，吐出洗胃液或胃内容物。如此反复多次，直至排出的洗胃液清晰无味为止。

4. 注意事项。

（1）催吐洗胃后,要立即送往附近大医院,酌情施行胃管洗胃术。

（2）催吐洗胃要当心误吸,因剧烈呕吐可能诱发急性上消化道出血。

（3）要注意饮入量与吐出量大致相等。

（二）胃管洗胃法

胃管洗胃法就是先经鼻腔或口腔插入胃管,吸出胃内容物后再注入洗胃液,再排出洗胃液,以达到消除胃内毒物的目的。口服毒物的患者有条件时应尽早插胃管洗胃,因胃管洗胃法排毒效果好且并发症较少,故应作为首选。有人主张即使服毒超过 6 小时也要用此法洗胃。

1. 适应证。

（1）催吐洗胃法无效或有意识障碍、不合作者。

（2）凡口服毒物中毒、无禁忌证者均应采用胃管洗胃术。

2. 禁忌证。

（1）强酸、强碱及其他对消化道有明显腐蚀作用的毒物中毒。

（2）伴有上消化道出血、食管静脉曲张、主动脉瘤、严重心脏疾病等患者。

（3）中毒诱发惊厥未控制者。

（4）乙醇中毒,因呕吐反射亢进,插胃管时容易发生误吸,所以慎用胃管洗胃法。

3. 操作方法。

（1）材料准备。准备好胃管、镊子、石蜡油、纱布弯盘、棉签、压舌板、开口器、1％麻黄碱滴鼻液、听诊器等,量杯内盛有洗胃液。

（2）患者取坐位或半坐位,中毒较重者取左侧卧位。胸前垫以防水布,有活动假牙应取下,盛水桶放于患者头部床下,弯盘放于患者的口角处。

（3）将消毒的胃管前端涂石蜡油后,用左手隔着纱布捏着胃管,右手用纱布裹住胃管5～6cm 处,自鼻腔或口腔缓缓插入。有意识障碍的患者,则可用开口器撑开,徐徐地送入胃管,切不可勉强用力。当胃管插入 10～15cm(咽喉部)时,嘱患者做吞咽动作,轻轻将胃管推进。如患者呈昏迷状态,则应轻轻抬起其头部,使咽喉部弧度增大,轻快地把胃管插入。当插到45cm 左右时,胃管进入胃内(插入长度以 45～55cm 为宜,约前额发际到剑突的距离)。

（4）在插入胃管过程中如遇患者剧烈呛咳、呼吸困难、面色发绀,应立即拔出胃管,休息片刻再插,避免误入气管。

（5）为证实胃管已进入胃内,可采用一边用注射器快速将空气注入胃管,一边用听诊器在胃部听诊,听到气泡响声,即可确定胃管已在胃腔内。禁止向胃管注入液体或把胃管外口放入液体中进行检验,防止液体进入肺部。

（6）胃管插入后,先抽出胃容物,必要时留取标本送检。

（7）每次通过胃管注入 300～500ml 洗胃液,再抽出洗胃液。这样反复灌洗,直至洗出液澄清无味为止。也可接电动洗胃机进行洗胃。

（8）洗胃完毕,可根据病情从胃管内注入解毒剂、活性炭、导泻药等。胃管可留置,以便下次再洗。

4. 常用的洗胃液。洗胃液的温度一般为 35～38℃,温度过高可使血管扩张,加速血液循环,从而促使毒物吸收。用量一般为 5000～10000ml。

(1) 温水或生理盐水。对毒物性质不明的急性中毒者,应抽出胃内容物送检。洗胃液选用温开水或生理盐水,待毒物性质确定后,再采用对抗剂洗胃。

(2) 碳酸氢钠溶液。一般用 2%～4% 的浓度洗胃,常用于有机磷中毒,能使有机磷分解失去毒性。但敌百虫中毒时禁用,因敌百虫在碱性环境中能变成毒性更强的敌敌畏。砷(砒霜)中毒也可用碳酸氢钠溶液洗胃。

(3) 高锰酸钾溶液。为强氧化剂,一般用 1∶(15000～20000)的浓度,常用于急性巴比妥类药物、阿托品及毒蕈中毒的洗胃。但有机磷农药对硫磷(1605)中毒时,不宜用高锰酸钾,因能使其氧化成毒性更强的对氧磷(1600)。

(4) 茶叶水。含有丰富鞣酸,具有沉淀重金属及生物碱等毒物的作用,且容易获取。

5. 注意事项。

(1) 洗胃多是在危急情况下的急救措施,急救人员必须迅速、准确、轻柔、敏捷地操作,完成洗胃的全过程,尽最大努力来抢救患者生命。

(2) 凡呼吸停止、心脏停搏者,应先行 CPR,再行洗胃术。洗胃前应检查生命体征,如有缺氧或呼吸道分泌物过多,应先吸取痰液,保持呼吸道通畅,再行胃管洗胃术。

(3) 在洗胃过程中应随时观察患者生命体征的变化,如果患者感觉腹痛、流出血性灌洗液或出现休克现象,应立即停止洗胃。

(4) 要注意每次灌入量与吸出量的基本平衡。每次灌入量不宜超过 500ml,灌入量过多可引起急性胃扩张,使胃内压上升,增加毒物吸收。

(5) 口服毒物时间过长(超过 6 小时者,可酌情采用血液透析治疗)。

BEI JING ZHI SHI

背景知识

中毒概述

大量毒物短时间内经皮肤、黏膜、呼吸道、消化道等途径进入人体,致使机体受损并发生功能障碍,称之为急性中毒。

(一) 初步诊断

在采取急救措施的同时应尽早掌握中毒的时间、毒物的种类、中毒的途径,初步估计毒物的剂量以及患者中毒前后的情况。治疗中密切观察患者的体温、血压、脉搏、呼吸及意识的变化,注意瞳孔的大小及对光反射,查看皮肤的温度、湿度及色泽,观察有无腹部阳性体征,大、小便是否失禁,有无肌肉震颤或痉挛,以协助判断病情。必要时需通过血、尿、粪、呕吐物等鉴定毒物,以便进一步确诊。

(二) 急救原则

1. 清除毒物、减少毒物吸收。

(1) 将患者移离毒物污染场地,尤其是气体毒物经呼吸道进入人体时尤为重要。毒物污染的衣物要立即脱掉,并用清水冲洗接触毒物的皮肤。经消化道中毒者,如果毒物属强酸、强碱类,则不宜洗胃。强酸中毒者以服用氢氧化铝胶或镁乳 60ml 等弱碱性药物中和毒物。但忌用碳酸氢钠,因为碳酸氢钠遇酸可形成碳酸,产生二氧化碳,可使患者胃内胀气。强碱中毒者以服用食醋或5%醋酸等弱酸性药物中和毒物,但碳酸盐类中毒时忌用醋酸类。无论是强酸或强碱类中毒均可服用加水鸡蛋清、牛奶或植物油200ml左右,此3种液体既可稀释毒物又可保护胃肠道黏膜。

(2)非腐蚀性毒物经消化道进入人体者应立即催吐或洗胃。根据毒物的种类,洗胃液中可酌情加解毒剂,如安眠药中毒可用1:5000高锰酸钾溶液进行洗胃,有机磷类杀虫剂中毒(敌百虫除外)可用2%碳酸氢钠溶液洗胃。无特殊解毒药者,清水洗胃后可从胃管注入万能解毒剂20g,内含鞣酸、氧化镁、活性炭,能起到中和、氧化、吸附或沉淀毒物的作用。

(3)为促使毒物由消化道排泄,于洗胃和灌入万能解毒剂之后再从胃管注入50%硫酸镁50ml导泻,但磷化锌杀鼠药中毒不能使用镁类泻剂,因其与磷化锌可生成卤碱类有毒物质,可以服用液体石蜡30ml,但忌用植物油。

2. 应用特殊解毒剂。某些毒物有特效的解毒剂,比如有机磷酸酯类中毒可用阿托品对抗蓄积的乙酰胆碱,用解磷定类药物恢复胆碱酯酶的活力。亚硝酸钠盐中毒时可用1%美蓝纠正其化学性紫绀,砷或汞中毒可用二巯基丙醇解毒。但不少毒物并无特殊解毒剂,主要依靠一般急救措施。

3. 全身支持治疗。对于重症急性中毒者要注意心、肺、肾功能的变化。若出现循环衰竭应酌情应用升压药,有心衰时应用洋地黄制剂。若有呼吸衰竭时也应及时予以纠正。还要注意防治肺水肿或脑水肿,纠正电解质及酸碱失衡。由安眠药中毒所致的中枢神经系统抑制可用美解眠等中枢神经系统兴奋剂。适当予以抗生素预防肺部、尿路等脏器感染。加强危重患者的护理,注意保温,防止压疮发生。

TUO ZHAN ZHI SHI
拓展知识

一、高压氧治疗的原理

1. 迅速纠正机体缺氧状态。高压氧可增加血氧含量,提高血氧分压,增加血浆中物理溶解氧,可治疗心血管疾病、脑血管意外、心肺复苏术后急性脑功能障碍、CO中毒等各种毒物中毒。

2. 有效改善微循环。提高血氧弥散能力,使氧的有效弥散半径加大,组织内氧含量和储氧量增加,可治疗伴有微循环障碍的疾病,如烧伤、冻伤、挤压伤、休克、植皮、植骨、断肢再植等。

3. 防治各类水肿。高压氧对血管有收缩作用(肝动脉与椎动脉除外),故可降低血管通透性,减少血管、组织渗出,改善各种水肿,如治疗脑水肿,降低颅内压30%～40%;治疗肢体肿胀、创面渗出、减少大面积烧伤患者的液体丢失。

4. 促使侧支循环的建立,增加血-脑屏障的通透性。促进有害气体的排出,可治疗因缺氧所导致的一系列疾病,如心肌梗死、缺血性脑病、断肢再植、某些眼底病及皮瓣移植的成活。

5. 加速组织、血管、细胞的再生和修复,特别是缺血、缺氧组织。

6. 抑制厌氧菌生长、繁殖和产生毒素的能力,是气性坏疽的特效疗法。

7. 抑制微生物生长繁殖。对许多需氧菌及其他微生物的生长繁殖都有抑制作用;增加某些抗生素药效,协同治疗感染性疾病。

8. 增强放疗、化疗对恶性肿瘤的疗效。

二、高压氧治疗的注意事项

(一) 治疗前

1. 不可擦发油、定型液、化妆品、口红、乳液、软膏、古龙水、烫染发等。

2. 不可携带火柴、暖炉、香烟、打火机、助听器、珠宝、假牙、隐形眼镜等物入舱,以免引起爆炸。因为隐形眼镜会产生暂时性的气泡造成视力模糊。

3. 患者治疗前 1 小时禁服碳酸饮料如汽水、啤酒、产气食物等,避免因空气膨胀造成肠胃不适;治疗前 2 小时禁止吸烟,因为吸烟会引起血管收缩,减低高压氧治疗效果,还可能造成抽搐的危险。

(二) 治疗中

1. 在加压时,舱体内之温度会上升,但不超过 30℃。

2. 加压中会感到耳膜鼓胀,可用手捏住鼻子,闭住嘴巴,用力吐气,吞口水,可使闷胀感消失。

3. 高浓度氧气治疗过程中,可能造成氧气中毒,其症状是耳鸣、视力障碍、呕吐甚至抽搐,只要停止氧气供应,则症状会消失。1/5000～10000 者可发生急性氧气中毒造成抽搐大发作,但不会造成永久性神经病变,可完全恢复,请患者保持镇定勿惊慌。

4. 在减压时,将口张开或吞口水,勿憋气,保持正常呼吸即可,因为憋气可能导致肺膨胀或肺破裂出现。

5. 减压时,温度会轻微下降,时间为 5～10 分钟。

6. 勿用手敲打舱体,避免危险。

(三) 治疗后

接受高压氧治疗后,极少数患者会产生暂时性视力减退,但一般在 10～15 天内恢复,也可能会有感觉异常或麻木症状发生,但一般在停止高压氧治疗后 4～6 周恢复。

(徐旭红　吴玲玲)

任务四　常见危重患者的急诊救护

案例引入

某天深夜,"110"将一个昏迷患者送入急诊室,作为值班护士,你该怎么做?

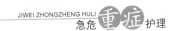

 救护过程

一、昏迷患者的急诊救护

（一）接诊患者并将患者安置成平卧位，头偏一侧

（二）评估昏迷的病因和临床表现

1. 病因。

（1）昏迷伴有神经系统定位体征。见于脑出血、脑梗死、脑外伤、脑肿瘤、脑脓肿、脑炎、脑寄生虫病及脑疝等。

（2）昏迷伴有脑膜刺激征。各种细菌、病毒、真菌引起的脑膜炎，全身感染引起的虚性脑膜炎；脑出血、脑外伤等血液进入蛛网膜下隙；脑肿瘤、脑脓肿脑炎等侵及蛛网膜下隙；以及蛛网膜下隙出血、颅内静脉血栓形成、高颅压等。

（3）全身疾病导致的昏迷。包括感染性疾病、内分泌和代谢障碍性疾病、电解质紊乱等。

（4）急性中毒导致的昏迷。包括气体中毒（如一氧化碳中毒）、农药类中毒（如有机磷中毒）、药物类中毒（如安眠药中毒）、动物类中毒（如毒蛇咬伤）等等。

（5）物理因素导致的昏迷。急性中暑、溺水、触电、高山性昏迷、放射性脑病等。

2. 临床表现。

（1）昏迷程度。

1）浅昏迷：随意运动丧失，仅有较少的无意识自发动作，对疼痛刺激（如压迫眶上缘）有躲避反应和痛苦表情，但不能回答问题或执行简单的命令；吞咽反射、咳嗽反射、角膜反射及瞳孔对光反射、腱反射仍然存在，生命体征无明显改变，可同时伴有谵妄与躁动。

2）深昏迷：自发性动作完全消失、肌肉松弛、对外界刺激均无任何反应，角膜反射、瞳孔反射、咳嗽反射、吞咽反射及腱反射均消失，呼吸不规则、血压下降，即各种反应和反射都消失，病理征继续存在或消失，可发生生命体征的改变。

（2）格拉斯哥昏迷分级（Glasgow coma scale, GCS）计分检查。该方法检查颅脑损伤患者的睁眼反应、言语反应和运动反应三项指标，具体见表 3-3。确定这三项反应的计分后，再累计得分，作为判断伤情轻重的依据。

表 3-3 格拉斯哥昏迷分级计分

计分项目	反 应	计 分
睁眼反应	自动睁眼	4
	言语刺激睁眼	3
	疼痛刺激睁眼	2
	任何刺激不睁眼	1
语言反应	对人物、时间、地点定向准确	5
	言语错乱，定向障碍	4

续　表

计分项目	反　　应	计　分
	说话能被理解,但无意义	3
	能发出无法理解的声音	2
	无语言能力	1
运动反应	能按指令动作	6
	对刺痛能定位	5
	对刺痛能躲避	4
	刺痛时肢体屈曲	3
	刺痛时肢体过神	2
	对刺痛无任何反应	1
总分		

轻型:13～15 分,伤后昏迷时间 20 分钟以内。

中型:9～12 分,伤后昏迷时间 20 分钟至 6 小时。

重型:3～8 分,伤后昏迷时间 6 小时以上,或在伤后 24 小时内出现意识恶化并昏迷在 6 小时以上。

(3) 生命体征的观察。体温升高可见于脑炎、脑膜炎、癫痫持续状态者;急骤高热提示脑干出血、中暑、抗胆碱能药物中毒等;体温过低见于休克、低血糖、巴比妥类药物中毒等。脉搏变慢见于颅内压增高;脉搏增快见于高热或感染性疾病;脉搏先慢后快伴血压下降,考虑脑疝。呼吸深大见于代谢性酸中毒、糖尿病、尿毒症、败血症、严重缺氧等;呼吸减弱见于肺功能不全、镇静剂中毒等;呼吸气味异常,如糖尿病有烂苹果味,尿毒症有氨气味,有机磷中毒呈大蒜味,酒精中毒有乙醇味。血压升高见于颅内压增高、高血压脑病等;血压速降见于休克、心肌梗死、安眠药中毒等。

(4) 瞳孔。观察昏迷患者的瞳孔变化,对确定昏迷的病因、损害程度、病变程度、抢救治疗和预后帮助极大。双侧瞳孔散大常见于濒死状态,阿托品类药物、一氧化碳、二氧化碳中毒患者;双侧瞳孔缩小见于脑桥出血,吗啡类、巴比妥类、有机磷类药物中毒患者;一侧瞳孔散大见于动眼神经麻痹、小脑幕切迹疝;一侧瞳孔缩小见于脑疝、颈交感神经麻痹等。

(5) 脑膜刺激征。脑膜刺激征包括颈部抵抗、布氏征、克氏征等,阳性反应见于蛛网膜下隙出血、各种脑膜炎、脑炎或枕骨大孔疝。

(6) 皮肤。皮肤发绀提示缺氧;皮肤呈樱桃红色可能为一氧化碳中毒;皮肤淤点见于细菌性、真菌性败血症或流行性脑脊髓膜炎和血小板减少性紫癜;皮肤色素沉着见于肾上腺皮质功能减退。

(7) 运动功能。偏瘫见于对侧大脑半球病变;肌张力增高见于基底节和外囊处病变;肌张力降低多见于急性皮质脊髓束受损;深昏迷时肌张力完全松弛;扑翼样震颤或多灶性肌阵挛为代谢性脑病和肝昏迷常见。

(8) 反射和病理征。脑局限性病变常表现为单侧角膜反射、腹壁反射或提睾反射减弱或消失,以及深反射亢进或病理征等。

3. 辅助检查。

(1) 实验室检查。血、尿、大便常规及血糖、电解质、血氨、血清酶、肝肾功能、血气分析等检查。

(2) 特殊检查。心电图、脑电图、CT、MRI、B超、X线等检查。

(三)昏迷患者的急诊救护

1. 昏迷患者安置平卧位,头偏一侧。

2. 保持呼吸道通畅,持续给予氧气吸入。必要时进行气管插管、气管切开、人工呼吸等。

3. 密切观察病情变化,发现异常及时报告医生,迅速进行救治。

4. 维持水、电解质和酸碱平衡,保证热量的供给。

5. 对症处理。用脱水剂、利尿剂消除脑水肿;促进脑功能恢复应用促进脑细胞功能恢复的药物;控制患者的体温,有条件者可采用低温疗法。

6. 病因治疗。及时去除病因,阻止病情进一步恶化。

7. 做好基础护理,预防并发症。

二、高热患者的急诊救护

(一)接诊患者,根据患者的情况安排舒适卧位

(二)评估高热的原因和临床表现

引起发热的病因可分为急性感染性疾病和急性非感染性疾病两大类。前者最为多见,如细菌、病毒引起的呼吸道、消化道、尿路及皮肤感染等,后者主要由变态反应性疾病如药物热、血清病以及自主神经功能紊乱和代谢疾病所引起。

发热是人体患病时常见的病理生理反应。不同的疾病,在发热时常有不同的其他症状,大体来说有如下几种情况:

1. 发热伴寒战,可能是肺炎、急性胆囊炎、急性肾盂肾炎、流行性脑脊髓膜炎或败血症等。

2. 发热伴咳嗽、吐痰、胸痛、气喘等,可能是肺炎、胸膜炎、肺结核或肺脓肿。

3. 发热伴头痛、呕吐,可能是上呼吸道感染、流行性脑脊髓膜炎、流行性乙型脑炎等。

4. 发热伴上腹痛、恶心、呕吐,可能是急性胃炎、急性胆囊炎等。

5. 发热伴下腹痛、腹泻、里急后重、脓血便等,可能是细菌性痢疾。

6. 发热伴右上腹痛、厌食或黄疸等,可以是病毒性肝炎或胆囊炎。

7. 发热伴关节肿痛,可能是风湿热或败血症等。

8. 发热伴腰痛、尿急、尿痛,可能是尿路感染、肾结核等。

9. 发热伴有局部红肿、压痛,可能是脓肿、软组织感染等。

10. 间歇性发热伴寒战、畏寒、大汗等,可能是疟疾或伤寒等病。

11. 发热伴皮下出血及黏膜出血,可能是流行性出血热、重症病毒性肝炎、败血症或急性白血病等。

(三)高热患者的急诊救护

1. 严密观察病情。注意患者神志、生命体征、末梢循环以及伴随症状的变化,记录出入

量,保持体液平衡。

2．降温。

（1）物理降温。降低环境温度,应用冰水擦浴、温水擦浴、酒精擦浴、冰敷、冷盐水灌肠、使用降温毯等方法。

（2）药物降温。根据医嘱用药。

（3）冬眠降温。

3．积极寻找病因,进行对因治疗。

4．加强基础护理,预防并发症。

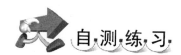 自测练习

（一）单项选择题

1．对中心静脉压和血压均低于正常值的休克患者,应采取的措施是 （   ）

    A．大量输液,加快滴速　　　　　　B．控制滴速,减慢输液

    C．暂停输液,用强心剂　　　　　　D．用升压药物

    E．用扩血管药物

2．一患者严重创伤,血压降低,脉搏细速,面色苍白,诊断为休克,治疗时重点应注意

    （   ）

    A．急性肾衰竭的发生　　　　　　　B．及时扩充血容量

    C．及时使用甘露醇　　　　　　　　D．避免使用血管收缩剂

    E．药物对各脏器的毒性

（3、4、5题共用题干）何先生,因车祸致创伤性休克,烦躁不安、皮肤湿冷。正在快速补液。现测得呼吸 26 次/份,脉搏 120 次/分,血压 80/50mmHg,CVP 3cmH$_2$O,尿量 20ml/h。

3．对循环功能的判断是 （   ）

    A．血容量不足　　　　　　　　　　B．血容量过多

    C．心功能不全　　　　　　　　　　D．微循环衰竭

    E．肾功能不全

4．正确的处理方法是 （   ）

    A．加快补液速度　　　　　　　　　B．按原输液速度

    C．按原输液速度,加利尿剂　　　　D．减慢输液速度,用强心药

    E．减慢输液速度

5．患者输液中不补钾的原因是 （   ）

    A．体温发热　　　B．脉搏加快　　　C．呼吸加快　　　D．血压下降

    E．尿量减少

6．关于中毒患者洗胃,以下错误的是 （   ）

    A．洗胃的时间一定要在 6 小时内

    B．服用强酸剂要用碱性液体洗胃

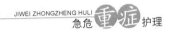

C. 漏斗洗胃,抬高漏斗高过头部 30~50cm

D. 每次灌入胃内约 300~500cm

E. 昏迷患者不能采用催吐洗胃

7. 下列哪项不是"阿托品化"的指标   (   )

    A. 颜面潮红   B. 体温正常或轻度升高

    C. 心率增快≤120 次/分   D. 瞳孔轻度扩大、意识模糊

    E. 皮肤干燥

8. 急性 CO 中毒最有价值的诊断指标是   (   )

    A. 血 COHb 浓度   B. 血气分析   C. 脑电图   D. 血电解质

    E. CT

9. 简易人工呼吸器一次可挤压入肺的空气量为   (   )

    A. 100~200ml   B. 300~400ml   C. 500~1000ml   D. 1200~1500ml

    E. 1800~2000ml

10. 关于非同步直流电除颤,不正确的是   (   )

    A. 首次能量选用250J

    B. 最大的除颤能量为360J

    C. 急性心肌缺血引起的室颤,除颤容易成功

    D. 如室颤为细颤,可给予肾上腺素,使之变为粗颤再行电除颤

    E. 对除颤无反应的患者,可考虑应用溴苄胺

11. 心脏骤停常用的给药途径有   (   )

    A. 静脉   B. 气管内   C. 肌内   D. 皮下

    E. 心内

12. 清除进入人体尚未吸收的毒物,下面哪一项不正确   (   )

    A. 吞服腐蚀性毒物者不应催吐

    B. 昏迷患者插管洗胃可导致吸入性肺炎

    C. 清洗皮肤宜用肥皂水或温水

    D. 清除肠道内毒物宜用硫酸镁或蓖麻油导泻

    E. 清除眼部宜用清水彻底冲洗

13. 一氧化碳中毒最好的氧疗措施是   (   )

    A. 低流量持续吸氧   B. 高流量间歇吸氧

    C. 氧气湿化瓶内加酒精   D. 静脉注射双氧水

    E. 高压氧

14. 下列哪种患者可采用催吐法进行治疗   (   )

    A. 昏迷   B. 惊厥   C. 胃底静脉曲张   D. 强酸强碱中毒

    E. 口服敌敌畏且神志清醒者

15. 不知毒物名称和性质的情况下,护士的正确处理方法是   (   )

    A. 请家属立即查清毒物名称后洗胃

    B. 抽出胃内容物送检再用温水洗胃

C. 用生理盐水清洁灌肠减少毒物吸收

D. 鼻饲牛奶或蛋清水,以保护胃黏膜

E. 禁忌洗胃,待清醒后用催吐法排除毒物

16. 某患者,主因车祸致胸腹联合伤,呼吸 38/分,心率 123/分,血压 75/46mmHg,需快速补液并监测 CVP,选择静脉时首选静脉位置是　　　　　　　　　　　（　　）

A. 右侧锁骨下静脉

B. 右侧颈内静脉

C. 右侧股静脉

D. 经贵要静脉行 PICC

E. 无相对禁忌证,都可以选择

17. 某患者,在抢救休克治疗中,测得 CVP 为 $5cmH_2O$,血压为 85/46mmHg,每小时尿量为 15ml,则该患者:　　　　　　　　　　　　　　　　　　　　　　　　　　（　　）

A. 有效循环血容量不足,需快速、充分补液以纠正休克

B. 心肌收缩无力,血容量不足,应适当补液,注意心功能的改善

C. 心、肾功能不全,限制补液

D. 血容量不足,容量血管扩张

E. 容量血管收缩,血容量相对不足

18. 某男性患者,69 岁,主因车祸致伤胸腹部致肝脾破裂、多发肋骨骨折、肾挫伤,既往冠心病史 20 余年,急诊行肝脾破裂修补术,术后入 ICU 监测治疗。此患者需行右侧锁骨下静脉穿刺置管,下列说法不正确的是　　　　　　　　　　　　　　　（　　）

A. 左侧胸膜顶较右侧高,且左侧易损伤胸导管,临床常首选右侧锁骨下静脉穿刺法

B. 穿刺体位:仰卧位,去枕头低 15°,两肩胛间及穿刺侧垫一薄枕

C. 穿刺定位:取锁骨中点与内 1/3 处(或锁骨中点内侧 1～2cm 处),下方 1～2cm 作为穿刺进针点,沿锁骨下缘进行

D. 于穿刺点进针,针头指向内侧稍上方,针与胸壁成约 30°夹角,不超过 45°,对准胸骨柄上切迹,紧贴锁骨后边吸便进针,进针约 3～5cm 可抽到回血

E. 不能长时间留置导管,导管不易固定及护理,颈部活动受限制;穿刺成功率高,锁骨下静脉变异小,是不能经颈内静脉穿刺的另一最佳途径

19. 患者右侧颈内静脉建立中心液路,测得 CVP 为 $15cmH_2O$,血压为 123/69mmHg,尿量为 27ml/h,应该警惕他出现　　　　　　　　　　　　　　　　　　　　　（　　）

A. 全心衰竭

B. 肾功能不全

C. 右心衰伴三尖瓣关闭不全

D. MODS

E. 容量负荷过重或右心衰竭

(二)多项选择题

20. 呼吸机应用时出现高压报警的常见原因有　　　　　　　　　　　　　　　（　　）

A. 呼吸机管道脱落

B. 呼吸道分泌物过多

C. 高压报警上限设置过高

D. 气管导管的气囊漏气

E. 湿化罐活塞未关闭

（杜菊媛　吴玲玲）

项目四　ICU 患者的监护

任务一　复苏后患者的 ICU 监护

案例引入

医生打电话告知有一个心肺复苏后的患者要住入 ICU 病房,你是值班护士,该怎么做?

监护过程

一、患者的转入

(一)床单位和监测仪器的准备

来自各科的危重患者必须由 ICU 医生确诊认可后方可转入。ICU 护士应了解患者的诊断、治疗、病情发展、转入目的,并准备好床单位、监护抢救仪器,抢救药物及所需护理用品,根据患者的具体情况设置呼吸机各参数,调试确认无误使之处于待机备用状态。通知转出科室护士送患者至 ICU。

(二)患者的接待

患者进入 ICU 病房后,首先妥当安置患者于监护床上,采取适当体位,保证患者的舒适安全。

1. 保持呼吸道通畅,连接呼吸机或氧气装置,给予患者氧气吸入。
2. 连接多功能监护仪,监测 T、P、R、BP(无创、有创)、SPO_2。
3. 各引流管连接。胸腔闭式引流、心包纵隔引流、留置导尿管等,保证引流管的通畅。
4. 按医嘱给予各种抢救药物。

5. 与护送患者的医护人员严格交接班,交病情、生命体征、过敏史、引流管、用药、皮肤。

6. 查对当时治疗、带入药品,核对护理记录与病情是否相符。

7. 各种化验标本的采集,及时送检。

8. 入室时病情的记录。

9. 建立患者标识。

(三)患者的评估

完成患者的安置后,ICU护士应全面评估患者。

1. 患者意识是否清楚、回答问题是否正确以及肢体活动是否正常。

2. 应用全导联心电图,严密监测生命体征及各项示波图形压力变化,瞳孔大小及对光反射,按要求正确评估和记录患者各系统(循环、呼吸、神经、肝、肾、皮肤、运动)情况和出入量。

3. 了解患者治疗情况、呼吸机运转情况、吸入氧浓度及呼吸道是否通畅等。

4. 了解皮肤的色泽与温度,掌握周围循环情况,皮肤有无破损。

5. 检查静脉通路、已输入的药物、正在输液的液体种类、内含的药物、滴入速度等情况,并做好记录。

6. 检查各种引流管是否通畅,引流的量和颜色、性状,及时记录。

7. 了解最近一次电解质、血糖、血气分析结果,了解有无药物过敏史。

8. 了解患者的心理状况,有无焦虑、恐惧。

(四)通知医生,执行医嘱

1. 持续心电监护,严密观察记录神志、瞳孔、面色、心律及生命体征。

2. 保持气道通畅,及时清除呼吸道分泌物,给予气道湿化和适当吸氧,持续监测氧饱和度。对人工气道患者,按气管插管和气管切开护理常规执行。

3. 对使用呼吸机患者,严密观察记录各种参数,发现报警,及时处理。

4. 建立保留静脉通路,必要时建立中心静脉通路,备齐急救物品、药品。按医嘱设定电脑输液泵和微量注射泵参数,根据病情需要作及时调整。

5. 加强病情观察,认真做好记录。病情如有变化,应立即报告医师,及时作必要处理。

6. 做好患者各种管道的护理,保持管道的通畅,及时观察引流液的量、性状,正确记录出入量。

7. 及时留送检验标本。

8. 根据医嘱给予特殊监护和治疗,如安置漂浮气囊导管进行血流动力学监测、建立人工气道给予呼吸机辅助机械通气等。

9. 及时了解患者的心理变化,关心患者,做好心理护理。

10. 酌情确定饮食种类、方式,鼓励患者进食,不能进食者做好胃肠内外的营养支持。

11. 做好患者的日常生活(ADL)护理,使患者卧位舒适,保持皮肤、口腔、会阴的清洁。

12. 协助患者翻身活动,鼓励患者主动运动和进行肢体功能锻炼,避免褥疮、下肢静脉栓塞、废用性萎缩等并发症的发生。

(五)完成护理病史记录

患者进入ICU后,护士需书写护理转科记录或护理入院单,建立重症护理记录单。重疗护理记录单是护理文件的重要项目之一,护士通过对病情细心观察,认真记录,积累了大量完整的基础资料,为重危患者的治疗、病情分析,提供有价值的信息。对危重患者必须及时、认真、具有科学性地记录病情变化、治疗、用药、护理等项内容。

二、患者的病情监测和护理

● 循环功能的监护 ●

(一)动脉血压监测

血压的监测方法分为无创性监测和有创性监测两类。

方法一 无创动脉血压测定

无创性测量常用方法是水银柱手法测压和自动化无创动脉监测测压(automated noninvasive blood pressure,NIBP)。前者采用听诊法,手法控制袖带充气来测压。后者用特殊的气泵自动控制袖带充气,可定时使袖带充气和放气。NIBP监测方法具有简便、易操作、无不良反应和无并发症等优点,成为临床急危重患者中应用最广泛的血压监测方法。

1. NIBP 监测操作程序。

(1)根据患者体型选择合适的测压袖带,测压模式有成人(adult)、儿童(adolescent)、新生儿(neonate)三种。

(2)正确放置血压袖带。按照要求对好标记(标记对准肱动脉搏动处),把袖带绑在肘关节上2~3cm处,松紧度以能容纳1指为宜。

(3)选择测量模式。手动(manual)、自动(auto)和快速(start)。测量时用于测量血压的肢体应与患者的心脏置于同一水平位。

(4)设置报警范围。监护仪报警设定不是正常范围,而应是安全范围,以保证患者的安全。尽量减少噪音干扰,不允许关闭报警功能,除非在抢救时才可以暂时关闭。

2. NIBP 监测注意事项。

(1)根据病情需要选择间隔的测压时间,注意冲放气时间不可过频,以免降低远端肢体的血液灌注。

(2)根据测压原理,引起袖带抖动的因素可以导致测压结果不可靠,因此要避免患者移动、发抖或者痉挛时测量。

方法二 创伤性动脉血压直接监测

在动脉内留置导管直接进行动脉血压连续监测的方法,称为动脉血压直接监测术,为有创血压测量法。此法可对患者血压进行连续测量,能反映每一个心动周期的血压变化。对于血管痉挛、休克、体外循环转流的患者来说较袖带式测量结果更为准确、可靠,是临床上监测急危重患者的重要手段。

1. 置管前准备。

(1)用物准备。包括穿刺一般用物和有创监测基本装置。

1)一般用物:无菌消毒盘、无菌手套、5ml注射器,必要时准备无菌穿刺包。

2)有创监测基本装置:① 型号合适的动脉套管针,由薄壁特氟隆(聚四氟乙烯)外套管,不锈钢穿刺针内芯组成;② 一次性有创监测测压管道,由压力传感器、冲洗连接管、旋锁

接头延长管及两个三通组成(图 4 - 1);
③ 冲洗装置包括加压袋和袋装肝素生理
盐水(0.9%氯化钠溶液 500ml 中加肝素
10~20mg);④ 有创监测功能的心电监护
仪,连接好专用有创监测导线。

(2) 患者准备。

1) 心理准备:对患者和家属进行解
释,包括操作目的、意义、方法、潜在问题和
如何配合等有关事项,消除患者思想顾虑,
解除恐惧心理,取得其良好配合。

2) 选择置管途径:常用的动脉置管部

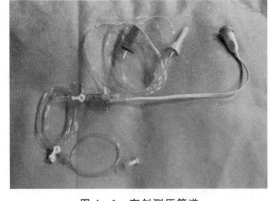

图 4 - 1 有创测压管道

位有桡动脉、足背动脉、肱动脉和股动脉,新生儿常用脐动脉。由于桡动脉解剖部位表浅、搏
动明显,而且有良好的侧支循环,穿刺和管理方便,常作为首选的穿刺插管动脉。股动脉是
全身最大的表浅动脉,在紧急状况下,是唯一可行的插管位置。

3) 桡动脉侧支循环试验(Allen 试验):为避免手部发生缺血性损伤和坏死,在桡动脉穿
刺前,必须先行 Allen 试验。具体方法为:① 先抬高患者手臂;② 检查者用手指同时压迫
桡、尺动脉搏动处,以阻断其血液循环;③ 指导患者做三四次握拳、放松动作,待静脉血充分
回流后将手伸展,此时手掌皮肤变白、手指指端略干瘪;④ 检查者压迫尺动脉的手指放松,
使尺动脉血液再通,观察患者手部皮肤恢复红润的时间;⑤ 结果判断:正常<5~7s,平均
3s,可以在该侧桡动脉进行穿刺测压;8~15s 为可疑,置管慎重;>15s 为血供不足,禁用该
侧桡动脉穿刺置管,可改选其他途径置管。

2. 测量方法。

(1) 测压方式。

1) 简易测压法:将弹簧血压表通过三通和延长管直接接在动脉导管上,即可测得血压,
但压力表上的数据只能反映平均动脉压(见图 4 - 2)。

2) 电子测压法:是将动脉导管经过有创测压管道连接于监护仪,监护仪屏幕上显示压
力波形和血压数据(收缩压、舒张压、平均动脉压)(见图 4 - 3)。

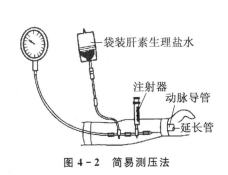

图 4 - 2 简易测压法

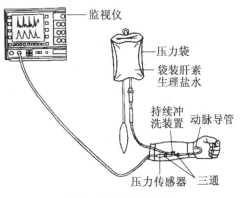

图 4 - 3 电子测压法

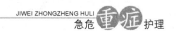

（2）测压步骤。

1）动脉血压监测测压管道连接：连接监护仪、冲洗液，整个测压管道用肝素生理盐水充盈，排净测压管内空气，关闭三通开关，备用。

2）动脉穿刺置管：以桡动脉穿刺置管为例：① 患者仰卧，穿刺侧手臂外展，手腕背屈，拇指保持外展，可在腕关节下垫以毛巾卷或纱布卷，使穿刺部位充分暴露；② 操作者左手食、中指触摸动脉搏动，以动脉搏动最明显处远端 0.5cm 为穿刺点；③ 常规用碘酒、酒精消毒皮肤和操作者左手食、中指，必要时铺巾，戴手套；④ 取套管针，针头与皮肤呈 30°～45°角进针，见回血后调整进针角度至 10°～15°，顺血管方向继续送入导管 1～2cm，穿刺针尖完全进入动脉管腔，然后将套管送入动脉，同时抽出针芯；立即将穿刺针与测压导管相连，挤压内置式压力传感器上的快速冲洗阀用肝素盐水冲洗穿刺导管，保持通畅；⑤ 用透明 3M 敷贴妥善固定穿刺针。

3）确定零点：将压力传感器置于右心房水平，即患者腋中线与第四肋间交界处。

4）校零：转动传感器侧的三通开关，并打开压力传感器排气孔，使压力传感器与大气相通，启动监护仪零点校正键，当监测仪数字显示零，提示调试零点成功。

5）恢复测压导管功能状态：调零完毕，立即转动三通，关闭压力传感器的排气孔，使传感器与大气隔绝而与动脉导管相通，此时监测仪即可显示出所测压力的波形与数值。

6）严密观察压力波形，及时记录压力数值。

（3）注意事项。

1）当患者体位变化时，应重新确定零点，并将压力传感器置于新确定的零点水平。一般每 4～6h 调试零点一次。

2）测压前应注意与袖带所测血压进行核对，避免误差过大，一般情况下两者相差±1.33kPa（10mmHg）。当两者相差大于 2kPa（14mmHg），可行方波试验，以确定波形传输有无障碍。

3）方波试验：打开记录走纸，用快速冲洗阀冲洗测压管道 1s 以上并迅速复原。如管道通畅，在记录纸上应显示一个快速向上又快速下降的方波，下降至基线以下后再升至基线以上（图 4-4）。另有两种波形提示管道波形传输障碍（图 4-5）。

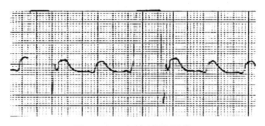

图 4-4　方波试验正常

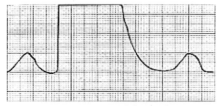 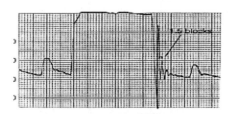

下降支中上升支消失，提示　　　　下降支中上升支增多，提示管道太长
管道中有血、气或管道太软　　　　或有太多的三通，管道需冲洗

图 4-5　方波试验异常

4）为防止血液凝固,保持管道通畅,动脉测压管必须应用肝素生理盐水持续点滴,压力袋维持压力 20～44kPa,流速维持为 2～4ml/h。

5）抽取血标本时,应先将动脉延长管内液体全部抽净,再留取标本,避免血标本稀释而影响结果。

6）操作过程中严防气体进入测压管内,一旦发生气泡,应立即用注射器将其抽出,同时制动被测肢体,以防空气进入动脉,造成空气栓塞。在抽血以及调零后应立即将三通的大气端用肝素帽盖上。

7）动脉穿刺管只供测压及抽取动脉血标本使用,严禁注射、加药等。

8）防止出血、血肿：穿刺失败及拔管后不能有效压迫,是引起出血和血肿的原因。拔出动脉穿刺管时,局部压迫 5～10 分钟,观察无渗血后用纱布和宽胶布加压包扎,30 分钟后解除。

3. 动脉压力波形及意义。

（1）正常动脉血压波形。正常的血压波幅大小一致,波形平滑、匀称,降支上有一明显的切迹。

（2）圆钝波形。波形上升和下降均缓慢,峰波拉长,波幅低平,见于休克、主动脉瓣狭窄、心律失常及低心排综合征等患者。

（3）高尖波。波幅高耸,波形上升迅速,下降快速,峰波短暂,重脉切迹消失,见于高血压、主动脉瓣关闭不全或主动脉硬化等患者。

（4）交替变化波形。波幅交替变化,是左心功能不全的表现。

（5）二联波形、不规则波形、波幅大小不等、波形形状不一致等是心律失常的波形,应注意与交替变化波形鉴别。见于心房颤动、二联律。

（6）矛盾波形。吸气时血压波形的振幅明显降低(图 4-6)。常见于心包填塞和术后严重的梗阻性肺病。

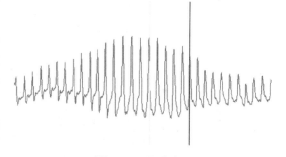

图 4-6 矛盾波形

4. 护理措施。

（1）严格无菌操作,防止感染。动脉置管可发生局部感染,严重者可引起血液感染。在置管过程以及置管期间应积极预防。

1）所需物品必须灭菌处理,置管过程严格遵守无菌操作技术要求。

2）穿刺局部每天用碘伏消毒,更换无菌透明膜,有渗血时应及时更换。

3）从动脉置管内抽血化验时,导管或三通接头处应使用安尔碘消毒,不得污染。

4）测压连接管一般 72 小时更换一次,最佳动脉置管时间为 3 天左右,不宜超过 7 天。一旦发生感染迹象,应立即拔出插管,行抗感染治疗。

（2）保持测压管道固定。动脉测压管的各接头包括测压管、压力传感器、监护仪及动脉导管,要紧密连接,妥善固定套管针及其相连的测压导管、测压肢体。防止由于患者活动引起穿刺针、测压管脱落,导管受压或扭曲及脱开后出血。

（3）保持测压管通畅,防止血栓形成。时刻注意三通开关保持正确的方向；保持肝素持续冲洗;每次经动脉置管抽取动脉血后,应立即开放快速冲洗阀进行冲洗。如发现管道内有血凝块,应及时抽取,切忌将血块推入,避免血栓脱落而栓塞。

(4)严密观察远端肢体有无缺血表现。远端肢体缺血的主要原因有血栓形成、血管痉挛、局部包扎过紧等。血栓形成于血管壁损伤、导管过粗过硬及置管时间过长有关,与患者的病情及用药有一定相关性,应加强观察。

(5)定时记录压力及波形。动脉血压一般 1 小时监测一次并及时记录,患者病情不稳定时应随时监测记录。当动脉波形出现异常,低钝或消失时,应检查动脉穿刺针是否打折或血栓堵塞。应揭开无菌透明膜进行检查与调整。

(二)中心静脉压监测

具体见院内急诊室患者的救护。

(三)通过漂浮导管进行血流动力学监测

漂浮导管(Swan-Ganz 热稀释球囊漂浮导管,图 4 - 7)经深静脉穿刺,将前端带有气囊的漂浮导管经上腔或下腔静脉插入右心系统和肺动脉,然后进行心脏及肺动脉内压力、心排出量测定、持续监测血氧饱和度、心房和心室起搏等监测技术。

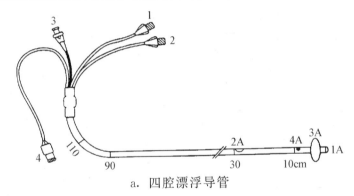

a. 四腔漂浮导管

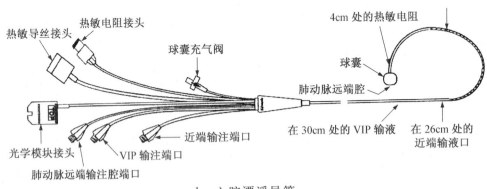

b. 六腔漂浮导管

图 4 - 7　漂浮导管

1. 术前准备。

(1)用物准备。① Swan-Ganz 漂浮导管;② 一般用物:无菌手术包、治疗盘、无菌手套、无菌治疗巾、1%～2%普鲁卡因、5ml 及 20ml 注射器等;③ 测压专用装置:选择适宜的无菌漂浮导管穿刺包,其余参考动脉血压直接监测技术;④ 抢救用物:准备必要的急救药品、除颤仪等。

（2）患者准备。

1）心理准备：对患者和家属进行解释，包括操作目的、意义、方法、潜在问题和如何配合等有关事项，消除患者思想顾虑，解除恐惧心理，取得良好配合。

2）选择置管途径：可经锁骨下静脉、颈内静脉、股静脉等进行置管，其中以颈内静脉为首选，其次为锁骨下静脉。确定静脉穿刺部位后常规备皮。

3）置管期间监测：应对患者进行心电、血压及经皮血氧饱和度的持续监测，及时发现置管过程中的病情变化。

2. 测压步骤。

（1）测压管道连接。连接监护仪（配有心排血量测定模块）、冲洗液，整个测压管道用肝素生理盐水充盈，排净测压管内空气，关闭三通开关，备用。

（2）深静脉穿刺。具体内容见院内急诊室的救护。

（3）置入漂浮导管。

1）沿外套管置入漂浮导管，将导管送入 15～20cm 时，其顶端到达右心房上部，将远端腔与压力传感器相连，以备压力监测。

2）向气囊注入约 0.6ml 气体，最好是二氧化碳，在压力监测的情况下，送入导管，此时气囊的漂浮作用使导管随血流漂浮前进，当导管进入右心室内时，再充气 0.6ml。继续送入导管，插入过程中监护仪上可依次看到右心房压、右心室压、肺动脉压，直至出现肺动脉楔压波形（图 4-8）。记录各心腔和肺动脉的压力曲线和数据，测压完毕，给气囊放气，确定为肺动脉压图形，证明位置良好。

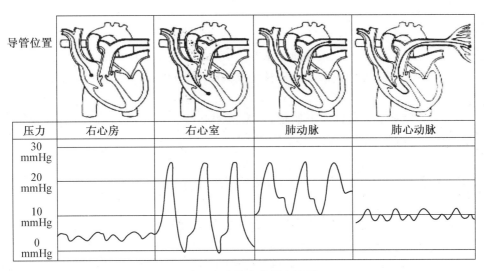

图 4-8　各心腔内的压力波形

（4）缝线固定导管，并用无菌透明膜覆盖。

3. 测量方法。

（1）调试零点。

（2）调节三通开关，使远端腔与压力传感器相通。

（3）向导管气囊内注入 1.0～1.2ml 气体，一般不超过 1.5ml。有右向左分流的患者应使用二氧化碳充气,因为二氧化碳在血液内溶解度较空气大 20 倍,不易出现气栓。

(4) 气囊充气后导管随血流进入肺动脉分支嵌塞,即可测出肺动脉楔压。

(5) 为防止造成肺动脉栓塞,测压后应立即将气囊内气体放掉,一般充气嵌顿时间应小于 15 秒。

4. 临床意义。

(1) 右房压(right atrial pressure,RAP)。正常值 0.133～0.8kPa(1～6mmHg),可代替中心静脉压,反映右房舒末压力,用于计算体循环的阻力。右房压升高见于血容量增加、右心衰竭、三尖瓣病变、心包压塞等;降低见于血容量不足。

(2) 右室压(right ventricular pressure,RVP)。正常值收缩压 2.4～4.0kPa(18～30mmHg),舒张压 0～0.8kPa(0～6mmHg),平均压 2.0kPa(15mmHg)。此值代表右心室舒张末压力,可判断右室梗死、肺动脉瓣和流出道狭窄,测定右室压力有可能引起室性心律失常,有一定危险。

(3) 肺动脉压(pulmonary arterial pressure,PAP)。肺动脉收缩压(PASP)右室收缩射血时肺动脉内的压力,正常值为 2.4～4.0kPa(18～30mmHg),反映右心室功能及肺循环的变化,间接反映左心室功能。PASP 增高提示肺高压、肺梗塞、低氧、容量过多、二尖瓣狭窄、COPD、左心功能不全、肺血增多。肺动脉舒张压(PADP)正常值为 0.8～1.6kPa(6～12mmHg),PADP 直接反映左心室功能,尤其在左心室舒张期,如果二尖瓣功能正常,肺动脉与左心之间的血流不存在任何障碍,从肺动脉及毛细血管到左房和左室的循环完全开放。正常平均压 1.3～2.4 kPa(10～18mmHg)。肺动脉压＞4.0kPa(30mmHg),为轻度肺动脉高压;＞8kPa(60mmHg),为中度肺动脉高压;＞12kPa(90mmHg),为重度肺动脉高压。

(4) 肺动脉楔压(pulmonary arterial wedge pressure,PAWP)。正常值为 0.67～1.6kPa(5～12mmHg)。是气囊充气后通过导管远端腔测得的压力,是反映左心室舒张末压的指标,对于判定左心室功能、反映血容量是否充足,指导治疗具有重要意义。PAWP 升高见于左心功能衰竭、心源性休克、二尖瓣狭窄及关闭不全;PAWP 降低见于血容量不足。

5. 护理。

(1) 严密观察病情。持续心电监护,严密监测心律变化,同时记录心率、呼吸、体温、酸碱度、电解质及单位时间出入量的动态变化。

(2) 正确掌握测压要点。

1) 测压管道内必须保持液体充盈,可用肝素生理盐水 2～4ml/h 持续冲洗,保持导管通畅,注意不能有气泡进入。

2) 每 30～60 分钟监测血流动力学各项参数,或根据病情及时测定。

3) 每次测压前应调试零点,保证数字准确,体位变化时及时调整零点。

4) 导管远端的位置准确,气囊导管位于较大的肺动脉分支之内,气囊充气时导管向前嵌入,放气后又可退回原处,有利于正确测压,防止血管损伤。

5) 及时纠正影响压力测定的因素,如测压时应关照患者平静呼吸,有躁动、抽搐、呕吐、咳嗽及用力时可影响测定值的准确性,应在患者安静 10～15 分钟后再行测压,以免影响CVP 及 PAP 数值。

(3) 并发症护理。

1) 心律失常:由于导管尖端接触、刺激心肌内膜所致,常发生在穿刺过程中。常见室性心律失常有室性早搏、室上性心动过速、右束支传导阻滞等,严重者出现室性心动过速、心室颤动,应立即给予药物及急救处理。预防及护理措施:在导管插入右心房后,宜将气囊内气体充足,覆盖导管前端,减少对心肌内膜的刺激;插管前备好利多卡因及镇静剂,并持续监测心电图;导管插入过程中如遇有阻力时,不可强行进入;原有心肌供血不足或其他心脏疾患的患者,可手术前日含硝酸甘油5mg,并给予吸氧;原有心律失常者可先静脉给予利多卡因50mg,预防其加重或再发生。

2)导管气囊破裂:由于导管气囊老化、导管留置时间过长、测压时充气量过大所致。预防及护理措施:导管的储藏温度以不超过25℃为宜;插管术前应仔细检查和保护气囊;尽量使用CO_2充盈气囊,气囊充气最大量不超过1.5ml,充气速度不能过快;如怀疑气囊破裂,应将注入的气体抽出,拔除导管,暂不需拔除导管者应在导管尾端做好标记,并重点交班。

3)肺栓塞:由于导管插入过深,充气的球囊嵌顿肺小动脉时间过长所致。患者可出现咯血或痰中带血。预防及护理措施:间断缓慢地进行气囊充气,充气量不宜>1.5ml,充气时间不可过长,应尽量缩短嵌顿时间,每次测完PCWP后,应将气囊气体放掉;动态观察肺动脉图形,如发现PAP波形呈平线,提示过度嵌顿,应调整导管位置。

4)导管扭曲、打结、折断:常因导管质软、易弯曲、插入心脏长度过长及操作过猛所致。预防及护理措施:术前应仔细检查导管性能;动作娴熟、轻柔、准确,应一边置管一边观察插入部位及距离刻度,一般从右心房进入肺动脉不超过15cm,发现扭曲应放尽气囊内气体,缓缓拔出导管。如已打结,可用导丝插入导管内,解除打结后拔出。若不能解除,由于导管的韧性好可将打结拉紧,然后轻轻退出。

5)血栓形成:导管周围的血栓可堵塞导管插入的静脉,患者表现为颈部疼痛和静脉扩张、上肢水肿,有栓塞病史及血液高凝状态的患者多见。预防及护理措施:进行预防性抗凝治疗;应用稀释肝素盐水间断或持续冲洗导管各腔;监护过程中严密观察压力图形改变,及时发现症状;置管肢体加强护理,可适当按摩肢体,进行手部握拳、放松等运动以促进血液循环,减少血栓形成。

6)肺出血:由于导管在肺动脉内反复移动,气囊过度充气损伤血管内膜、血管壁所致,多见于肺动脉高压、血管壁变性的患者,严重者可造成大咯血及肺动脉假性动脉瘤。预防及护理措施:应注意保持适当的气囊充气;必须在抽尽气囊内气体的情况下移动导管;密切监测肺动脉内的压力改变。

7)感染:与导管留管时间过长、消毒和无菌操作不严格有关。常有局部红肿、渗液等炎性反应,严重者可出现寒战、高热甚至败血症等全身感染。预防及护理措施:置管术中及术后应严格无菌操作;局部保持干燥清洁,穿刺部位2~3次/日用碘伏消毒,并更换无菌透明敷料一次;合理使用抗生素。

(四)心电图监测

尽管多功能监护仪的种类和功能繁多,但心电监测是多功能监护仪一项最重要最基本的功能。具体操作方法如下。

1. 监护准备。 使用时先接好电源线,然后打开电源开关,逐项检查监护仪的功能状态。耐心说明监护的目的和重要性,消除患者顾虑,取得合作,并根据病情协助采取适宜的体位。

2. 选择粘贴电极片的皮肤。 选择无破损、无任何异常的部位,必要时剃除毛发,可用

75%酒精清洁局部皮肤,保持皮肤良好的导电性能。用电极片上的备皮纸去掉死皮,以减少皮肤的阻抗。

3. 正确放置电极片。先把导线与电极片连接,再把电极片贴在患者身上。电极连接有五线连接法与三线连接法(见表4-1,表4-2)。只需将五种不同的电极和导线固定于指定位置、监护电极置于相应部位(见图4-9)。电极放置时应避开骨骼、关节、皮肤的折叠和骨骼连接处的肌肉,使之产生最少的移动干扰。为方便常规心电图的胸前导联检查、电除颤等,必须预留出足够且易于暴露的心前区。连接导线应从颈部引出,不要从腋下或剑突下引出,防止电极脱落、导线折断等情况发生。

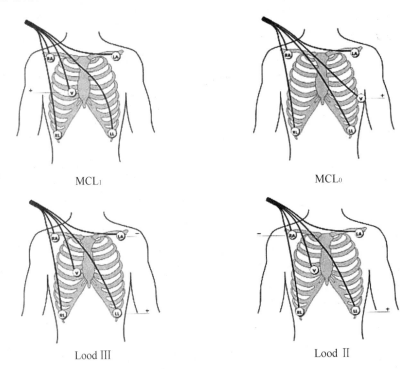

图4-9　心电监测五线连接法电极的位置

表4-1　五线连接法电极的位置

电极名称	右臂电极(RA)	左臂电极(LA)	右腿电极(RL)	左腿电极(LL)	胸部电极(V)
电极位置	右锁骨中线锁骨下或右上肢连接躯干部位	左锁骨中线锁骨下或左上肢连接躯干部位	右锁骨中线第6、7肋或右髋部	左锁骨中线第6、7肋或左髋部	心电图胸导联位置

表4-2　标准三线连接法电极的位置

电极名称	右臂电极(RA)	左臂电极(LA)	左腿电极(LL)
电极位置	右锁骨中线锁骨下或右上肢连接躯干部位	左锁骨中线锁骨下或左上肢连接躯干部位	左锁骨中线第6、7肋或左髋部

4. 选择合适的导联。按照上述任一方法连接,打开电源,5导联心电监护可以获得Ⅰ、Ⅱ、Ⅲ、AVR、AVF、AVL、V导联心电图;3导联心电监护可以获得Ⅰ、Ⅱ、Ⅲ导联心电图;若有规则的心房电活动,应选择P波清晰的导联,临床上最常用的Ⅱ导联心电图。

5. 正确调整波形。QRS波群应有一定的振幅,以触发心率计工作,并进行波形清晰度的调整。① FILTER(过滤):降低了由于其他设备产生的伪差干扰;② DIAGNOSIS(诊断):一个未经过滤的ECG,显示最真实的ECG波;③ MONITOR(监护):用于正常监护状态中,可滤除掉可能导致误报警的伪差。正确选择波形走速,一般为25mm/s。

6. 设置心率报警的上、下限。

7. 正确判断各种干扰形成的伪差。患者活动或电极固定不牢时,可出现畸形干扰波、基线变粗或图形不清晰等现象;电极脱落则显示一条直线,需正确辨别并及时予以排除。

8. 电极片和粘贴部位更换。监护时间超过24小时,应更换电极片和粘贴部位,避免粘贴时间过久损伤皮肤。

● 呼吸功能的监护 ●

(一)脉搏血氧饱和度监测(SpO₂)

脉搏血氧饱和度(SpO₂)监测是一种将感受器(见图4-10)与患者的毛细血管搏动部位接触直接测得血氧饱和度的方法。正常值为96%～100%。由于其简单、方便,对患者无损伤,测定结果可靠,能够持续监测,目前已成为临床常规监测氧合功能的重要方法,常被称为第五生命体征监测。

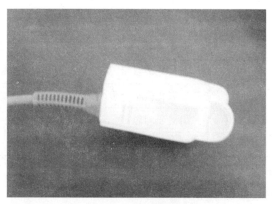

图4-10 感受器

1. 测量方法。先把脉搏血氧饱和度传感器与多功能监护仪连接,再将不同规格和形态的传感器固定在毛细血管搏动部位,食指最常用。选用指甲床条件好的手指(根据选用的探头不同,也可选用耳垂、鼻尖等部位)。红外线光源对准指甲,选用指套应松紧适宜,避免造成局部压疮,开机后数秒即可显示氧饱和度数值和波形。

2. 临床意义。通过SpO₂监测,可以间接了解患者PaO₂高低,以便了解组织的氧供状况。氧饱和度仪设有SpO₂和脉搏的报警装置,方便临床监测。

3. 影响SpO₂测量准确性的因素。

(1)读数偏高因素。COHB与指甲油(蓝色)两种物质均可吸收可见红光(波长660nm),对光谱的吸收能力与HbO₂非常相似,故当CO中毒和蓝色指甲油染色时,可出现

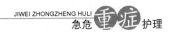

错误的高读数。

（2）常见的 SpO_2 测不出及读数误差的原因有：① 指甲床条件不良，如灰指甲；② 动脉内血流下降，如休克、低温、应用血管活性药物使脉搏搏动减弱时；③ 不同部位、传感器松动、周围环境中存在强光刺激等其准确性均受到影响；④ 受血液内或皮肤上其他物质干扰。无脉搏搏动不能测 SpO_2。所以在分析结果时应全面考虑。

（二）动脉血气监测

对采集的动脉血样进行 pH、二氧化碳分压（$PaCO_2$）、氧分压（PaO_2）、碳酸氢盐及血氧饱和度等分析的过程，在临床上称之为动脉血气分析。血气分析正常参考值见表 4-3。

表 4-3　血气分析正常参考值

符　　号	名　　称	正　常　值
pH	血浆酸碱度	7.35～7.45
$PaCO_2$	动脉二氧化碳分压	35～45mmHg
PaO_2	动脉血氧分压	80～100mmHg
SaO_2	动脉血氧饱和度	96%～100%
CaO_2	动脉血氧含量	16～20ml/dl
AB	实际碳酸氢盐	22～27mmol/L
SB	标准碳酸氢盐	22～27mmol/L
BE	碱剩余	-3～+3mmol/L。
BB	缓冲碱	42～44mmol/L
TCO_2	二氧化碳总量	24～32mmol/L
CO_2 Cp	二氧化碳结合力	22～31mmol/L
AGp	阴离子间隙	7～16mmol/L
LAC	乳酸盐	1～2mmol/L

1. 动脉血标本的采集。具体见基础护理的标本采集。

2. 血气分析结果的判断及临床应用。

（1）酸碱失衡的诊断。血气分析在临床上最重要的应用是帮助判断酸碱平衡是否紊乱，何种类型，有无代偿，并指导对酸碱紊乱的纠正。具体分析方法如下：

步骤 1：看 pH，根据 pH 来判断有无酸碱失衡，或是酸中毒，或是碱中毒。如果 pH 在正常范围内，说明酸碱平衡失调在代偿范围内，或患者无酸碱失衡。

步骤 2：看 $PaCO_2$（呼吸部分），因为 $PaCO_2$ 的改变代表呼吸性酸碱失衡。

A：是否有肺泡通气不足？（$PaCO_2 > 45mmHg$ 表示呼吸性酸中毒）。

B：是否有肺泡过度通气？（$PaCO_2 < 35mmHg$ 表示呼吸性碱中毒）。

C：如果 $PaCO_2$ 正常，说明未发生由于呼吸所致酸碱失衡。

步骤 3：看 BE 或 SB（代谢部分），异常代表代谢性酸中毒或碱中毒。

A：BE < -3，有代谢性酸中毒。

B：BE＞＋3，有代谢性碱中毒。

C：如果BE正常，说明未发生由于代谢所致酸碱失衡。

如果$PaCO_2$和BE变量呈相反方向变化，即为混合性酸碱平衡失调。

A：$PaCO_2$↑同时伴非HCO_3^-↓，必为呼酸合并代酸。

B：$PaCO_2$↓同时伴有HCO_3^-↑，必为呼碱合并代碱。

步骤4：看代偿作用是否存在，完全代偿还是部分代偿，不同酸碱失衡类型的血气改变（见表4-4）。如果$PaCO_2$和BE变量呈同向方向变化，即同时增加或减少，两者之间关系属于原发性改变与继发性改变关系，则存在代偿反应。一般呼吸用代谢来代偿，代谢用呼吸来代偿。

完全代偿：在一个正常的pH值中有两个结果，一个是酸中毒，一个是碱中毒。

部分代偿：在一个不正常的pH值中有两个结果，一个是酸中毒，一个是碱中毒。

失代偿：pH不正常，代谢或呼吸因素有一个是正常。

在临床判断中，不能孤立地单凭一张血气报告单作诊断，必须密切结合患者的实际情况，如病史、临床表现、其他化验检查（尤其是电解质等）、以前治疗情况和多次血气分析的动态观察。

表4-4 不同酸碱失衡类型的血气改变

酸碱失衡类型	pH	$PaCO_2$	HCO_3^-	BE
呼吸性酸中毒	↓	↑	（稍↑）	=
呼吸性酸中毒代偿	=	↑	↑	↑
呼吸性碱中毒	↑	↓	（稍）↓	=
呼吸性碱中毒代偿	=	↓	↓	↓
代谢性酸中毒	↓	=	↓	↓
代谢性酸中毒代偿	=	↓	↓	↓
代谢性碱中毒	↑	=	↑	↑
代谢性碱中毒代偿	=	↑	↑	↑
呼酸合并代酸	↓	↑	↓	↓
呼碱合并代碱	↑	↓	↑	↑
呼酸合并代碱	↑=↓	↑	↑	↑
呼碱合并代酸	↑=↓	↓	↓	↓

注：＝正常范围；↑高于正常；↓低于正常

（2）了解低氧血症的程度，指导氧疗。血气分析对于低氧血症的诊断、病情估计及治疗具有重要作用。通过看PaO_2、SaO_2来衡量有无缺氧及缺氧的程度。PaO_2是反映机体氧供情况的重要指标，PaO_2的高低直接关系到氧供，PaO_2在80～100mmHg或年龄预计值以上为正常值，低于此值为低氧血症，临床上常根据PaO_2并参考SaO_2将低氧血症多采用以下标准分级（表4-5）：

表4-5　低氧血症的分级

低氧血症分级	PaO_2	SaO_2
轻　度	60～80mmHg	>80%
中　度	40～60mmHg	60%～80%
重　度	<40mmHg	<60%

（3）确定呼吸衰竭的类型、严重程度及判断预后。动脉血气分析是诊断呼吸衰竭的重要依据，通常用血气分析诊断呼吸衰竭的标准是：在海平面静息状态下呼吸空气，动脉血氧分压（PaO_2）低于60mmHg（8kPa），或并有二氧化碳分压（$PaCO_2$）高于50mmHg（6.67kPa）为呼吸衰竭。临床上通常根据动脉血气的改变又将呼吸衰竭分为两型：Ⅰ型呼吸衰竭，即仅有缺氧，不伴有二氧化碳潴留；Ⅱ型呼吸衰竭，既有缺氧，又有二氧化碳潴留。

（4）血气分析在机械通气中的作用。机械通气过程自始至终离不开血气监测。很难设想，如果没有血气监测，机械通气应何时建立，各项参数如何调整，如何确定撤机时机，因此，血气监测是机械通气中最重要的监测指标。只有详细地监测机械通气患者的血气，根据血气测定结果及时作相应的调整和处理，才能避免各种通气并发症，使通气治疗取得理想效果。

（三）人工气道的护理

气道梗阻缺氧是危重患者死亡的原因之一。保持呼吸道通畅是抢救急危重症患者的基本条件，是基础生命支持的首要措施。ICU的患者为保持气道通畅最常用的是气管插管术和气管切开术，护理人员应做好人工气道的护理。

1. 观察病情。需建立人工气道的患者，往往病情危重，需严密监测患者的生命体征、神志、脉搏血氧饱和度（SpO_2）。重点了解两侧胸廓起伏是否一致，呼吸音是否均匀，以判断导管有无移位。

2. 固定导管。气管导管固定不当，易发生导管滑脱、扭曲，甚至滑入一侧支气管。固定带的松紧度以一指尖为宜（见图4-11）。随时更换失效的胶布。神志不清者要约束肢体，防止患者在躁动、翻身时导管被牵拉脱出。经常检查导管距门齿的刻度，并做好记录。

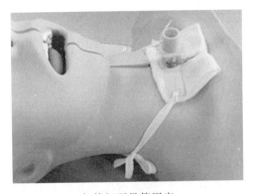
气管切开导管固定

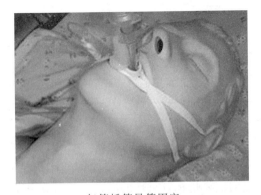
气管插管导管固定

图4-11　导管固定

3. **加强气囊管理**。气管插管和气管切开导管因为气囊壁直接与气管壁的黏膜接触,气囊内压力过高可以阻断气管壁黏膜的血流,从而引起气管壁缺血甚至坏死。但过低的压力除了可能导致漏气外,更为重要的是可能引起气囊上方的分泌物进入下呼吸道,从而增加肺部感染的风险,要求气囊压力介于 $2.0 \sim 3.5 kPa(20 \sim 35 cmH_2O)$ 之间为宜。目前普遍使用的是高容积低压力气囊,只要将压力控制在合适的范围内,一般不需要定时进行气囊放气减压。但在拔管或更换气管插管时需进行气囊放气,这时应同时给予复苏皮囊鼓肺辅助通气,目的是避免气囊上方的分泌物进入气道。

4. **加强气道湿化**。实验证明,肺部感染随气体湿化程度的降低而升高。另外气体湿化程度的降低还可使支气管黏膜上皮细胞的纤毛运动减弱或消失,使分泌物黏稠结痂不易排出,影响通气功能,甚至形成痰栓阻塞气道,诱发支气管痉挛导致窒息。因此人工气道必须充分湿化保持湿润,维持分泌物的适当黏度,才能维持气道黏液-纤毛系统正常的生理功能和防御功能,防止相关并发症的发生。气管插管呼吸机支持通气患者常用的气道湿化器是电热恒温蒸汽发生器,另外可采用气道内直接滴注(常用生理盐水)气道湿化(见图 4-12),滴入量根据患者情况确定,一般每日不少于 $200 \sim 250 ml$。

5. **机械吸引**。要注意选择合适的吸痰管。注意无菌操作,进行左右旋转吸引(见图4-13),每次吸引时间不超过 15 秒,两次抽吸间隔时间一般在 3 分钟以上。为防止吸痰引起低氧血症,重症患者应在吸痰前后适当提高吸入氧的浓度。

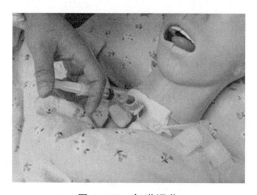

图 4-12　气道湿化

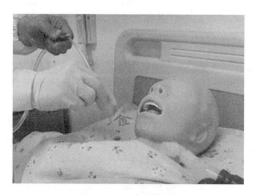

图 4-13　气道吸引

6. **清洁口腔和鼻腔**。由于插管患者不能经口进食,有利于口腔内细菌大量繁殖;经口插管要用牙垫填塞固定,不利于口腔清洁。应注意口腔护理,以去除口腔异味,防止发生口腔感染。应用温水棉签擦洗鼻腔,保持清洁。用液体石蜡涂于口唇和鼻前庭处,防止黏膜干燥皲裂。继发口腔感染的应针对性地给予药液擦拭,以控制口腔感染。

7. **并发症的观察与护理**。

(1)窒息。引起窒息的常见原因是导管滑脱、导管堵塞、呼吸机故障等。对插管者应加强床旁巡视,发现异常配合医生进行紧急救护。

(2)肺不张。多因导管插入过深导致一侧肺通气或呼吸道分泌物堵塞细小支气管等原因所致。护理人员要随时清除呼吸道分泌物,减少分泌物潴留;监控气管导管,防止下滑或插入过深。

(3)继发肺部感染。多因机体抵抗力下降、呼吸道分泌物滞留、吸痰时无菌操作不严格等原因所致。要密切观察患者的全身和呼吸道表现,积极加以预防。出现症状及时报告医生,配合处理。

(4) 气道黏膜损伤。是由于长期插管,气囊压迫气管黏膜使其缺血引起溃疡或坏死。留置导管时间不超过一周,否则应考虑气管切开。

(5) 喉炎。表现为声嘶和刺激性咳嗽,严重时出现吸气性呼吸困难。其发生与插管时间呈正相关。可用地塞米松加入生理盐水后雾化吸入或静脉给药,呼吸困难者可实施气管切开。

8. 拔管护理。插管期间患者呼吸道分泌物明显减少,吞咽、咳嗽反射良好,血气监测基本正常,可考虑拔管。拔管前应指导患者咳嗽和深呼吸训练。彻底吸除管腔、口腔及鼻腔内的分泌物。拔管时须更换吸痰管,随后插入气管导管内,松开气囊,一边吸引并在呼气末迅速拔出导管。拔管后立即给予面罩或鼻导管吸氧,仔细观察患者有无声音嘶哑、呼吸困难等症状。拔管后禁食4~6小时,防止呛咳误吸。

● 脑功能和体温的监护 ●

(一) 颅内压的监测

颅内压(intracraninl pressure,ICP)是颅腔内容物对颅腔产生的压力。颅内各种疾病,如颅脑损伤、颅内肿瘤、感染、血管疾病等,均可导致 ICP 升高,出现头痛、呕吐、视乳头水肿、意识障碍、生命体征改变,甚至产生脑疝。为了及时、准确地分析患者 ICP 变化,判断颅内伤情,指导治疗,常需颅内压监护。临床上,可通过采用颅内压监护装置,持续动态观察颅内压,它的改变可在颅内疾患出现症状之前。

正常成人平卧时颅内压为 1.33~2kPa(10~15mmHg);轻度增高,压力为 2~2.7kPa(15~20mmHg);中度增高,压力为 2.7~5.3kPa(20~40mmHg);重度增高,压力大于 5.3kPa(40mmHg)。

1. 正确连接颅内压监测装置。常规进行使用前的性能测试,监测过程中应避免探头导线牵拉、扭曲或受压所致读数不准,定时校正"0"点。监护的零点一般位于外耳道水平的位置。

2. 注意患者的卧位。颅内压监护时患者保持平卧或头抬高10°~15°,保持呼吸道通畅。

3. 保持引流管通畅。引流管阻塞时可用 0.9%生理盐水冲洗外侧端引流管,并关闭近头端引流管,避免冲洗液体进入颅内造成逆行性颅内感染。

4. 保持颅内压监测的准确性。各种治疗和护理操作应动作轻柔,尽量减少刺激,颅内压升高时,应注意区别是否为引流管阻塞、患者躁动、吸痰等外因所致。应及时查找颅内压增高的原因,报告医生进行对症处理,必要时使用镇静剂,待患者安静后再进行测量,保证监测的准确性。

5. 颅内压过低时,注意是否为引流过度。引流管一般比侧脑室高 10~15cm,或根据颅内压力调节,防止脑疝发生。定时记录引流量,一般每日不超过 500ml。保持持续引流状态,避免时快时慢。

6. 掌握颅内压与病情变化的联系。监测过程中应严密观察患者神志、瞳孔及生命体征变化,并结合颅内压数据进行综合、准确的判断。

7. 引流管留置时间一般为 3~5 天,如经连续 48~72 小时监测,患者的颅内压均在正常范围内且病情稳定,应尽早拔管以防感染。

8. **并发症的观察与护理**。

（1）感染。颅内压监测为有创技术，操作时要保持监护和引流管装置的全封闭状态，避免漏液并严格无菌操作，尤其在脑室引流时。应同时监测体温，必要时取引流液作细菌培养。

（2）出血。与止血不当或患者处于低凝状态有关，也可能与脑室内引流管的刺激有关，应严密观察引流液的颜色、性质、量的改变，及时发现，对症处理。

（3）脑脊液漏。由于颅内压过高及监测时间过长引起，此时应封堵穿刺漏口，并查明原因对症处理。

（二）脑复苏患者的护理

心搏骤停复苏的最终目的不仅是使心搏与呼吸恢复，还在于使患者恢复智能和有质量的生活，因此必须尽早实施有效的脑复苏措施。脑复苏是否成功关键是脑缺血、缺氧时间，应在心肺复苏同时实施脑复苏，使脑复苏贯穿于整个复苏过程。脑复苏的主要措施有以下几个方面。

1. **维持脑灌注压**。脑灌注压（CPP）＝平均动脉压（MAP）－颅内压（ICP），应维持正常或略高的平均动脉压，降低颅内压，从而保证脑灌注压。可通过扩容、应用血管活性药物等来维持血压。应防止血压过高加重脑水肿，血压过低加重脑及其他脏器组织缺血缺氧。

2. **维持组织供氧**。脑缺氧是脑水肿的重要根源，又是阻碍呼吸恢复的重要因素。因此，心搏骤停患者经抢救自主循环恢复后，仍需加强呼吸管理，维持组织的供氧。临床上可以根据动脉血气分析结果和无创血氧饱和度监测来调节氧浓度、每分钟通气量、呼吸末正压值等，使动脉血二氧化碳分压及氧分压保持在正常范围。对于机械通气进行呼吸支持者，要加强呼吸道的管理，防止肺部感染、肺水肿及急性呼吸衰竭的发生。

3. **脱水治疗**。在维持血压平稳及降温的基础上，应尽早使用脱水剂。脱水治疗的目的是减轻脑水肿和降低颅内压。常用的有渗透性脱水剂和利尿剂，代表药物20％甘露醇和呋塞米。另外，血浆和人体白蛋白能提高血浆胶体渗透压，作用温和持久，有利于保持血容量。脱水剂应在循环稳定后应用，以避免脑的灌注压进一步降低。脱水期间还要注意患者的酸碱平衡、电解质平衡和肾功能的监测。

4. **降温疗法**。降温是复苏综合治疗的重要组成部分。低温可使脑细胞的氧需量降低，体温每降1℃可使代谢下降5％～6％，从而维持脑氧供需平衡起到脑保护作用。亚低温（28～35℃）能显著减轻脑水肿，促进神经功能恢复，有效控制颅内压，促进脑损伤病情的恢复。降温的时间越早越好。

（1）降温的方法。可采取体表降温结合头部重点降温。目前体表降温效果较好的是降温毯，已广泛应用于ICU、神经科等病房。为控制降温过程中的肌肉寒战，宜合用冬眠合剂或肌松剂。头部冰帽降温（见图4-14），将头部置于装有碎冰屑冰水的冰帽中，要注意对耳朵的保护，避免冻伤；也可在颈侧、腋窝、腹股沟

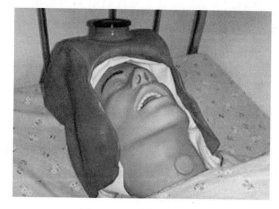

图4-14 头部冰帽降温

和腘窝等大血管部位用冰袋冷敷,可以加强效果。

(2)降温的监控。体温多主张控制在亚低温状态 33～35℃为宜。低温疗法要加强对体温的监控,由于患者的体表温度已经很低,但体表温度并不代表中心体温,更不能说明颅内的温度,而中心体温则较接近颅内温度。

(3)低温疗法的护理。① 降温应尽早开始,一般在心跳停止 1 小时内降温效果最好,2 小时降温效果则受影响,在实施 CPR 的同时,有条件就要开始降温。② 保持有效降温,及时添加冰屑,保持冰水的温度。③ 及时处理肌颤,低温可以引起寒战反应,增加机体的代谢和耗氧量,要及时给予处理。方法有:给予人工冬眠,既可以辅助降温,又有控制肌肉颤动的作用;巴比妥类药物具有脑保护和控制抽搐等多种作用;地西泮等药亦可酌情应用。

(4)降温持续时间。根据病情而定,一般需 2～3 天,严重者可能需要持续 1 周以上,降温至大脑皮质功能开始恢复即以听觉恢复为标准。复温的方法是逐渐撤离降温设备,使体温逐步恢复至 37℃,不可复温过快。

(5)低温疗法并发症的监护。低温治疗期间,如果温度过低可以出现心动过缓或其他心律失常、低血糖等。治疗期间要加强监护,发现问题,及时报告医生处理。

5. 高压氧治疗。高压氧可增加复苏后患者血氧含量,提高氧弥散能力和脑组织氧分压,改善脑缺氧,对心肺复苏后神经系统功能的恢复有很好疗效。条件允许,应尽早开始高压氧治疗。

6. 其他药物的应用。

(1)激素。肾上腺糖皮质激素具有减轻毛细血管和血－脑脊液屏障通透性、稳定溶酶体膜、防止细胞自溶、阻止细胞膜释放花生四烯酸、增加 ATP 合成和抑制自由基的作用。可减轻脑水肿、降低颅内压,改善循环功能。常用的药物有:地塞米松 1mg/kg 或甲基泼尼松龙 5mg/kg 作为首次剂量,以后改为地塞米松 2mg/kg 或甲基泼尼松龙 5mg/kg,q6h 维持。2～3 日后停药或逐渐减量。

(2)钙通道阻滞剂。能解除缺血后的血管痉挛,改善脑血流功能,清除自由基,防止血小板凝集和血液黏稠度增加,改善微循环。常用的药物有尼莫地平。

(3)冬眠药物。主要用于消除低温引起的寒战和血管痉挛,改善循环血流灌注和辅助物理降温,并可控制缺氧性脑病引起的抽搐。常用异丙嗪、地西泮静脉滴注;也可用冬眠合齐剂肌内注射或静脉滴注。

(4)自由基清除剂。脑缺氧导致的再灌注损伤与自由基的大量释放有关,故应用自由基清除剂已是脑复苏的重要措施。常用的有超氧化物歧化酶(SOD)、过氧化氢酶、维生素 E、去铁胺、21 -胺类固醇(U74006F)等。

(5)促进脑代谢和脑苏醒剂。如纳洛酮、氯酯醒、胞二磷胆碱、ATP 等。

(6)巴比妥类。当颅内压高于 3.3kPa(25mmHg),可应用巴比妥类药物,以抑制脑耗氧,降低脑血流,减轻脑水肿。用药中严密监测血压、呼吸和体温变化。

(7)莨菪类药物。具有抗自由基效应和改善微循环的作用,常用药物有山莨菪碱(654－2)、东莨菪碱等。

[附]冰毯的应用

1. 用物准备。接到医嘱后,在治疗室准备冰毯、冰毯主机(图 4 - 15)、肛温探头(腋温探头)、干毛巾、蒸馏水加至水位线、手套。

2. 携用物至患者床旁,向患者或家属做好解释工作,戴手套。

3. 做好降温前准备。

(1) 降温前测量肛温或腋温并记录。

(2) 检查患者皮肤。

(3) 以卧有患者更换床单法垫入冰毯,保持冰毯平整,无折叠。

(4) 干毛巾垫于枕后、足跟、双肘部。

(5) 将冰毯与主机连接,旋紧接口防止漏水。

4. 冰毯使用步骤。

(1) 打开主机。

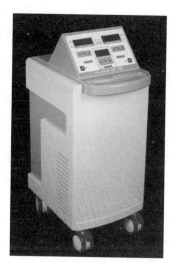

图 4 - 15 冰毯主机

(2) 按医嘱设置肛温(32～35℃)或腋温(31～34℃);或设置冰毯的温度(根据患者的体温调节)。如果亚低温治疗,按医嘱使用镇静剂、肌松剂。

(3) 肛温探头塞入肛门或腋温探头置于腋下并固定。

5. 观察并发症。可能产生的并发症有:心律失常、呼吸抑制、凝血功能障碍(或出血倾向)、消化道功能紊乱或出血、低血压、冻伤。

6. 护理要点。

(1) 监测患者肛门或腋温变化并记录。

(2) 监测生命体征变化及时记录,翻身时防止体位性低血压。

(3) 根据患者体温及时调节毯温。

(4) 床单有冷凝水潮湿时及时更换。

(5) 及时处理水位过低、管路受阻、温度探头脱落等的报警,保持降温的有效进行。

(6) 根据医嘱先用肌松剂或镇静剂,再行冰毯降温,停冰毯后再停肌松剂或镇静剂,防止寒战反应。

(三)体温的监测和护理

体温是生命体征的指标之一,其测量的准确性直接关系疾病的诊断、治疗和护理效果。对危重患者进行体温监测,有助于疾病诊断及治疗效果的判断;对脑复苏的患者了解降温与复温的程度,有助于脑功能恢复效果的判断。具体内容见基础护理。

1. 常用的测温仪器。

(1) 玻璃内汞温度计。临床上最常用的温度计,使用方便,缺点是精确性差,如测温时间少于维持热平衡的 3 分钟会造成所测体温偏低。

(2) 液晶温度计。灵敏度较高,有可贴于额头的液晶贴带,伴随温度变化在液晶带上能显示温度的高低。即使小于 0.2℃的温度改变也可测出。适用于皮肤血流灌注稳定的患者。

（3）热敏电偶和热敏电阻。常用作温度计探头,把电温度记号转换为数字显示。其测温迅速、费用低,可以埋于体腔中用以测量深部温度。

（4）其他测温仪器。如零点热流法测温和无线电遥测温度计等,临床上应用较少。

2. 测温部位与临床意义。

（1）口腔和腋下温度。为周围温度,操作容易。腋下是常用体温监测部位。将腋下温度加 $0.5\sim1℃$,与直肠温度接近。危重患者口温测量有诸多不便,常被腋温代替。

（2）鼻咽温度。将温度计插到鼻咽部测得。深部鼻腔温度接近脑部温度,可反映脑部温度。

（3）直肠温度。较恒定,临床应用较多,但易受粪便影响,低月龄婴儿不用,因可造成直肠穿孔;小儿应插入肛门内 $2\sim3\,cm$,成人超过肛门 $6\,cm$;插入过浅,易受降温或保温装置的影响。

（4）食管温度。应使电极位于食管下 1/3 处,此处接近左心室后方,测得温度近似中心体温。如果探温电极位置过高,则会受呼吸的影响。

（5）鼓膜温度。鼓膜有丰富的血液循环,可以反映脑温。鼓膜测温技术并不复杂,已在临床开始推广,而且也没有特别的不适,患者可以接受。主要缺点是可能导致外耳道的损伤出血,甚至鼓膜穿孔。

（6）皮肤测温。大腿内侧皮肤温度与皮肤温度非常接近,所以常规将皮肤温度探头置于大腿内侧。目前的监护设备常有 T1、T2 两个插孔,这两个插孔用于监测中心温度与平均皮肤温度,以示温差。正常情况下,温差应小于 $2℃$ 。连续监测皮肤温度与中心温度,可以帮助判断外周循环灌注是否减少或改善,温差值进行性扩大,提示病情恶化。

● 肝功能和肾功能的监护 ●

（一）肝功能的监测

肝功能障碍的早期诊断非常重要,诊断的要点包括询问病史和病因、观察典型临床表现、实验室检查。在仔细询问病史,寻找病因的基础上,典型临床表现的观察、实验室检查尤为重要。

1. 临床表现。肝功能障碍的患者早期可能只有厌食、恶心、呕吐、腹痛和脱水等非特异性表现,容易误诊。病情严重时其主要临床表现有黄疸、腹水、出血、内毒素血症、感染、水电解质紊乱与酸碱平衡失调、肝性脑病等。

（1）肝性脑病。临床上将肝性脑病分为 4 期:Ⅰ期,表现为精神活动迟钝;Ⅱ期,表现为行为失常(精神错乱、欣快)或嗜睡;Ⅲ期,表现为昏睡;Ⅳ期,表现为昏迷,机体许多功能相应地发生紊乱,进行性肝缩小、肝臭,扑翼样震颤,肌张力增高,锥体束征阳性,踝阵挛等,提示肝损害严重。

（2）黄疸。黄疸出现后在短期内迅速加深,如总胆红素 $>171\mu mol/L$,同时具有肝功能严重损害的其他表现,如出血倾向、凝血酶原时间延长、ALT 升高等。若只有较深黄疸,无其他严重肝功能异常,示为肝内淤胆;黄疸持续时间长,一般黄疸消长规律为加深、持续、消退 3 个阶段,若经 $2\sim3$ 周黄疸仍不退,提示病情严重。

（3）腹水。主要因素为急性门静脉高压、血浆胶体渗透压降低、内分泌因素、肾有效血容量不足、肾小球滤过率降低、钠水潴留,以及输液中补钠过多造成。多为漏出液,少数为渗出液。

（4）出血。由于严重凝血机制障碍、凝血因子合成障碍,血浆内所有凝血因子均降低,Ⅶ因子在肝外合成,反而增高。凝血酶原时间明显延长。50%～80%的急性肝功能衰竭的患者会发生出血,出血的表现形式多为皮肤与黏膜的出血和淤斑、鼻出血、便血、颅内出血及呕血。

（5）肾功能不全。43%～55%的肝功能衰竭患者发生肾功能不全,多为功能性肾衰竭(即肝肾综合征),急性肾小管坏死占半数。与肝细胞坏死、内毒素血症、利尿剂应用不当、胃肠道出血所致低血容量及低血压等因素有关。临床表现为少尿或无尿,进而出现氮质血症,酸中毒或高钾血症而死亡。

（6）感染。肝功能衰竭时可抑制中性粒细胞吞噬和杀灭细菌的能力,导致细胞和体液免疫功能下降,从而易并发感染。临床上以呼吸道、泌尿道、胆道及腹腔感染为多见。

（7）水、电解质及酸碱平衡紊乱。电解质酸碱平衡紊乱如低血钠、低血钙、低血镁、低血钾,呼吸性碱中毒、代谢性碱中毒和代谢性酸中毒等。以呼吸性酸中毒和低钾血症最常见。出现持续性低钠血症则是提示细胞死亡的先兆,标志预后不良。

2. 实验室检查。肝功能障碍的本质是肝细胞变性、坏死,其结果必然导致肝细胞内的酶向血中逸出,肝细胞内合成蛋白、糖元异生能力下降,和需经肝脏处理的胆红素、氨等在血中滞留等。因此常规的酶学、蛋白、胆红素等检查,为临床重要检查内容。

（1）血清转氨酶。肝功能障碍早期由于肝细胞大量破坏,释放大量的转氨酶,表现为血清丙氨酸氨基转移酶(ALT)与天门冬氨酸氨基转移酶(AST)明显增高。

（2）血清胆红素测定。呈进行性增高。而且直接胆红素、间接胆红素均升高。当血清胆红素明显上升而转氨酶下降,这就是所谓的胆酶分离现象。胆酶分离现象对肝功能障碍的诊断具有重要意义,且提示预后不良。

（3）血清胆固醇与胆固醇酯。正常血清胆固醇浓度为2.83～6.00mmol/L,如低于2.6mmol/L则提示急性肝功能衰竭预后不良。血清总胆固醇水平的测定,是判断本病预后的可靠指标。

（4）血清白蛋白。最初可在正常范围内,如白蛋白呈逐渐下降则提示预后不良。

（5）氨基酸(AA)测定。包括尿氨基酸总量及血清氨酸分析。由于几乎所有氨基酸均在肝内代谢,由肝细胞合成人体必需的蛋白质。当严重肝损害时,AA不能被利用而引起AA代谢障碍及平衡失调。首先尿AA总量明显增加,血清中芳香族氨基酸增高,支/芳比值由正常3～3.5下降为<1,提示预后不佳。

（6）凝血因子测定。急性肝功能衰竭时Ⅰ、Ⅱ、Ⅴ、Ⅶ、Ⅸ、Ⅹ等因子合成减少,出现凝血功能障碍。凝血酶原时间延长,凝血酶原活动度降低,是正确反映肝损害严重程度的最有价值的指标之一。

（7）血糖。急性肝功能衰竭时,由于肝脏内糖原合成和分解作用发生障碍而造成低血糖。

（8）肝炎标志物检查。甲、乙、丙、戊型肝炎标志物的检测有助于病因的诊断。

（9）肝脏活检。

3. 超声检查。B超检查对于确定肝脏大小、病变进展和肝性腹水有重要意义。肝脏进行性缩小提示预后不良。多普勒超声检查有助于了解肝脏的血流状态。

4. 肝血流量监测。

（二）肾功能的监测

各种危重疾病时，肾脏是最易受累的脏器之一。各种肾前后、肾性原因造成的急、慢性肾实质损害，呈现氮质血症、代谢紊乱和各系统受累等一系列尿毒症症状和并发症，严重威胁生命和影响生活质量。持续或间断地监测肾功能，对早期发现并及时处理肾脏方面的并发症尤为重要。

1. 尿量。 每小时尿量少于 30ml 时，多为肾血流灌注不足，间接提示血容量不足的可能。24 小时尿量少于 400ml 或每小时尿量少于 17ml 称为少尿，表示一定程度的肾功能损害。24 小时尿量少于 100ml 为无尿。24 小时尿量多于 2500ml 为多尿。

2. 内生肌酐清除率(Ccr)测定。 临床上常用 Ccr 将肾功能分为 4 期。① 肾功能不全代偿期：Ccr 在 50～80ml/分；② 肾功能不全失代偿期：Ccr 在 20～50ml/分；③ 肾功能衰竭期（尿毒症早期）：Ccr 为 10～20ml/分；④ 尿毒症晚期（或肾衰终末期）：Ccr<10ml/分。指导治疗：Ccr 在 30～40ml/分，应限制蛋白质摄入；≤30 ml/分，噻嗪类利尿剂（氢氯噻嗪等）常失效，不宜应用；≤10ml/分，对袢利尿剂（呋塞米、依他尼酸）的反应也极差，应结合临床作透析治疗。

3. 血清尿素氮(BUN)测定。 尿各种肾脏疾病都可以使 BUN 增高，而且可受肾外因素的影响，故 BUN 测定并不敏感，也不是肾功能损害的特异性指标。轻度肾功能受损时，BUN 可无变化；当 BUN 高于正常时，表明 60%～70% 的有效肾单位已受到损害；因此，BUN 测定不能作为早期肾功能损害的指标。但对肾功能衰竭，尤其是尿毒症的诊断有重要价值；BUN 增高的程度与尿毒症病情的严重性成正比，故对尿毒症的病情判断、预后估计有重要意义。

4. 血清肌酐(Cr)测定。

（1）参考值。成年男性：53～106μmol/L

成年女性：44～97μmol/L

（2）临床意义。① 血中肌酐含量增高，多提示肾脏功能已有严重受损。肾脏的贮备力和代偿能力很大，加之肾脏较易排泄肌酐，故肾小球受损早期或轻度损害时，血中肌酐浓度可正常；只有当肾小球滤过功能下降到正常人的 1/3 时，血中肌酐才明显上升。② 肾源性血肌酐浓度升高常较非肾源性血肌酐浓度升高明显。肾功能衰竭患者，血肌酐浓度常超过 200μmol/L；而心力衰竭患者，因肾血流减少所致血肌酐浓度升高常不超过 200μmol/L。③ 血肌酐和 BUN 同时测定更有意义。两者同时增高(BUN/Cr≤10：1)，表示肾功能已严重受损。肌酐浓度超过 200μmol/L、病情继续恶化，则有发展为尿毒症的危险，超过 400μmol/L者预后较差。仅有 BUN 升高而血肌酐正常 BUN/Cr>10：1)，则可能为消化道出血或尿路梗阻等肾外因素引起。④ 慢性肾功能衰竭时，根据肌酐浓度将肾功能损害程度分 4 期：肾功能不全代偿期，血肌酐<178μmol/L；肾功能不全失代偿期又称氮质血症期，血肌酐为 178～445μmol/L；肾功能衰竭期又称尿毒症早期，血肌酐 445～707μmol/L；尿毒症期又称尿毒症晚期，血肌酐>707μmol/L 。

5. 尿浓缩稀释试验。

（1）方法。试验日正常进食，每餐含水量不宜超过 500～600ml,此外不再饮任何液体。

晨 8 时排尿弃去,于上午 10 时、12 时,下午 2 时、4 时、6 时、8 时,共留尿 6 次,6 次标本的尿液总量为昼尿量。自晚 8 时以后到次晨 8 时,尿液全部收集在一起,即为夜尿。分别测定 7 个尿液标本的尿量和比重。

(2) 参考值。24h 尿量为 1000～2000ml;昼尿量/夜尿量为(3～4):1,夜尿量应低于 750ml;尿液最高比重应在 1.020 以上;最高比重与最低比重之差应大于 0.009。

(3) 临床意义。与尿量相比,尿比重的意义更重要。由于浓缩尿液是肾脏最重要的功能之一,而肾性肾功能衰竭恰恰又常是肾小管受损,因此尿比重测量的诊断价值也较大。无论尿量多或少,尿比重＞1.020 的高比重尿提示肾灌注不足,但肾脏功能尚好,为肾前性肾功能衰竭;反之,比重＜1.010 的低比重尿则为肾性肾功能衰竭。

6. 尿渗量(尿渗透压)测定。尿渗量指尿内全部溶质和微粒的总数量。目前检验尿液及血浆渗量一般采用冰点渗透压计进行。

(1) 方法。① 禁饮尿渗量测定用于尿量基本正常的患者。晚饭后禁饮 8 小时,清晨一次送尿检,同时静脉取血送检。② 少尿时一次性尿渗量检测用于少尿(24 小时尿量少于 400ml)情况下,只需取一次尿样检测就有意义。

(2) 参考值。正常人禁饮后尿渗量为 600～1000mOsm/kg・H_2O,平均 800mOsm・H_2O;血浆渗量为 275～305mOsm/kg・H_2O,平均 300mOsm/kg・H_2O。尿/血浆渗量比值为(3～4):1。

(3) 临床意义。

1) 判断尿浓缩功能:禁饮尿渗量在 300mOsm/kg・H_2O 左右时,称为等渗尿;若小于 300mOsm/kg・H_2O,称为低渗尿;正常人禁饮 8 小时后尿渗量小于 600mOsm/kg・H_2O,尿/血浆渗量比值等于或小于 1,均表示有肾浓缩功能障碍。

2) 一次性尿渗量检测用于鉴别肾前性少尿、肾性少尿。肾前性少尿时,肾小管浓缩功能完好,所以尿渗量较高,常大于 450mOsm/kg・H_2O;肾小管坏死性肾性少尿时,尿渗量较低度,常小于 350mOsm/kg・H_2O。

7. 酚红(PSP)排泄试验。

(1) 方法。静脉注射酚红前 30 分钟饮水 300～400ml,饮水后 20 分钟排尿弃去。准确静脉注射 0.6％酚红 1ml(6mg),于注射后 15 分钟、30 分钟、60 分钟及 120 分钟各留尿 1 次,共 4 次,将 4 次尿液标本加入氢氧化钠后与标准酚红管比色,测定尿液中酚红含量。

(2) 参考值。酚红排泄试验受年龄的影响,正常成人 15 分钟排泄率为 25％～50％,30 分钟为 40％～60％,60 分钟为 50％～75％,120 分钟为 55％～85％。判断的标准是 15 分钟排泄率应在 25％以上,2 小时的排泄率应在 55％以上。

(3) 临床意义。肾功能损害,若 15 分钟 PSP 排泄率低于 12％,2 小时的排泄率低于 55％,而无肾外因素干扰,表示肯定有肾功能不全。若 2 小时的排泄率低于 40％～55％,表示有轻度肾功能损害;25％～39％为中度损害;11％～24％为重度损害;0～10％为极严重损害。

8. 尿钠浓度。在肾性肾衰竭时,肾小管对钠的重吸收减少,而使尿中钠浓度增加,即使在少尿情况下,尿钠浓度常高于 30～40mmol/L;反之,在肾前性肾衰竭时,机体为保存体液,通过增加醛固酮分泌而加强肾小管对钠的重吸收,结果尿钠浓度降低,尿钠浓度常低于 10mmol/L。

9. 尿钠排泄分数(FENa)。 与测定尿钠浓度一样,尿钠排泄分数(FENa)是反应肾功能的另一个指标。计算公式如下：$(U/P)Na/(U/P)Cr \times 100\%$

目前普遍认为,FENa 是肾功能检测中特异性、准确性和敏感性都较高的指标。计算值<1 提示肾前性氮质血症或灌注不足;计算值>1(常常>3)提示肾功能衰竭。

10. 尿常规、尿液镜下检查。 尿液镜下检查有时可提供重要信息。血尿和蛋白尿不是急性肾损伤的特征,而更多见于尿路损伤或肾小球疾患。相反,肾前性肾功能衰竭镜下常无重要发现;而所谓"肾衰管型"是肾小管坏死和确立肾性肾功能衰竭诊断的有力依据。

11. 血清电解质和酸碱平衡。 肾功能衰竭时应常规检查血清电解质和酸碱平衡状态。血清钾、磷升高及代谢性酸中毒不是诊断肾功能衰竭的敏感和特异性指标,而是用于监测肾功能衰竭的并发症。

12. 影像学检查。 腹部平片能反应肾脏大小和是肾实质有无钙化情况。肾脏大小能鉴别急性或慢性肾衰竭,体积缩小常提示慢性肾衰竭。超声检查可帮助诊断肾功能障碍的病因,诊断不明者可行 CT 检查、逆行或静脉肾盂造影等。

13. 肾活检。 是肾脏疾病检查中一项重要的辅助诊断方法。肾活检对明确病因、病变进展、病理分型、指导治疗、判断预后及研究发病机制都具有重要意义。

(三)腹膜透析患者的护理

腹膜透析是救治急、慢性肾衰竭的有效手段之一,是利用腹膜作为半透膜,依赖弥散和超滤作用,达到清除机体内潴留的代谢废物和过多水分,同时通过透析补充机体所必需的物质。

1. 透析方法。

(1)腹膜透析管植入方法。膜透析管的植入方法有 3 种：手术置管法、穿刺置管法、腹腔镜下置管法。对于只需短期透析者或急性肾衰竭者,可用穿刺法置管;而慢性肾衰竭需维持透析时,则需以手术或腹腔镜下方法置管。置管的部位常选择脐与耻骨联线上 1/3 或脐与左侧髂前上棘联线下 1/3 处插入腹腔,即男性为膀胱直肠窝,女性为子宫直肠窝。当把腹透管送入膀胱直肠窝内或子宫直肠窝内时,患者诉有便意,即认为位置正确。可先用 Tenckhoff 管,穿过皮下脂肪层内可长达 10cm 的隧道,能有效防止感染和漏液的发生。

(2)透析方式。目前运用最多的透析方法有持续非卧床腹膜透析、持续循环腹膜透析、间隙性腹膜透析三种。其操作步骤概括为三步：透析液流入腹腔、透析液停留于腹腔及透析液排出体外(图 4-16)。

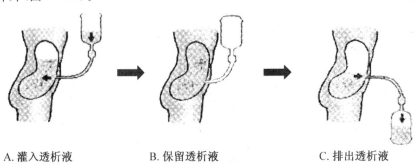

A.灌入透析液　　　　B.保留透析液　　　　C.排出透析液

图 4-16　腹膜透析步骤

1）持续非卧床腹膜透析：此方法最常用，主要适用于慢性肾衰竭需长期透析、实施其他血液净化治疗有困难的患者及家庭治疗的患者。在使用时，要求每次 2000ml，每日交换 4～5 次，每次保留时间 4～8 小时。

2）持续循环腹膜透析：靠腹膜透析机来进行自动循环透析，适用于医院内的危重患者及家庭中使用持续非卧床腹膜透析有困难的患者。

3）间隙性腹膜透析：此法是增加透析频率（每日交换 8～10 次），减少腹腔保留时间（保留于腹腔 30～60 分钟），以达到快速清除毒物、废物、水分等目的。适用于急性肾衰竭或慢性肾衰竭做持续非卧床腹膜透析的初始阶段。

2. 护理。

（1）饮食护理。慢性肾衰竭患者因长期腹膜透析会丢失大量的蛋白质、维生素等，故应补充高蛋白、高热量、高维生素饮食。高蛋白应补充优质的动物蛋白如牛肉、鸡蛋等。高维生素如苹果、胡萝卜等水果蔬菜；同时避免高磷饮食。对于高血压、体重迅速增加或水肿者，应限制水、钠和钾的摄入。对于急性肾衰竭的患者应根据血尿素氮情况，适量补充蛋白质（以必须氨基酸为主），必要时采用 TPN 营养支持治疗；少尿期应控制钾的摄入，透析时仍应避免摄入含钾食物。

（2）急诊置管术前护理。

1）向患者说明透析目的、过程和可能出现的情况，以免紧张、焦虑。

2）术前排空大小便，如有便秘应清洁灌肠，昏迷者留置导尿。

（3）透析前护理。

1）检查透析液的质量，如出现混浊、沉淀、变色等应禁忌使用。

2）腹膜透析室应注意消毒杀菌，每日用紫外线照射消毒 2 次，用消毒液擦拭患者的床、桌和椅等并消毒墙壁、地面每日 2 次；每日更换患者床单与被服；门前放置消毒垫；并注意房间的通风换气。

3）配制透析液必须严格执行无菌操作技术；应采用密闭式透析液注入管，并注意每日更换。

4）透析液温度约 37～38℃，避免过冷影响透析效果或过热刺激腹腔黏膜。

5）执行保护性隔离，以防交叉感染。

（4）透析过程的护理。

1）患者采取半卧位或仰卧位，以便透析液顺利灌入腹腔。同时鼓励患者咳嗽，协助患者翻身，注意保暖。

2）观察透析管是否通畅，导管接头连接是否紧密，防止滑脱。

3）掌握透析液的灌注速度，不宜过快。每次透析液即将注完之前应夹住皮管，以免空气进入，影响虹吸作用。

4）密切观察并详细记录每次透析液出入腹腔的时间、液量及停留时间。

5）密切观察患者的全身情况、生命体征。每日监测体重、脉搏、中心静脉压及电解质的变化，准确记录 24 小时出入量。

6）观察患者体温变化，插管部位有无红肿，有无腹胀、腹痛，及透出液的量、色和澄清度，警惕腹腔感染的发生。如出现上述情况，常提示腹膜炎的发生，应及时联系医生。

7）每次透析后，需将导管及其皮肤出口处进行消毒并盖敷料，以保持其清洁、干燥，如敷料潮湿，立即更换。

（5）透析间期护理。

1）透析间期应认真观察透析管出口处有无渗血、漏液、红肿等，如出现以上症状，应及时汇报，以作相应处理。如需沐浴，沐浴前应妥善保管透析管，可用塑料布包扎，避免透析管潮湿。沐浴后应擦干皮肤、消毒、重新包扎，但禁止盆浴，以免发生腹膜炎。

2）加强基础护理，尤其对生活不能自理及活动不便的患者应积极防止褥疮的发生。

（6）并发症的护理。

1）腹膜炎：腹膜炎是腹膜透析最主要的并发症。常见的腹膜炎有细菌性腹膜炎、化学性腹膜炎、真菌性腹膜炎及嗜酸细胞增高性腹膜炎。其中以细菌性腹膜炎最常见。

引起细菌性腹膜炎的主要原因是患者长期带管及抵抗力低下容易招致感染，其次腹透过程中未注意无菌技术操作，细菌逆行造成腹腔感染。一旦发生细菌性腹膜炎，可快速加入抗菌药物透析液（注意配伍禁忌）或加入抗菌药物的生理盐水冲洗腹腔 3 次，必要时经静脉输入抗生素治疗。同时密切观察腹膜炎症状有无好转，透析液中白细胞计数是否正常，培养有无细菌生长。经上述处理 7～10 天无效者，应拔除腹透管，改用其他血液净化的方法治疗（严重的细菌性腹膜炎处理参见《外科护理学》）。其他类型腹膜炎的临床表现大同小异，但一般临床表现较轻，治疗上除真菌性腹膜炎处理较困难，多需终止腹膜透析外，其他类型腹膜炎经腹腔冲洗多可缓解。

2）引流管不畅或堵塞：此并发症较常见，可有透析管移位、被大网膜包裹或纤维素沉着堵塞引起。一般经过适当调整透析管的位置即能重新保持引流通畅。

3）腹透液外漏：腹透液外漏积聚至皮下，吸收困难引起皮下肿胀疼痛，造成皮肤浸渍，易形成皮炎和造成局部感染等，应及时查找原因，对症处理。术后表层渗液可以通过再次缝扎和减少腹透液量来缓解。腹腔内压增加可以导致腹透液渗出，因此，术后早期应尽量避免持续呕吐、咳嗽、躁动不安、大量液体腹腔内潴留等。

4）透析管出口处感染：腹透管的固定非常重要，尽量避免牵拉腹透导管。保持伤口及出口处干燥，2 周内勿频繁换药（但有渗出或污染应及时给予换药）。更换腹部敷料时，要注意观察局部是否有红肿、触痛、管周渗液等感染征象。如出现炎症表现，应加强换药并使用抗生素治疗。

5）其他：营养缺失综合征、肠粘连、脱水、低血压等并发症，需及时发现，认真处理。

（四）血液透析患者的护理

血液透析是指将患者血液引入血液透析器，与透析器内的透析液进行交换，其目的在于替代肾脏的部分功能，如清除患者体内的代谢废物（尿素、肌酐和尿酸等），调节水、电解质和酸碱平衡。血液透析是血液净化技术的基础，是发展最早应用最广泛的治疗方法，是抢救急、慢性肾功能衰竭的最有效的措施之一。

1. 建立血管通路。血管通路是血液透析患者的生命线。为了保证透析时有足够的血流量，必须先建立血管通路。通常血管通路可分为临时性血管通路和长期性血管通路。临时性血管通路是一种过渡性使用的方法，在需要尽快透析时（如急性肾衰竭的紧急治疗）建立，不适宜长期使用，透析中容易出现问题，并发症较多。长期性血管通路主要是内瘘，它是目前最能长期稳定使用的血管通路。在条件允许时,慢性肾衰竭患者在血清肌酐达到60mg/L左右、在透析前1～2月提前将内瘘做好。因为内瘘术后不能即刻使用,需等待2周以上或更长时间,使静、动脉的接口稳定愈合易于穿刺后才可使用。

(1)临时性通路。临时性血管通路建立的方法有导管法、直接穿刺法、外瘘法等,导管法是目前使用最多的建立临时性血管通路的方法。一般导管多放置在颈内静脉或股静脉,尤以劲内静脉为首选。

(2)长期性血管通路。包括内瘘和人工血管两种。现虽有可长期保留的静脉导管,但内瘘仍是长期稳定使用的首选方法。内瘘是采用手术将动脉与静脉进行长期性吻合接通。可选用桡动脉和桡侧皮静脉、尺动脉和贵要静脉、胫后动脉和大隐脉等做端端吻合、侧侧吻合、端侧吻合。最常选用的部位是桡动脉和桡侧皮静脉进行吻合接通。

2. 护理要点。

(1)心理护理。血液透析患者可有焦虑、恐惧、悲观、失望等心理反应,故医院人员必须重视并提供得心的心理护理。耐心解释操作目的、配合要点及简单的操作过程,可以有效地避免因血透知识缺乏而引起的焦虑反应。由于血液透析的费用属于经常性的支出,患者的经济负担加重,再加上疾病的反复发作致终身带病,许多患者表现为抑郁、苦闷,甚至悲观绝望而产生自杀念头。医务人员应加强与患者及家属的沟通交流,尽早发现不良倾向的征兆,防止恶性事件的发生。

(2)饮食护理。慢性肾衰竭的血液透析患者应进优质低蛋白、低磷、高热量饮食。每天0.6g/kg的蛋白质,其中60%以上的蛋白质必须是富含必需氨基酸的蛋白质(即高生物价的动物蛋白质),如鱼类、蛋类、瘦肉、牛奶等。尽可能少食富含植物蛋白的物质,如豆制品、花生等,因其含非必需氨基酸多。为了限制植物蛋白的摄入,可部分采用麦淀粉作主食。磷的摄入每天不超过600mg。热量的摄入应供给足量的碳水化合物和脂肪。食物应富含B族维生素和维生素C等。体重迅速增加、高血压或尿少者,应限制水、钠和钾的摄入。急性肾衰竭患者的血液透析,往往需要较长时间进行营养支持疗法,每天每千克体重给予1.0～1.2g的蛋白质和氨基酸(包括必需或非必需氨基酸)为宜。对于不能口服者,可采用TPN或鼻饲疗法。控制水、钠的摄入,急性肾衰竭患者按照"量出为入,宁少勿多"的原则补充入液量。由于血液透析是治疗高钾血症有效的方法,透析常会引起血钾浓度的大幅度下降,故应根据血钾水平,及时补充所需量(生理需要量为氯化钾2～3g/d)。

(3)透析中的护理。血液透析是一种动态的过程,体液平衡及血液化学成分的改变非常迅速,因此,在整个治疗过程中,护理计划和程序必须随着病情变化而不断变化。护士的观察、评估及处置能力可以决定透析过程是否顺利。

1)每次透析前要告知患者排空膀胱,并测体重、脉搏、血压,以便观察病情变化。

2)根据医嘱选择合适的透析液。

3)做好透析药物的准备,如生理盐水、高渗葡萄糖、肝素、消毒液等。

4)熟练掌握透析机的操作及穿刺术,保持设备运转正常。

5)打开电源开关及透析开关完成机器自检,将透析皮管连接紧密并用止血钳夹紧,血液回路、透析器冲洗干净。

6)建立患者的血管通路。打开无菌包,在操作区域铺治疗巾,顺利穿刺后,将动脉、静脉接动脉管及静脉管,用胶布固定。注意严格消毒,紧密连接。连接后,再次确认无空气时打开止血钳,开血泵,进行透析治疗。根据患者血液通路、心功能情况及透析要求,由慢到快调节患者的血流量,一般为 250～350ml/分。调节透析机各项报警指标的范围。

7）在进行血液透析的过程中,应观察穿刺部位有无肿胀渗血,管路有无受压、折叠、扭曲、脱管等情况的发生,确保通畅无阻。

8）观察血液与透析液的颜色,有无漏血、凝血、溶血、血液分层等。

9）观察透析装置各部件运转是否正常,及时排除故障。

10）严密观察病情,透析过程中常规患者每 30～60 分钟监测生命体征,急诊患者每 15～30 分钟监测一次。特重患者随时监测,并记录。

（4）血管通路的护理。

1）中心静脉插管的护理:正常导管及其周围清洁、干燥,防止脱管、局部感染及导管阻塞。如有脓性分泌物或局部红肿,应加强消毒处理(在穿刺插管的部位涂络合碘),严重时拔管并送检培养。

2）外瘘的护理:正确固定外瘘管,防止扭曲、受压、脱开。密切观察硅胶管的颜色,如发现波动减弱或消失、温度降低、颜色暗红,甚至血液分层,均提示外瘘管阻塞,应及时反映并予以处理。如果外瘘管脱落,应先用止血带止血,然后及时报告医生做进一步处理。

3）内瘘的护理:内瘘护理质量的优劣直接影响到其使用的寿命,故在护理过程中应做到以下几点:① 首次使用时间应在术后 2～3 周内瘘成熟后;② 提高穿刺成功率,穿刺前先触摸和观察血管的走行,必要时也可短时使用止血带;③ 不易穿刺者可先做热敷使血管充盈;④ 应在距离吻合口至少 3cm 处穿刺,同一条血管穿刺要相距 6cm 以上;⑤ 穿刺点应从吻合口的近处开始,由近而远反复进行,不可在一个位置反复穿刺,以避免造成狭窄或形成动脉瘤;⑥ 避免在内瘘侧血管抽血、输液及测血压等;⑦ 穿刺后的压迫止血要彻底有效,压迫位置在血管进针处,而不是在皮肤进针部位;⑧ 尽量避免穿刺部位血肿的形成,因血肿可能会导致内瘘的阻塞。

（5）并发症的护理。

1）失衡综合征:最常见的急性并发症,是指发生在透析中和透析结束后不久出现的以神经系统症状为主征的综合征,由于透析时血液内代谢产物迅速被清除,但脑实质、脑脊液中的肌酐、尿素及其他物质受血脑屏障限制,浓度下降较慢,形成血浆与脑脊液间渗透浓度差,血液中水分进入脑组织,造成水肿和脑脊液压力增高,表现为头痛、恶心、呕吐、血压升高,进一步发展为嗜睡及定向力障碍,重者出现昏迷甚至死亡。

护理措施:① 选择合适的透析器,如使用大面积、高效透析器,不宜过快、过多超滤;② 应注意倾听患者主诉,观察病情变化,以便及时处理;③ 采取提高透析液中的钠离子浓度、补充 50％葡萄糖液、高钠液、白蛋白等措施。

2）低血压:低血压是血透患者最常见的并发症之一,主要是由于脱水过快、过多、透析膜破裂漏血致血容量减少以及醋酸盐的心肌抑制作用等导致低血压的发生。一旦发生低血压,应积极纠正,以免加重肾脏的缺血性损害而加重病情。

护理措施:① 观察血管通路是否通畅,有无渗血,透析膜有无破损等;② 积极寻找发生的原因,把用醋酸盐改为用碳酸氢盐透析,解除对心肌的抑制作用;③ 如原有高血压者,透析前停服降压药;④ 密切观察血压的变化以便及时处理;⑤ 取头低脚高位,减慢血泵转速,停止超滤,迅速补液、吸氧等。

3) 发热:发热是致热原进入机体引起的致热原反应,表现为体温升高、头痛、畏寒、寒战等。护理上应严格无菌操作,加强消毒。一旦发生及时使用激素、抗生素等治疗,同时监测体温的变化及药物疗效的观察。

4) 空气栓塞:空气进入体内引起栓塞是严重的事故,常可致命。临床表现与栓塞部位有关,阻塞颅内重要区域的静脉(坐位透析时),患者会大叫、抽搐、昏迷乃至死亡;阻塞肺毛细血管床,造成肺动脉高压,出现呼吸困难、咳嗽、胸闷、气喘和发绀,严重者死亡。

护理措施:① 立即夹住静脉管道;② 使患者处于头低左侧卧位;③ 给患者吸氧;④ 如在心前区听到气泡形成的冲刷声,应考虑右心室穿刺抽气;⑤ 给地塞米松以减少脑水肿,给肝素和小分子右旋糖酐改善微循环。

5) 出血:体内肝素化常是出血的直接诱因。要掌握好肝素的用量,对血性心包积液和血性胸水患者用无肝素高钠透析,可使心包积液及胸腔积液消失。

6) 其他并发症:如高血压、管道凝血、钙代谢异常等。护理上应加强患者的病情观察及血透机运转情况的观察,积极防治并发症。

三、患者的转出

(一)评估 ICU 转出对象
主要是:① 重要脏器功能恢复者;② 各种危重征象得到控制,并维持 24 小时以上者;③ 无救治希望者;④ 家属放弃治疗者。

(二)执行转出医嘱
填写出院通知单,注销各种治疗卡片,如诊断卡、注射卡和治疗卡等。填写出院时间并排列出院病例。

(三)办理转出手续
通知患者或家属到住院处办理结账手续。停用各种监测仪器,患者更换自身服装,协助患者或家属整理用物。同时征求患者意见建议。

(四)健康宣教
患者离开 ICU 病室前,根据不同疾病,宣教疾病的防治知识、饮食、服药、休息、功能锻炼、日常保健常识及复诊方法等,促进患者提高自我保健的能力。最后护送患者离开病室。

(五)各种监测仪器的处理
各种监测仪器使用后用消毒液擦拭消毒,归位备用。

(六)处理床单位
将污被服撤下送洗衣房清洗。床垫、枕芯、棉胎等进行日光暴晒;床旁桌椅用消毒液擦拭;脸盆、痰杯用消毒液浸泡。铺成备用床,准备迎接新患者。

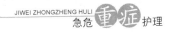

背景知识

一、血氧饱和度监测的原理

脉搏血氧饱和度（SpO_2）监测是利用脉搏氧饱和度仪（POM）测得，根据光电比色的原理，利用不同组织吸收光线的波长不同而设计的。SpO_2 与 SaO_2 有显著相关性，相关系数为 $0.90 \sim 0.98$，故可广泛应用于各种危重患者的监测。

二、有创颅内压监测的方法

颅内压监测是采用传感器和监护仪动态测定颅内压力的一种方法。有创的 ICP 监测是目前诊断颅内高压最迅速、客观和准确的方法，也是颅脑疾病患者病情观察、早期诊断和手术时机判断、临床用药指导的预后评估的重要手段。

有创性监测颅内压（ICP）的方法有脑室内、硬膜下、硬膜外与腰椎穿刺测压、脑实质内等几种。脑室内插管连接外部压力监测装置是最精确、可靠的 ICP 监测法。

1. 脑室内测压。是目前临床上最常用的方法，为颅内压监测的金标准。监测方法在颅缝与瞳孔中线交点处行颅骨钻孔并行脑室穿刺，或在手术中置入细硅胶管，导管可与任何测压装置相连接。如果没有电子测压装置，则改用玻璃测压管测压。脑室内测压最准确，且可通过引流脑脊液控制颅内压，但有损伤脑组织的风险，在脑严重受压而使脑室移位或压扁时也不易插管成功。

2. 硬膜下测压。即将带有压力传感器的测压装置置于硬脑膜下、软脑膜表面，可以避免脑穿刺而损伤脑组织，但准确性较脑室内测压差，感染仍是主要风险。

3. 硬膜外测压。将测压装置放在硬膜外。此法不用穿透硬膜，但因颅内压和硬膜外空间压力的关系尚不明确，监测结果可能更不可靠。与脑室内测压比较，具有感染率、癫痫发生率和出血率低，放置时间长等优点。

4. 腰椎穿刺测压。此法测定颅内压简便易行且操作方便。但可发生神经损伤、出血、感染并发症。病情严重或怀疑颅内压过高时，应禁忌使用此法，因有诱发脑疝形成的可能。

5. 脑实质内测压。近年来，已有采用完全置入脑组织内的传感器，或应用光导纤维直接插入脑实质内进行压力监测。一般将导管置入脑实质的非功能区域如右额叶等。此方法损伤小，感染并发症少，监测过程中影响因素也较少。传感器一旦置入，通常不会发生零点漂移，故不需要调零或校正。脑实质内测压是颅内压监测的发展方向，因传感器要求较高、价格昂贵，目前尚未普遍使用。

三、腹膜透析的相关知识

1. 基本原理。腹膜是一种具有半渗透性的生物膜（半透膜），内含丰富的毛细血管和微血管，具有渗透、扩散和吸收功能，因而有参与透析的作用。腹膜透析时腹膜一侧的组织液和腹腔内的透析液之间的物质和水分是这样移动的：物质依浓度梯度，从浓度高的一侧向浓度低的一侧移动(即弥散);水分则按渗透梯度从渗透浓度低的一侧流向渗透浓度高的一侧。如此间歇不断地更换透析液可使患者体内的代谢废物及时清除,同时补充机体缺乏的物质,达到纠正水、电解质、酸碱失衡的目的。

2. 透析设备。腹膜透析需要的透析设备,包括腹膜透析管、透析液及透析导管连接系统;医院内或透析中心可用腹膜透析机。

(1)腹膜透析管。腹膜透析管是保证有效透析的关键。一般用硅胶、聚氨甲酸乙酯等软质材料制作,长度为30～40cm,内径为0.4～0.5cm。通常由腹外段、皮下隧道段和腹内段三段组成。根据使用对象的不同,可以分为维持性腹膜透析管和紧急腹膜透析管两类。在紧急情况时可选用紧急腹膜透析管,但不宜长期使用。

(2)腹膜透析液。腹膜透析液的质量要求非常高(制剂要求同静脉大输液),必须保持无菌、无毒、无致热源,而且要有很好的生物相容性,才能确保透析的安全。制剂一般分为无钾透析液和有钾透析液,使用前可根据患者的血钾水平进行适当调节。目前所用透析液为袋装,每袋1～2L,每次透析最好2L。每次换管时须用络合碘浸泡接头。入液时5～20分钟入完,出液时流速每分钟50～70ml。

(3)透析导管连接系统。透析导管连接系统是用来连接透析管与透析液的装置,一般采用双联系统连接,连接好后呈"Y"形。

(4)腹膜透析机。如条件允许,可采用腹膜透析机,它是一种自动控制透析液循环进出腹腔的机器,简称为循环机或腹透机。此机的操作由电脑控制,能进行监测和记录每次的灌注量、停留时间、引流时间、流出量及透析液温度。

四、血液透析的相关知识

(一)基本原理

根据半透膜隔开的两侧液体内溶质浓度梯度、渗透梯度和水压梯度,产生的弥散、对流和渗透、超滤作用的原理。血液透析时将患者的血液和透析液通过透析器(起到半透膜的作用)进行弥散和超滤(图4-17)两种机制运转,清除体内毒素及过多的水分,补充机体需要的物质,达到治疗目的。

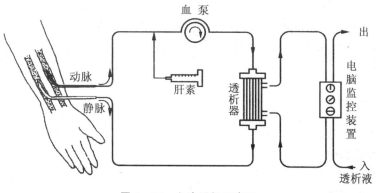

图4-17 血液透析示意图

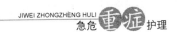

（二）透析设备

1. 血液透析机。包括体外血液循环通路、微电脑控制监测电路、透析液通路及其附属装置。

2. 透析器。又称人工肾。透析器是完成清除患者体内毒素、多余水分、纠正电解质紊乱和酸碱失衡的关键装置，也是血透时溶质和水交换的场所。根据其结构可分为3种类型：空心纤维型、平板型和管型。

3. 透析液。透析液的成分与正常人体的组织间液基本相似，包括钾、钠、钙等阳离子和氯离子等阴离子。透析液的种类有醋酸盐和碳酸氢盐两种，临床运用的现成品一般是干粉。在运用时，先把醋酸盐或碳酸氢盐干粉配制成浓缩液，再用纯净水配比后，自动流入透析器。由于醋酸盐对心肌有抑制、扩血管作用，故现多用碳酸氢盐。在使用碳酸氢盐的过程中，应防止碳酸钙沉淀的发生。

4. 透析水。透析水要求很高，应清除所有有害的物质及影响透析效果的物质。透析水（纯净水）的产生为：原水经过前处理系统（包括过滤）、水纯化系统（包括反渗装置和离子交换装置）、贮存和输送系统（包括配有紫外线灯的贮水箱和输送管道）达到透析要求。

（费素定）

任务二　严重创伤患者的 ICU 监护

案例引入

医生打电话告知有一个严重创伤患者要住入 ICU 病房，你是值班护士，该怎么做？

监护过程

严重创伤患者在 ICU 的监护和复苏后患者 ICU 监护的工作过程基本一致，病情的监测内容也大同小异，严重创伤患者经常伴有创伤性休克和多脏器功能障碍，因此我们主要对这两个内容进行阐述。

一、患者的转入

（一）床单位和监测仪器的准备
（二）患者的接待
做好患者及家属的心理护理。
（三）患者的评估

这里介绍目前在 ICU 最常用的 APACHE Ⅱ 评分系统，根据评分系统判断病情和预后。APACHE Ⅱ 评分系统计算分值应以急性生理学变量分值、年龄因素分值和慢性健康状况分值的总和为 APACHE Ⅱ 分值。

1. 急性生理学变量指标计分方法。见表 4-6。

表 4-6　急性生理学变量指标计分方法

分值 项目	0	1	2	3	4
直肠肛温(℃)	36～38.4	34.0～35.9 或 38.5～38.9	32～33.9	30～31.9 或 39～40.9	≤29.9 或 ≥41
平均动脉压(kPa)	9.3～14.5		6.7～9.2 或 14.6～17.2	17.3～21.2	≤6.5 或 ≥21.3
心率(次/分)	70～109		55～69 或 110～139	40～54 或 140～179	≤39 或 ≥180
呼吸(次/分)	12～24	10～11 或 25～34	6～9	35～49	≤5 或 ≥50
氧化作用 FiO_2<0.5 时 PaO_2(kPa)	≥9.3	8.1～9.3		7.3～8.0	<7.3
FiO_2≥0.5 时 PaO_2(kPa)	<26.6		26.6～46.4	46.6～66.4	≥66.5
动脉血 pH	7.33～7.49	7.5～7.59	7.25～7.32	7.15～7.24 或 7.60～7.63	<7.15 或 >7.7
血清钠(mmol/L)	130～149	150～154	120～129 或 155～159	111～119 或 160～179	≤110 或 ≥180
血清钾(mmol/L)	3.5～5.4	3.0～3.4 或 5.5～5.9	2.5～2.9		<2.5 或 ≥7
血细胞压积(%)	30～45.9	46～49.9	20～29.9 或 50～59.9		<20 或 ≥60
血清肌酐(μmol/L) (如有急性肾衰竭 加倍计分)	53～128		<53 或 129～172	173～305	≥306
白细胞计数($\times10^3$/L)	3～14.9	15～19.9	1～2.9 或 20～39.9	≥40	<1
**HCO$_3^-$	22～31.9	32～40.9	18～21.9	41～51.9 15～17.9	<15 >51.9
Glasgow 评分	具体见项目三任务四				

** 为静脉血指数,仅为无动脉血气时应用。

2. 年龄因素评分。年龄<44 岁为 0 分;45～54 岁为 2 分;55～64 岁为 3 分;65～74 岁为 5 分;>75 岁为 6 分。

3. 慢性健康状况评分。 凡有下列器官系统功能衰竭或免疫障碍,采用非手术或急诊手术者记 5 分,采用择期手术者记 2 分。

(1)肝。活检证实肝硬变,伴门静脉高压,以往有上消化道出血、肝功能衰竭、肝性脑病或昏迷史。

(2)心血管。休息或轻微活动时出现心绞痛或心功能不全。

(3)呼吸系统。慢性限制性、梗阻性或血管性疾病,活动严重受限,不能上楼梯或做家务;或有慢性缺氧、高碳酸血症、继发性红细胞增多症、严重肺动脉高压(>5.3kPa),或需要呼吸机支持。

(4)肾。长期接受透析。

(5)免疫障碍。接受免疫抑制剂、化疗、长期类固醇激素治疗,或近期使用大剂量激素,或患有白血病、淋巴瘤或艾滋病等抗感染能力低下者。

APACHE 的总分值为 0～71 分。分值越高,病情越严重,病死率也越高。

(四)通知医生,执行医嘱

(五)完成护理病史

二、患者的病情监测和护理

严重创伤患者的病情监测也包括血流动力学监测、呼吸功能监测、脑功能和体温监测以及肝肾功能的监测等,具体内容见任务一。严重创伤患者要严密观察病情,判断有无休克和多脏器功能衰竭的发生,并做好护理。

(一)评估有无休克的临床表现

休克是指各种原因引起机体有效循环血量急剧减少,使组织血液灌流严重不足,导致组织细胞代谢和重要生命器官功能障碍的全身性病理过程。患者的主要表现是血压下降、面色苍白、皮肤冰冷、出冷汗、脉搏细弱、尿量减少和神志淡漠等。由于创伤引起的休克为创伤性休克。

1. 临床表现。

(1)休克早期。该期患者的临床表现为脸色苍白、四肢冰冷、出冷汗、脉搏细速、脉压降低、尿量减少、烦躁不安。该期血压可骤降(如大失血时)也可略降,甚至正常或略升(代偿)。由于血液的重新分布,心脑灌流可以正常,神志一般清楚。

(2)休克期。休克期的主要临床表现是血压进行性下降,心音低钝、神志淡漠、昏迷、少尿甚至无尿、脉搏细速、皮肤发绀。

(3)休克晚期。患者全身皮肤、黏膜发绀,出现紫斑,四肢厥冷,冷汗淋漓;神志不清(昏迷),体温不升;脉搏细弱,血压测不到或很低;呼吸衰竭;无尿;全身有出血倾向,眼底视网膜出血或水肿。

2. 辅助检查。

(1)实验室检查。

1)出血性休克和创伤性休克的患者血常规检查有红细胞、血红蛋白及红细胞压积减少,而过敏性休克上述三者增加,感染中毒性休克患者的白细胞常明显增加,创伤性休克患者的白细胞亦可轻度升高。

2）各种类型的休克患者每小时尿量一般在 20ml 以下,尿相对密度多增高。尿肌酐与血肌酐之比大于 20。

3）根据休克的类型及原发病的不同可针对性地进行一些相应检查,如怀疑为急性心肌梗死可测定心肌酶、肌红蛋白、肌钙蛋白等;疑为急性胰腺炎者可测定血尿淀粉酶;而出凝血时间、血小板计数、纤维蛋白原定量及凝血酶原时间的测定对弥散性血管内凝血的诊断十分必要。

（2）器械检查。

1）心电图和超声心动图检查对患心脏病的患者十分重要,而 X 线检查可发现患者是否有骨折、气胸、血胸及胃肠穿孔。对于一些 X 线不易发现的疾病还可进行 CT 扫描。

2）中心静脉压的测定对休克的诊断处理均有重要的意义,若中心静脉压降低为血容量不足的表现,见于出血性休克,此时应大量补充血容量;心源性休克患者中心静脉压升高,而心排出量下降为心功能减退的表现,应同时降低周围血管阻力等等。

（二）休克患者的护理

1. 体位。休克患者体位很重要,最有利的体位是头部和下肢均抬高 30°,以利于改善呼吸和静脉回流,并松解患者紧身的领口、衣服。

2. 保持体温正常。大多数患者有体温下降、畏寒等表现,需要适当保暖,但不宜在体表加温,故一般不使用热水袋,以免皮肤血管扩张,影响重要器官的血流量和增加氧的消耗。但在感染性休克持续高热时,可采用降温措施,但一般也不用解热药物,以免加重休克,可给予物理降温,因低温能降低对氧的消耗,达到保护脑组织的作用。

3. 保持呼吸道畅通。清醒患者鼓励其咳嗽和深呼吸,昏迷患者随时吸出呼吸道分泌物。如出现严重呼吸困难者,应立即报告医生,并做好气管插管或气管切开及机械辅助呼吸的准备。

4. 吸氧。及时给予氧气,提高血氧含量,按病情调节氧流量为 2～4L/分,必要时建立人工气道。

5. 输液。开放两条静脉通路,尽快进行静脉输液,必要时采用中心静脉置管,以利于快速补充血容量和保证静脉给药。在输入血压调节药物时,应注意根据血压来调节输液速度,并严密观察心、肺功能及输液局部变化,发现异常要及时处理和更换部位。

6. 记录出入量。密切观察病情变化,准确记录 24 小时出入液体量,以供补液计划作参考。予以留置导尿管,以观察和记录单位时间尿量。扩容的有效指标是每小时尿量维持在 30ml 以上。

7. 监测中心静脉压。以利于控制补液量及速度。若中心静脉压低于 5cmH₂O,提示右心充盈不佳或血容量不足,若为血容量不足应遵医嘱及时补充血容量;若中心静脉压高 15～20cmH₂O,表示心功能不全,为预防急性肺水肿的发生,应控制输液速度并报告医生。

8. 预防肺部感染。病室内定期空气消毒并减少探视,避免交叉感染.进行治疗操作时,注意勿过分暴露患者,以免受凉。如有人工气道者,注意口腔护理,鼓励患者咳痰。痰不易咳出时,给予雾化吸入。不能咳痰者应及时吸痰,保持呼吸道通畅,以防止肺部感染。

9. 保持患者安静。躁动者应适当采用约束带,并加用护栏,以防碰伤或坠床,或按医嘱给予镇静剂。对于疼痛性休克可先给予止痛剂,但诊断不明确者慎用止痛剂。

10. **合理饮食**。给予高碳水化合物、高维生素、高蛋白质的流质或半流质饮食,但肾功能障碍者应控制蛋白质的入量,如不能进食者,应按医嘱从静脉通路补充营养及水分。

11. **严密监测病情变化**。按时测量血压、脉搏、呼吸和观察肢端温度、皮肤颜色。预防休克肺、心力衰竭、肾衰竭及 DIC 的发生,并及时记录。

12. **做好心理护理**。抢救时护士应保持镇静、忙而不乱、快而有序。待病情稳定后,对清醒患者应做好安慰和解释工作,调动患者的主观能动性,树立战胜疾病的信心,同时做好家属思想工作。

13. **应用血管活性药物的护理**。休克时常用血管活性药物缓解周围血管舒缩功能的紊乱,从而改善组织灌注,尤其是维持重要脏器如心、脑、肺、肾的血供。这是抢救休克的重要措施之一。目前以扩血管药物为主,常用的扩血管药物有多巴胺及抗胆碱药等,这类药物必须在充分补足血容量的基础上才能使用,否则可使血压急剧下降。使用血管活性药物应从小剂量开始,注意控制输入速度。严防缩血管药物渗漏到皮下,以免引起局部微血管痉挛而造成组织坏死。如有药物外渗可以使用盐酸普鲁卡因或扩血管药局部封闭,以缓解血管痉挛。

(三)多脏器功能衰竭患者的监测护理

由创伤、休克、感染等严重病损打击所诱发,机体出现与原发病损无直接关系的序贯或同时发生的多个器官的功能障碍,称为多器官功能障碍综合征(multiple organ dysfunction syndrome,MODS)。

1. **病情观察**。

(1)体温。MODS 多伴各种感染,体温常升高。一般情况下口温、肛温、皮温间各差 0.5～1.0℃。当严重感染合并脓毒性休克时,口温可达 40℃以上而皮温可低于 35℃,提示病情十分严重,常是危急或临终的表现。

(2)脉搏。观察脉搏快慢、强弱、规则情况,注意有无交替脉、短绌脉、奇脉等表现,尤其要重视细速和缓慢脉现象,常常提示血管衰竭。

(3)呼吸。注意观察呼吸的快慢、深浅、规则等,观察有否深大 Kussmaul 呼吸、深浅快慢变化的 Cheyne - Stokes 呼吸、周期性呼吸暂停的 Biot 呼吸、胸或腹壁出现矛盾活动的反常呼吸以及点头呼吸等,这些常是危急或临终的呼吸表现。

(4)血压。血压能反应器官的灌注情况,尤其血压低时注意重要器官的保护。

(5)心电监测。能很好地观察心率、心律和 ECG 变化并及时处理。尤其心律失常的心电图表现。

(6)意识。注意观察意识状况及昏迷程度,昏迷患者每班给予格拉斯哥评分。

(7)尿。注意尿量、色、比重、酸碱度和血尿素氮、肌酐的变化,警惕非少尿性肾功能衰竭。

(8)皮肤。注意观察皮肤颜色、温度、湿度、弹性、皮疹、出血点淤斑等,观察有无缺氧、脱水、过敏、DIC 等现象。

2. **特殊监测的护理**。MODS 的患者多为危重患者,常采用一些特殊监测手段,如动脉血压的监测、中心静脉压监测。在护理此类管道时,要严格无菌操作原则;保证压力传感器在零点;经常肝素化冲洗管路,保证其通畅;随时观察参数变化,及时与医生取得联系。

3. **人工气道和机械通气的护理**。保持呼吸道通畅,及时吸取气道分泌物,掌握吸痰时机和技巧;注意呼吸道湿化,常用的方法有呼吸机雾化、气道内直接滴住、湿化器湿化等;机械通气时注意血气分析结果给以调整呼吸机参数,长期使用时,每周更换两次管道并消毒。

4. 各种引流管的护理。 MODS 患者常需安置多种管道,如鼻胃管、尿管和引流管等,护士要注意保持引流管的通畅,同时注意导管护理,严格无菌操作,防止导管相关感染。

5. 安全护理。 MODS 患者病情危重,时有烦躁,再加上身上常常带有许多管道,所以要注意保护好管道,防止管道脱落和患者意外受伤显得非常重要。尤其在 ICU 病房,没有家属的陪伴,所以根据病情给以患者适当的约束,注意各种管道的刻度和接头情况。

6. 心理护理。 心理护理强调多与患者交流,了解其心理状况和需求后给予相应的护理措施,建立良好的护患关系;护士要具备过硬的业务技术水平和高度的责任心,能获得患者的信任,使患者树立战胜疾病的信心,积极配合治疗和护理。

7. 预防感染。 MODS 时机体免疫功能低下,抵抗力差,易发生感染,尤其是肺部感染,应给予高度重视。褥疮是发生感染的另一途径。为此,MODS 患者最好住单间病房,严格无菌操作,防止交叉感染。注意呼吸道护理,定时翻身,有利于呼吸道分泌物咳出;空气要经常流通,定时消毒,医护人员注意洗手,杜绝各种可能的污染。

8. 保证营养的摄入。 MODS 时机体处于高代谢状态,体内能量消耗很大,患者消瘦,免疫功能受损、代谢障碍、内环境紊乱,因此设法保证患者营养至关重要。临床上通常通过静脉营养和管饲或口服法改善糖、脂肪、蛋白质、维生素、电解质等供应。在热量中增加氨基酸的比例尤为重要,以维持正氮平衡。注意补充各种维生素(B 族与 C)和微量元素(镁、铁、锌等)。虽然深静脉营养很重要,但不能完全代替胃肠营养,应合理掌握。

三、患者的转出

(一)评估患者的病情,根据病情进行健康宣教

(二)办理出院或转科手续

(三)各种监测仪器和床单位的处理

详见前述。

背景知识

一、严重创伤患者的特点

1. 伤情危重。 严重创伤对全身状态影响大,且危及生命。多种因素导致早期即可发生严重的低氧血症,尤其是颅脑或胸部创伤并发休克或昏迷时,氧分压常常降至危险水平。

2. 病情变化快。 损伤部位广泛,短期内大量失血所启动的全身性应激反应常致病情复杂多变。

3. 休克发生率高。 严重创伤、大量失血、心脏效率低下是引起休克的初始因素。

4. 漏诊率高。 这常常和严重创伤患者病情复杂、进展迅速、症状相互掩盖、诊断方法失当等多种因素有关。

5. 常须同时进行不同部位的手术。 这与现代交通伤与火器伤为特点的致伤性质有关,多系统多脏器损伤后常需同期手术处理或予以探查性治疗,手术范围相对扩大。

6. 处理棘手。严重创伤是一个动态过程,常包括两个或更多专科的损伤,约半数以上患者需进行手术治疗。由于创伤部位、严重程度、受累脏器的不同,治疗时常出现局部整体、轻重缓急、主次先后等处理顺序上的矛盾。有些危及生命的损伤常被显见的肢体骨折或创伤所掩盖,以致贻误抢救时机。

7. 并发症发生率高,处理不及时可导致机体多脏器功能不全综合征。患者机体防御功能下降,伤口污染严重,使用各种导管诊疗等常致感染。创伤后血容量锐减,释放依赖性氧耗,过度应激反应等可致靶器官损害,这种病理变化的进一步延展将导致多脏器功能不全或发生序贯性衰竭。因此,多发伤患者渡过生命危险期后仍会表现出一系列创伤后危象。早期处理得当是保证后续治疗、减少并发症的关键。

严重创伤都伴随着一系列复杂的全身反应,严重的生理紊乱使机体抵抗力受到严重损害,如处理不当,极易使已稳定的病情再度恶化,甚至死亡。近年来人们越来越重视危重病ICU 的作用。严重多发伤的患者术后立即送入 ICU 病房,实施呼吸、循环连续而有效的监护与支持,降低 MODS 的发生率。

二、休克

(一) 按病因进行休克的分类

1. 感染性休克。严重感染,特别是革兰阴性菌的感染,其内毒素在休克中起重要作用。感染性休克常伴有败血症,故又称为败血症性休克。

2. 失血、失液性休克。若快速失血超过总血容量的 20% 左右,可引起休克。剧烈呕吐等大量失液也可引起休克。

3. 心源性休克。心排出量急剧减少,有效循环血量和灌流量明显降低。如急性心包炎、急性心肌梗死、心脏压塞、严重心律失常等。

4. 过敏性休克。如青霉素过敏等,发病机理为 I 型变态反应,主要与 IgE 和抗原在肥大细胞表面结合,引起组胺和缓激肽大量释放,导致血管扩张、血管床容积增大、毛细血管通透性增加有关。

5. 神经源性休克。剧烈疼痛、高位脊髓损伤等引起血管运动中枢抑制,患者血管扩张,外周阻力降低,回心血量减少,血压下降。

6. 创伤性休克。战争创伤、意外事故等,与失血、强烈疼痛有关。

(二) 按血流动力学特点进行休克的分类

1. 高排低阻型休克。外周阻力降低,心排出量增加。表现为皮肤血管扩张,血流量增加,皮肤温度升高,又称暖休克。

2. 低排高阻型休克。心排出量降低,外周阻力升高。表现为皮肤血管收缩,血流量减少,皮肤温度降低,又称为冷休克。

3. 低排低阻型休克。心排出量降低,外周阻力低,故血压明显下降,为休克失代偿期。

(三) 休克的病理生理变化

1. 微循环的病理变化和临床表现。

(1) 缺血性缺氧期(休克早期或代偿期)。

1）微循环障碍的机制：当体内有效循环血量锐减时，交感肾上腺髓质系统兴奋。皮肤、腹腔内脏和肾的小血管有丰富的交感缩血管纤维支配，α-肾上腺素能受体占优势造成皮肤、内脏血管明显痉挛，又刺激β-肾上腺素能受体，引起大量动静脉短路开放，构成了微循环非营养性血流通道，使器官微循环血液灌流量锐减，此外还有多种体液因子(如血管紧张素Ⅱ)参与。

2）微循环与组织灌流的特点：休克早期全身的小血管，包括小动脉、微动脉、后微动脉、毛细血管前括约肌和微静脉、小静脉都持续痉挛，口径明显缩小，其中主要是毛细血管前阻力增加显著，微血管运动增强，同时大量真毛细血管网关闭，开放的毛细血管减少，毛细血管血流限于直接通路，动静脉吻合支开放，组织灌流量减少，出现少灌少流，灌少于流的情况(见图4-18)。

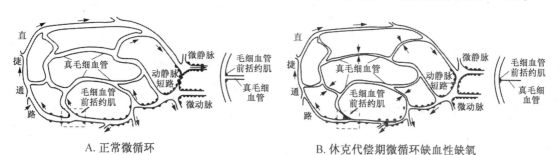

A. 正常微循环　　　　　　　　B. 休克代偿期微循环缺血性缺氧

图4-18　休克代偿期微循环与组织灌流特点

（2）淤血性缺氧期（又称微循环淤滞期或休克期）。

1）微循环淤滞的机制：长期缺血和缺氧引起组织氧分压下降，CO_2和乳酸堆积，发生酸中毒。酸中毒导致平滑肌对儿茶酚胺的反应性降低；缺血、缺氧使扩血管活性物质（组胺、激肽、腺苷、K^+等）增多；内毒素引起血管扩张和持续性低血压；此外还有血液浓缩、血浆黏度增大，红细胞压积增大，红细胞聚集，血小板黏附聚集，都造成微循环血流变慢，血液泥化、淤滞，甚至血流停止。

2）微循环及组织灌流的特点：血液不再局限于通过直捷通路，而是经过开放的毛细血管前括约肌大量涌入真毛血管网，微动脉、后微动脉痉挛减轻，而在毛细血管的静脉端和微静脉血流缓慢，红细胞聚集，白细胞滚动、黏附嵌塞，血小板聚集，血浆和血细胞分离，血浆外渗到血管外、血黏度增加，血流速度缓慢，组织灌而少流、灌大于流。发生淤血性缺氧。该期真毛细血管开放数目虽然增多，但血流更慢，甚至"泥化"(sludge)淤滞，组织处于严重低灌流状态，缺氧更为严重。微循环淤血是各型休克发生发展的共同通路。

（3）休克的难治期（休克晚期或微循环衰竭期）。该期可发生弥散性血管内凝血和/或重要器官功能衰竭，甚至发生多系统器官功能衰竭。给治疗带来极大困难，因而又称"不可逆性休克或难治疗性休克"。

1）微循环衰竭的机制：当休克进入淤血性缺氧期后，由于血液进一步浓缩，红细胞压积和纤维蛋白原浓度增加，血细胞聚集、血液黏滞度增高，血液处于高凝状态，加上血流速度显著变慢，酸中毒越来越严重，可能产生弥散性血管内凝血。特别是败血症休克、严重的创伤性休克、异型输血更容易诱发DIC。

此期休克微循环内微血管扩张，微循环中有大量微血栓阻塞了微循环，随后由于凝血因子耗竭，纤溶活性亢进，出现出血，微循环血流停止，不灌不流，组织得不到足够的氧气和营养物质供应,微血管平滑肌麻痹,对任何血管活性药物均失去反应,所以称为微循环衰竭期。休克一旦并发了 DIC,将使病情恶化,并对微循环和各器官功能产生严重影响。

2)微循环变化特点:微循环血管麻痹扩张;血细胞黏附聚集加重,微血栓形成。灌流特点为不灌不流,灌流停止(见图 4-19)。

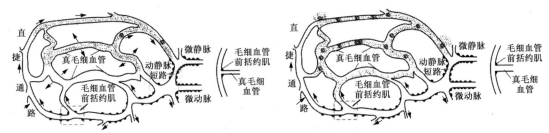

C. 休克失偿期微循环淤血性缺氧   D. 休克难治期微循环血流停滞或 DIC 形成

图 4-19　休克难治期微循环与组织灌流特点

2. 全身代谢改变和其他脏器的功能障碍。

(1)细胞代谢障碍。

1)能量不足、钠泵失灵、钠水内流:无氧情况下,糖酵解供能远比有氧时经三羧酸循环供能少,ATP 不足,细胞膜 Na^+-K^+ ATP 酶(钠泵)运转失灵,因而细胞内水钠增多,细胞水肿;细胞外 K^+ 增多,出现高钾血症。

2)代谢性酸中毒:缺氧时糖酵解加强,丙酮酸不能氧化转变为乳酸,肝也不能充分摄取乳酸转变为葡萄糖,导致乳酸增多,引起局部酸中毒,灌流障碍、CO_2 不能及时清除也加重了酸中毒,还有肾脏的排酸保碱功能障碍。

(2)细胞损伤。

1)细胞膜的变化:膜泵功能障碍,水、Na^+、Ca^{2+} 内流。

2)线粒体的变化:线粒体损伤,肿胀甚至崩解。

3)溶酶体的变化:溶酶体酶释放。

2. 重要器官功能衰竭。

(1)急性肾功能衰竭(休克肾)。早期是功能性的,持续时间较长可发生急性肾小管坏死,导致器质性急性肾功能衰竭。

(2)急性呼吸功能衰竭(休克肺)。严重休克患者晚期,在脉搏、血压和尿量平稳以后,常发生急性呼吸衰竭。尸检:肺重量增加,出血、水肿、血栓形成和肺不张、肺出血、透明膜形成等变化。临床表现为进行性低氧血症和呼吸困难。

(3)心功能障碍。除心源性休克外,其他类型休克也发生心功能的变化。早期,由于机体的代偿,冠状动脉的血流量能够维持,因此心泵功能一般不会受到显著影响。但随着休克的发展,动脉血压进行性降低,使冠状动脉血流量减少,心肌缺氧,再加上缺氧和酸中毒、高钾血症与心肌抑制因子的作用等,心泵功能发生障碍,有可能发生心力衰竭。

(4)脑功能障碍。在休克早期,由于血液的重新分布和脑血流的自身调节,保证了脑的血液供应,因而除了因应激引起的烦躁不安外,没有明显的脑功能障碍表现。但动脉血压低于 7kPa 或脑循环出现 DIC 时,脑的血液循环障碍加重,脑组织缺氧,患者神志淡漠,甚至昏迷。

三、多脏器功能衰竭

MODS在概念上强调：①原发的致病因素是急性的，且较严重，但不是导致器官损伤的直接原因；②继发的受损器官远离原发损害的部位，受损器官原来的功能基本正常；③器官功能障碍为多发的、进行性的，是一个动态的过程；④器官功能障碍是可逆的，一旦阻断其发病机制，及时地干预治疗，功能有望恢复。近年来，随着重症监护治疗技术的发展，危重患者的治愈率显著提高，但MODS仍是危重患者死亡的主要原因，病死率很高，并随衰竭器官的数目增加而增高。累及1个器官者的病死率为30%，累及2个者的病死率为50%～60%，累及3个以上者的病死率为72%～100%。病死率还与患者的年龄、病因和基础病变等因素有关。因此，密切观察MODS患者的病情变化，提供更为完善有效的护理措施，是临床救治过程中不可缺少的重要组成部分。

根据MODS的发病机制，在剧烈的全身炎症反应过程中出现或加重的器官功能不全才可诊断为MODS，故MODS的诊断应具备两个条件：全身炎症反应综合征（SIRS）和器官功能不全。迄今为止，国内外对MODS尚无一致公认的诊断及严重程度评分标准。由于MODS是一个渐进损伤的过程，为了着眼于早期治疗，只要患者器官功能不断恶化并超出目前公认的正常范围，即可认为发生了"器官功能不全"。

1. SIRS的诊断标准。具有以下两项或两项以上者：① 体温 $>38℃$ 或 $<36℃$；② 心率 >90 次/分；③ 呼吸 >20 次/分或 $PaCO_2<4.3kPa$；④ 白细胞计数 $>12.0\times10^9/L$ 或 $<4.0\times10^9/L$ 或⑤ 幼稚杆状细胞 $>10\%$。

2. MODS的早期诊断依据。为：① 诱发因素（严重创伤、休克、感染等）；② SIRS；③ 器官功能障碍。

（一）病因

1. 严重创伤。多发性创伤、大面积烧伤、挤压综合征等。

2. 休克。各脏器因有效循环灌注不足发生缺血缺氧、代谢产物蓄积，从而影响、损害各器官功能。在休克复苏期，血流再灌注产生大量的氧自由基，也会导致MODS的发生。

3. 严重感染。如急性梗阻性化脓性胆管炎、严重腹腔感染、继发于创伤后的感染等。

（二）发病机制

MODS的发病机制非常复杂，涉及神经、血液、内分泌、免疫、营养代谢等多个方面。多数观点认为，尽管病因多种多样，导致MODS发生发展的机制是共同的。当机体经受打击后，发生全身性自我破坏性炎性反应过程，称为全身性炎性反应综合征（systemic inflammatory response syndrome，SIRS），可能是形成MODS最重要的原因，SIRS不仅始终伴随MODS，而且是MODS的前驱。

（三）治疗

1. 消除引起MODS的病因和诱因，治疗原发疾病。

2. 改善和维持组织充分氧合。

3. 保护肝、肾功能。

4. 营养支持及代谢调理。

5. 合理应用抗生素。

6. 抗氧化剂、自由基清除剂的应用。

7. 特异性治疗。

（四）预防

1. 积极治疗原发病。原发病是发生 MODS 的根本原因。

2. 控制感染。原发严重感染和创伤后继发感染均可引发 MODS。

3. 改善全身状况。尽可能维持水、电解质和酸碱平衡，提高营养状态等。

4. 及早发现 SIRS 的征象，及早治疗。

5. 及早治疗任何一个首先继发的器官功能障碍，阻断病理的连锁反应，以免形成 MODS。临床经验证明，治疗单一器官功能障碍的疗效，胜过治疗 MODS。

（李红芳　胡爱招）

任务三　大手术后患者的 ICU 监护

一、心脏瓣膜手术后患者的监护

 案例引入

患者，因风湿性心脏病、心力衰竭入院，行二尖瓣瓣膜和主动脉瓣瓣膜置换术，术中经过顺利，术后送往 ICU 病房进一步治疗。作为该患者的责任护士，你会如何为该患者做好术后监护？

 监护过程

患者入 ICU 的工作过程和复苏后患者的 ICU 监护一致，这里只阐述不同的内容。

（一）患者的转入

（二）患者的监测和护理

1. 心电监护。严密监测心率、心律、血压及血流动力学指标。维持心率波动在 $80\sim100$ 次/分，当心率 >130 次/分或 <60 次/分，则可影响心排出量，要给予纠正，同时注意心律变化，做好心律失常的监测。术后严密观察心电图变化及患者的临床表现。当心电图出现典型变化或患者突然感到心悸、听诊机械瓣膜音改变，应立即对症处理。出现频发室性早搏者给予利多卡因静脉推注，必要时持续静脉滴注。顽固性室上性心动过速者给予普罗帕酮或胺碘酮静脉推注，同时严密监测血钾浓度和酸碱平衡。

2. 血流动力学监测。

（1）动脉压监测。若有创动脉压、收缩压过高，在补足血容量的前提下，选用血管扩张药硝普钠，以提高心室充盈度，增加心排出量，保证全身灌注。

（2）中心静脉压监测。瓣膜置换术后心脏功能差的患者 CVP 一般较高,其原因为右心泵功能低下、肺循环阻力升高、胸内压升高、应用强烈收缩血管的药物、补液量过多等。

3. 呼吸功能监测。 定时听诊双肺呼吸音,注意呼吸是否清晰、对称,观察胸廓起伏幅度、呼吸频率,呼吸机是否与患者同步,随时监测动脉血气分析,以便调节呼吸机参数。做好呼吸道加温、湿化、雾化,利于痰液引流,吸入气体温度控制在 28～32℃,湿化液量取决于室温、通气量大小、痰液性状等因素。吸痰前后充分给氧,痰液黏稠者可经气管内滴入生理盐水 1～2ml/次,连接球囊鼓肺吸痰,每次吸痰时间不超过 15 秒,避免抽吸时间过长、负压过大,严格执行无菌操作。吸痰过程中严密观察患者生命体征、血氧饱和度,若出现发绀、呼吸困难应立即停止操作,接通呼吸机。

4. 肾功能监护。 术后 24h 持续留置尿管,每小时记录 1 次尿量、颜色及性质,维持尿量 1～2ml/(kg·h)。若低于 30ml/h,应及时查明原因并作相应处理。

5. 维持正常体温。 目的是尽快恢复末梢循环,降低心肌耗氧量。早期应积极复温,注意保暖;注意皮肤颜色、温度、干湿度、足背动脉搏动情况。体温＞38℃应及时采取降温措施。

6. 抗凝治疗的护理。 瓣膜置换术后应维持凝血酶原时间在 17～24 秒,凝血酶原活动度在 30%～40%。二尖瓣置换术后抗凝较早,无明显渗血时,术后 24h 即可服华法令。多数患者华法令每日维持量为 2.5～5.0mg。服药期间应注意观察患者皮肤、黏膜有无出血点或有无泌尿系统或消化道出血等情况,同时还有一些影响抗凝疗效的因素如含乙醇饮料、维生素 K、磺胺类药、解热镇痛类药等,均与抗凝药有协同作用,患者应避免服用。

7. 神经系统功能监护。 患者术后麻醉未清醒前每小时观察双侧瞳孔大小及对光反射情况,清醒后定时观察肢体活动情况。

8. 引流管的护理。 保持引流通畅,观察引流液的量和性状,更换引流袋时注意无菌操作,保持引流系统的密闭性等。

9. 心理护理。 对患者进行针对性的行为指导,增强患者对自身疾病的认识,了解手术相关的知识,减轻患者对术后康复的担忧,并树立积极的态度,促进患者早日康复。无论在帮助患者度过危险期还是在促进患者康复中,心理护理的作用均十分重要。

10. 观察有无术后并发症。 换瓣术后常见并发症有以下几种:

（1）瓣周漏。指人造瓣膜与患者自身瓣环组织之间的不正常交通。可能与术后感染、缝合技术有关。

（2）人造瓣膜血栓及血栓栓塞,与抗凝治疗不当有关。

（3）溶血及溶血性贫血。

（4）人造瓣膜感染性心内膜炎。

（5）脑损害。指体外循环心内直视手术后并发大脑器质性损害所致的神经或精神障碍。

（6）心包切开综合征。

（7）术后继发性出血与心包填塞,多发生在开始抗凝治疗的早期。

（8）低心排出量综合征。

（9）急性呼吸衰竭。

（10）肝功能不全及衰竭。

（11）多脏器功能衰竭。

（12）纵隔感染。

（三）患者的转出

重点在术后健康教育。

1. 抗凝。生物瓣一般只需三个月抗凝，而机械瓣需终生抗凝。一是要坚持定时服药，二是定期监测抗凝效果。抗凝过度会导致牙龈、皮肤、尿出血。抗凝不足会引起血栓形成，威胁生命。

2. 饮食。避免长期大量偏食某些对抗凝有影响的食物。

3. 育龄妇女、孕期抗凝要有专家指导。

4. 定期复查。

二、移植手术后患者的监护

案例引入

患者，男性，32 岁，肾功能衰竭尿毒症期，行肾脏移植术后送入 ICU 病房，如果你是值班的护士，你应如何为该患者做好监护。

监护过程

（一）患者的转入

（二）患者的监测护理

1. 按一般外科常规及麻醉后常规护理。了解患者一般情况、手术经过、尿量多少、补液量及补液速度、激素用量等，并及时执行各项术后医嘱。

2. 病情观察。术后 2 天内每小时测体温、脉搏、呼吸、血压各 1 次，平稳后每 2 小时测量 1 次；记录每小时尿量、颜色；每日早、晚各测体重 1 次，并记录。

3. 补液。术后第一个 24 小时内补液原则：排尿量＜ 200ml/h 时，应控制补液速度；排尿量为 200～ 500ml/h 时，补液量等于尿量；排尿量＞ 500ml/h 时，补液量为尿量的 70%。补液种类为 5% 葡萄糖与乳酸林格液各 50%，两者交替使用，以缩短多尿期。

4. 卧位。取平卧位，移植同侧下肢屈曲 15°～25°，减轻切口疼痛，降低手术血管吻合处张力，以利愈合，但应避免过度屈曲，并禁止作静脉注射。

5. 饮食。术后肠蠕动恢复，肛门排气后，给高热量、高蛋白、高维生素、易消化的软食，鼓励患者多饮水。准确记录饮食情况及计算蛋白质含量。

6. 加强基础护理。加强基础护理，预防呼吸道感染，鼓励患者作深呼吸，痰液黏稠者给予雾化吸入。加强病室消毒隔离，注意口腔卫生。应用大剂量免疫抑制剂时，注射部位要严格消毒，并保持皮肤清洁干燥。

7. 心理护理。指导患者及家属保持乐观情绪，遇有问题正确对待，以乐观的情绪配合治疗,树立战胜疾病的信心。

8. 并发症的观察。

（1）排斥反应。

1）超急性排斥反应：一般发生在肾血流开放 24h 内,表现为移植肾变硬、呈红色,以后突然变软呈紫色,肾动脉搏动良好,而静脉塌陷,由分泌少量尿液转为停止泌尿,少数患者表现为大量的血尿、移植肾区剧烈疼痛,血压升高、高热寒战等全身反应。其发生原因可能为 HLA Ⅰ、Ⅱ类抗原的高敏状态,反复多次的血液透析、输血、多次妊娠、多次器官移植或某些病毒、细菌感染的患者易发生。一旦发生应及早切除移植肾,防止已坏死的移植肾留在体内引起大出血、感染及更强烈的排斥反应。

2）加速排斥反应：发生于术后 3～5 天,全身症状明显,表现为体温升高伴有畏寒,尿量突然减少或无尿,移植肾区疼痛,血肌酐及尿素氮升高。发生机制与体液免疫有关。应尽早治疗,给予 ATG、ALG、OKT3 等生物制剂治疗。同时加强预防感染,调节原免疫抑制剂的治疗方案。

3）急性排斥反应：是肾移植中最常见的排斥反应.一般发生在术后 7 天至术后 90 天,大部分是由细胞免疫反应引起的。临床表现为尿量无明显原因的减少,血压升高、发热、移植肾肿大疼痛、血肌酐升高。因为免疫抑制剂的应用,临床表现已不典型,作为护理人员应特别注意加强监测,观察尿量的变化、患者主诉和临床检查结果。一旦确诊,常用甲基强的松龙 500mg 冲击 3 天,复发型和激素耐受型可应用 ALG、ATG。

4）慢性排斥反应：多发生于肾移植术后 6 个月,特别是术后 1 年,是影响移植长期存活的重要因素,病程进展缓慢,移植肾功能逐渐减退。一般认为以体液免疫为主的过程,临床上表现为进行性移植肾功能减退和肾体积缩小,伴有不同程度的蛋白尿、高血压和贫血等症状。目前尚无明确有效治疗。因此护理上加强随访及时治疗,一旦确诊宜停用大剂量免疫抑制剂,给予低蛋白饮食、抗血小板药物,必要时再次肾移植。

（2）肾功能延迟恢复。以肾移植术后少尿、无尿为特征,常需要透析治疗过渡。

（3）感染　感染一直是移植术后严重的并发症,是移植肾受者死亡的主要原因,术后 1 年内 70% 患者至少 1 次感染。常见的感染有肺部感染、尿路感染,单纯和带状疱疹、乙型肝炎、巨细胞病毒感染等,故应严格执行无菌操作,防止感染发生。

（4）肾移植术后外科并发症。观察切口渗血情况及有无外科并发症（切口出血、血肿、尿瘘、淋巴瘘、肾破裂等）。如渗血至敷料外要报告医师,及时更换,保持局部清洁干燥,腹带要高压灭菌后使用。

TUO ZHAN ZHI SHI

拓展知识

一、移植概述

器官移植是将一个健康完好、有活力的器官,通过手术完整地移植到自体或另一个体的某一部位。按照遗传学观念,移植器官可分为四类：

1. 自体移植。指供体和受体为同一个体,移植物可永久存活。

2. 同质移植。指相同遗传基因的不同个体间的移植。如单卵双生子之间的移植,移植后不引起排斥反应。

3. 同种异体移植。指供体和受体为同一个族,但不是同一个体。如人与人之间的组织和器官移植,是目前临床上最常用的移植方法,因有不同的遗传基因,移植后会发生排斥反应。

4. 异种移植。不同种族之间的移植,如动物器官移植到人体,移植后会引起强烈的排斥反应,目前仅用于动物实验。

二、器官移植手术前的准备

1. 受者的准备。

(1)心理准备。了解移植的相关知识,增强对治疗的信心。

(2)术前检查。除常规检查外,还包括免疫功能、血型和人类白细胞抗原(HLA)配型等。

(3)加强营养。鼓励患者进食高热量、高蛋白、高维生素饮食,增强抵抗力。但肾移植患者应限制盐和蛋白质的摄入。

(4)防治感染灶。器官移植术后需用大量的免疫抑制剂,故应早期预防和治疗感染。

(5)应用免疫抑制剂。根据植入器官和受体的需要而定。

2. 监护病房的准备。

(1)消毒病房。术前一天清洁病房所有物体表面、门窗墙面,然后用消毒液擦拭,再进行空气消毒,留取空气培养标本送检。

(2)病房物品的准备。包括治疗、抢救药物和设备,护理用品最好应用一次性物品,床单位用品均需高压灭菌。

3. 监护人员的准备。

(1)监护人员应经过专门的业务培训,人员组成、分工和排班应合理。

(2)术前检查用物是否齐全,抢救设备的功能是否良好。

(3)严格做好消毒隔离,准备入室者所用的隔离衣、帽、口罩和鞋等。

三、器官移植排斥的类型

(一)宿主抗移植物反应

受者对供者组织器官产生的排斥反应称为宿主抗移植物反应(host versus graft reaction,HVGR)。根据移植物与宿主的组织相容程度,以及受者的免疫状态,移植排斥反应主要表现为三种不同的类型。

1. 超急排斥。超急排斥(hyperacute rejection)反应一般在移植后 24 小时发生。目前认为,此种排斥主要由 ABO 血型抗体或抗Ⅰ类主要组织相容性抗原的抗体引起。受者反复多次接受输血,妊娠或既往曾做过某种同种移植,其体内就有可能存在这类抗体。在肾移植中,这种抗体可结合到移植肾的血管内皮细胞上,通过激活补体直接破坏靶细胞,或通过补体活化过程中产生的多种补体裂解片段,导致血小板聚集,中性粒细胞浸润并使凝血系统激活,最终导致严重的局部缺血及移植物坏死。超急排斥一旦发生,无有效方法治疗,将导致移植失败。因此,通过移植前 ABO 及 HLa 配型可筛除不合适的器官供体,以预防超急排斥的发生。

2. 急性排斥。急性排斥(acute rejection)是排斥反应中最常见的一种类型,一般于移植后数天到几个月内发生,进行迅速。肾移植发生急性排斥时,可表现为体温升高、局部胀痛、肾功能降低、少尿甚至无尿、尿中白细胞增多或出现淋巴细胞尿等临床症状。细胞免疫应答是急性移植排斥的主要原因,CD4+T(TH1)细胞和 CD8+TC 细胞是主要的效应细胞。即使进行移植前 HLA 配型及免疫抑制药物的应用,仍有 30%~50% 的移植受者会发生急性排斥。大多数急性排斥可通过增加免疫抑制剂的用量而得到缓解。

3. 慢性排斥。慢性排斥(chronic rejection)一般在器官移植后数月至数年发生,主要病理特征是移植器官的毛细血管床内皮细胞增生,使动脉腔狭窄,并逐渐纤维化。慢性免疫性炎症是导致上述组织病理变化的主要原因。目前对慢性排斥尚无理想的治疗措施。

(二)移植物抗宿主反应

如果免疫攻击方向是由移植物针对宿主,即移植物中的免疫细胞对宿主的组织抗原产生免疫应答并引起组织损伤,则称为移植物抗宿主反应(graft versus host reaction,GVHR)。GVHR 的发生需要一些特定的条件:① 宿主与移植物之间的组织相容性不合;② 移植物中必需含有足够数量的免疫细胞;③ 宿主处于免疫无能或免疫功能严重缺损状态。GVHR 主要见于骨髓移植后。此外,脾、胸腺移植时,以及免疫缺陷的新生儿接受输血时,均可发生不同程度的 GVHR。

急性 GVHR 一般发生于骨髓移植后 10~70 天内。如果去除骨髓中的 T 细胞,则可避免 GVHR 的发生,说明骨髓中 T 细胞是引起 GVHR 的主要效应细胞。但临床观察发现,去除骨髓中的 T 细胞后,骨髓植入的成功率也下降,白血病的复发率,病毒、真菌的感染率也都升高。这说明,骨髓中的 T 细胞有移植物抗白血病的作用,可以压倒残留的宿主免疫细胞,避免宿主对移植物的排斥作用;也可以在宿主免疫重建不全时,发挥抗微生物感染的作用。因此,选择性地去针对宿主移植抗原的 T 细胞,而保留其余的 T 细胞,不但可以避免 GVHR,而且可以保存其保护性的细胞免疫功能。

四、肾移植

(一)指征

一般来讲,肾移植是慢性肾功能不全最理想的治疗方法,故凡是慢性肾功能不全发展至终末期,均可用肾移植治疗。但为了提高肾移植存活率,临床上选择合适的患者较为严格,一般从病情、原发病种类、年龄等方面考虑。Scr>1326μmol/L,Ccr<5ml/min 是肾移植的基本依据。从原发病来讲,最常见的适合作肾移植受者的原发病是原发性肾小球肾炎,其次是慢性肾盂肾炎、间质性肾和囊性肾病。年龄虽然不是选择的主要指标,但以在 15~55 岁的青壮年中为好。

(二)适应证

1. 自体肾移植的主要适应证为肾动脉起始部具有不可修复的病变者。在复杂肾内结石或畸形采用一般方法难以解决的时候,亦可行离体肾脏修复后,再移植至髂窝(即 Bench 手术)。

2. 同种肾移植适于每个患有不可恢复的肾脏疾病并有慢性肾衰竭的患者。常见的有肾小球肾炎、间质性肾炎、肾盂肾炎、肾血管硬化症和多囊肾。此外还有外伤所致双肾或孤立肾丧失者。

（三）禁忌证

与肾功能衰竭有关的疾病应列为肾移植术的禁忌证。

1. 当肾脏疾病是由全身疾患所引起的局部表现时，不考虑肾移植，因为这一疾病将蔓延到移植的肾脏。如淀粉样变性、结节性动脉周围炎和弥漫性血管炎等。

2. 全身严重感染、肺结核、消化性溃疡和恶性肿瘤患者，不考虑肾移植。因在移植后应用免疫抑制剂和类固醇时，疾病将迅速恶化。

（四）肾移植的优缺点

肾移植是晚期尿毒症患者除透析治疗外的一种治疗方法，肾移植是一种手术，目前已比较成功，但也有一些弊端。成功的肾移植可以使患者免除透析，而且比腹膜透析或血液透析更能有效的治疗肾衰竭。成功移植一只肾能够提供比透析多10倍的功能。移植患者与透析患者相比，所受的限制更少，生活的质量更高。大多数移植患者比透析时感觉更好，更有体力。找到合适移植肾的过程是复杂的，确定移植的肾与受者在血型和组织型上是否良好匹配，需要进行各种各样的检查。即使是良好匹配的患者也不总是合适的受者。供者和患者都需要无感染和其他医学问题，不会使患者的康复复杂化。移植患者必须使用免疫抑制药物预防移植肾被排斥。这些药物具有副作用，会增加获得一些感染、病毒和某种类型肿瘤的风险。移植患者需要一生服药，或者至少在移植物还在继续工作的时候服用。肾脏移植物并不会永远坚持下去。比较年轻的患者在一生中可能需要两次或者几次移植。如果移植失败，患者可以回到透析治疗中去，等待另一次移植。

五、肝移植

肝移植术是各种原因引起的肝脏疾病发展到晚期危及生命时，采用外科手术的方法，切除已经失去功能的病肝，然后把一个有生命活力的健康肝脏植入人体内，挽救濒危患者生命，这个过程就是肝移植，俗称"换肝"，是治疗终末期肝病的重要技术。

（一）适应证

原则上，当各种急性或慢性肝病用其他内外科方法无法治愈，预计在短期内（6~12个月）无法避免死亡者，均可考虑进行移植术。

（二）禁忌证

1. 目前认为绝对不适合做肝移植手术的

（1）存在难以控制的感染（包括细菌、真菌、病毒感染）者。

（2）艾滋病病毒感染（HIV）者。

（3）难以戒除的酗酒或药物依赖者。

（4）患有不可逆脑组织损害者。

（5）肝外存在难以根治的恶性肿瘤。

（6）有难以控制的心理障碍或神经病。

2. 下列人员一般也不考虑做肝移植手术

（1）受体年龄≥65岁或<1岁。

（2）存在外科解剖困难情况。

（3）肝脏进展期恶性肿瘤。

（4）存在严重心、肺、肾等重要器官病变。

（5）既往有精神病史。

当然，这只是相对的，临床上需要根据患者各自的情况来定。

（三）做肝移植手术的最佳时机

对于良性终末期肝病，选择适当的手术时机是手术成功与否的关键问题。最好的手术时机是患者肝功能刚进入失代偿期，此时疾病无康复机会，而患者又能耐受手术。一般认为良性终末期肝病，当出现下列情况之一时，即应考虑实施肝移植：

1. 出现一种或多种并发症。食管胃底曲张静脉破裂出血、顽固性腹水、肝肾综合征、肝性脑病、自发性腹膜炎、严重凝血功能障碍等。

2. 严重影响生活质量，如难以控制的瘙痒、严重嗜睡、严重慢性疲劳和进行性营养不良等。

3. 乙型病毒性肝炎所致的爆发性肝功能衰竭，由于病死率高，应行紧急肝移植。

（四）肝移植患者的术后护理

1. 加强重要脏器功能监护。 呼吸功能、血流动力学、神经系统功能、肝肾功能监护、引流液的观察。

2. 营养支持。 肝移植术后生命体征平稳后，一般在术后早期通过鼻空肠管施行肠内营养（EN），要循序渐进，肝移植术后应早期进行 EN 支持。

3. 早期并发症的观察和护理。

（1）肝动脉血栓形成和栓塞。一般发生在术后4周左右，胆汁分泌减少，颜色变淡，转氨酶升高，黄染加重，出现肝性脑病甚至多器官功能衰竭。

（2）出血。观察引流液，如术后48小时内引流较多，患者移植肝区出现剧痛，移植肝区膨隆同时局部压痛、反跳痛等体征；或引流量不多，但血压进行性下降，心率加快，伴有移植肝区剧痛，提示出血征象，应严密观察及时协助医生处理。

（3）感染。肝移植术后感染包括细菌和真菌感染、病毒感染。免疫抑制剂和广谱抗生素的应用易导致菌群失调，以肺部感染和败血症的病死率最高。术后要采取保护性隔离措施及严格无菌操作。

（4）胆道并发症。是导致移植失败的主要原因之一。黄疸、腹痛、发热及腹水是胆道并发症的共同症状，应严密观察并记录出现的时间、程度、范围，注意有无早期肝功能衰竭和腹水、腹痛等症状。

（5）排斥反应的观察。是导致死亡的主要原因。急性排斥反应易发生在术后1～2周，主要表现为：畏寒、发热、肝区胀痛、黄疸、胆红素及转氨酶急剧升高。通常先出现临床表现，后出现客观指标的改变，应加强临床观察。特别是引流管胆汁量的增减、颜色的深浅都直接反映了有无排斥反应。

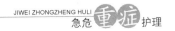
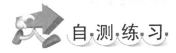

（一）单项选择题

1. 不能通过心电监护观察的内容是 （　　）
   A. 脉搏强弱交替　　　B. 心率快慢　　　　　C. 心律改变　　　　　D. ST 段的改变
   E. P 波形态的改变

2. 下列哪种情况不是应用气囊漂浮导管的适应证 （　　）
   A. 高危外科手术后血流动力学监测
   B. 休克的诊断与治疗监测
   C. 原有完全性左束支传导阻滞，又发生了不全性右束支传导阻滞
   D. 急性肺水肿的鉴别诊断
   E. 严重创伤的患者

3. 关于无创血压监测，下列说法不正确的是 （　　）
   A. 无创伤性，重复性好
   B. 自动测压，省时省力，易掌握
   C. 能间接判断是否有心律失常
   D. 自动检测血压袖带的大小，测量平均动脉压准确
   E. 可引起肢体神经缺血、麻木等并发症

4. 不会影响 SpO_2 监测的因素是 （　　）
   A. 血红蛋白的质量　　　　　　　　B. 脉搏的强弱
   C. 血液中的静脉染料　　　　　　　D. 肤色深浅
   E. 放置探头距离心脏的位置

5. 某患者，心肺苏术后一直深昏迷，血压低 95/55mmaHg，心率 123/分，体温 39.7℃左右，使用降温毯降温，下列叙述错误的是 （　　）
   A. 测量鼻炎温度时，将体温计插到鼻咽部或鼻腔顶部测得脑部温度
   B. 将测温探头放置于食管的下 1/3，测得中心温度
   C. 测量直肠温度，能迅速、及时反映中心温度
   D. 将温度计插到耳鼓膜测温，反映脑部血流温度
   E. 平均皮温反映末梢循环状态

6. 机械通气时，吸痰操作错误的是 （　　）
   A. 不将气道外微生物带入气道内
   B. 吸痰动作轻柔快速
   C. 吸痰前先给患者吸 100% 纯氧 1～3 分钟
   D. 一次吸痰时间不宜超过 15s
   E. 用吸引口鼻的吸痰管吸引气道深部的痰液

7. 一肾功能衰竭患者血气分析可见：pH 7.28，$PaCO_2$ 28mmHg，HCO_3^- 17mmol/L，最可能的酸碱平衡紊乱类型是 （　　）

A. 代谢性酸中毒　　B. 呼吸性酸中毒　　C. 代谢性碱中毒　　D. 呼吸性碱中毒

E. 以上都不是

8. 女性,23 岁,气急、咳嗽、发绀,RR 30/分,BP:100/60mmHg,动脉血气 pH 7.35,$PaCO_2$ 40mmHg,PaO_2 45mmHg,拟"ARDS"。患者送入 ICU 后,最合适的监护措施是　　(　　)

A. 氧输送(DO_2)监测　　　　　　　　B. 无创血压监测

C. 心排出量监测　　　　　　　　　　D. 动脉血氧饱和度监测

E. 呼气末二氧化碳分压监测

9. 血液净化患者可选择最可长期稳定使用的血管通路是　　　　　　　　(　　)

A. 直接穿刺　　　B. 导管法　　　C. 自体内瘘　　　D. 外瘘

E. 人工内瘘

10. 目前最常用的颅内压监测法是　　　　　　　　　　　　　　(　　)

A. 脑室内压力测定　　　　　　　　　B. 蛛网膜下隙压力测定

C. 硬膜外压力测定　　　　　　　　　D. 脑实质内压力测定

E. 颅内压波形

11. 心率对患者的心排血量影响很大,在一定范围内,随着心率的增加,心排血量增加,

下列正确的说法是　　　　　　　　　　　　　　　　(　　)

A. 心率在 50～160/分时,心排血量随心率增加而增加

B. 心率在 60～160/分时,心排血量随心率增加而增加

C. 心率在 60～120/分时,心排血量随心率增加而增加

D. 心率在 80～120/分时,心排血量随心率增加而增加

E. 心率在 50～120/分时,心排血量随心率增加而增加

12. 选择桡动脉建立动脉测压管道时,须做(　　)试验

A. 压眶试验　　　B. 压颈试验　　　C. 束臂试验　　　D. Alense 试验

E. 过敏试验

13. 在无心肺功能障碍的情况下,衡量有效血容量最敏感的指标是　　　(　　)

A. 每小时尿量　　　　　　　　　　　B. 中心静脉压(CVP)

C. 血压　　　　　　　　　　　　　　D. 肺毛细血管楔嵌压(PCWP)

E. 毛细血管充盈时间

14. 关于人工气道的护理,下列哪项说法错误　　　　　　　　　　(　　)

A. 按需吸痰,保持呼吸道通畅　　　　B. 妥善固定,防止管道脱出

C. 湿化越多越好,以免痰液黏稠结痂　D. 应配合胸部物理疗法保持呼吸道通畅

E. 观察患者的生命体征变化,尤其是呼吸变化

（二）多项选择题

15. 下面哪些指标与肾功能监护关系不密切　　　　　　　　　　(　　)

A. 血尿素氮　　　B. 血胆红素　　　C. 血肌酐　　　D. 尿量

E. 尿蛋白定量分析

（李春燕　李红芳）

图书在版编目(CIP)数据

急危重症护理/胡爱招主编. —杭州：浙江大学出版社，
2010.2(2013.8 重印)
高职高专护理专业工学结合规划教材
ISBN 978-7-308-07328-8

Ⅰ.急… Ⅱ.胡… Ⅲ.①急性病－护理－高等学校：技
术学校－教材②险症－护理－高等学校：技术学校－教
材 Ⅳ.R472.2

中国版本图书馆 CIP 数据核字（2010）第 008806 号

急危重症护理

胡爱招 主编

丛书策划	孙秀丽
责任编辑	
封面设计	联合视务
出版发行	浙江大学出版社
	（杭州市天目山路 148 号　邮政编码 310007）
	（网址：http://www.zjupress.com）
排　　版	杭州大漠照排印刷有限公司
印　　刷	杭州杭新印务有限公司
开　　本	787mm×1092mm　1/16
印　　张	12.75
字　　数	302 千
版 印 次	2010 年 2 月第 1 版　2013 年 8 月第 2 次印刷
书　　号	ISBN 978-7-308-07328-8
定　　价	25.00 元